Lieselotte Hartmann

Beratungskompetenz Magen und Darm in der Apotheke

Lieselotte Hartmann

Beratungskompetenz Magen und Darm in der Apotheke

Mit 44 Abbildungen und 41 Tabellen

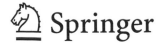 Springer

Dr. Lieselotte Hartmann
c\o Springer Medizin Verlag
Tiergartenstr. 17
69121 Heidelberg

ISBN 978-3-642-24626-5 Springer-Verlag Berlin Heidelberg New York

Bibliografische Information der Deutschen Nationalbibliothek
Die Deutsche Nationalbibliothek verzeichnet diese Publikation in der Deutschen Nationalbibliografie;
detaillierte bibliografische Daten sind im Internet über http://dnb.d-nb.de abrufbar.

SpringerMedizin
Springer-Verlag GmbH
ein Unternehmen von Springer Science+Business Media
springer.de
© Springer-Verlag Berlin Heidelberg 2012

Planung: Dr. Sabine Ehlenbeck, Heidelberg
Projektmanagement: Hiltrud Wilbertz, Heidelberg
Lektorat: Büro f. Wissensvermittlung Kathrin Nühse, Mannheim
Coverabbildung links: © [M] pix4U / fotolia.com
Coverabbildung rechts: © Herbie / fotolia.com
Umschlaggestaltung: deblik, Berlin
Satz: TypoStudio Tobias Schaedla, Heidelberg

SPIN: 80028246

Gedruckt auf säurefreiem Papier   106/2111 wi – 5 4 3 2 1 0

Die Autorin

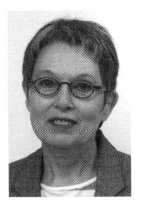

Dr. Lieselotte Hartmann
Promovierte Chemikerin und Apothekerin arbeitet seit 1998, nach jahrzehntelanger Offizintätigkeit, freiberuflich als Trainerin und Coach. Sie hat sich auf Apothekenmitarbeiterseminare, HV-Training sowie Trainer- und Referentenausbildung bei RedLine, der Agentur für Training und Coaching im Gesundheitsmarkt, spezialisiert und schult neben fachlichen auch kommunikative und betriebswirtschaftliche Inhalte. Sie hat zahlreiche Zusatzausbildungen in NLP, HBDI (Herrmann Brain Dominanz Instrument), lösungsorientiertem Coaching und Betriebswirtschaft. Monatlich veröffentlicht sie in der Zeitschrift *Apotheke + Marketing* den »Beratungsfall des Monats«.

Vorwort

Kompetente Beratung ist in aller Munde. Die Politiker fordern sie von den Apotheken ein durch erlassene Vorschriften, die Presse überprüft ihre Qualität durch Testkäufe, die Apothekerkammern schicken Pseudo Customer in die Apotheken, und die Kunden spalten sich auf in zwei Gruppen. Die eine ist dankbar für alle Hinweise und beantwortet bereitwillig jede Frage, die andere fühlt sich belästigt durch die »Fragerei«. Es ist eine professionelle Gratwanderung, allen Ansprüchen gerecht zu werden. Dieses Buch möchte einen Beitrag dazu leisten, diese Aufgabe kompetent zu lösen. Es wird Sie als Leser dabei unterstützen erfolgreiche Beratungsgespräche beim Thema Selbstmedikation bei Magen- und Darmerkrankungen in der Offizin zu führen.

Ich möchte Ihnen Hinweise geben, wie Sie mit dem Inhalt des Buches gewinnbringend umgehen.

Der Teil *Anatomie und Physiologie* ist für die Leserinnen und Leser gedacht, die ihr medizinisches Wissen erweitern oder auffrischen möchten. Möchten Sie sich einen schnellen Überblick verschaffen, so finden Sie gestraffte bzw. wichtige Informationen in den blauen Texten, in der Randspalte und in den Abbildungen. Gleiches gilt auch für Kapitel 2.

Die *Beratungsleitlinien* werden Schritt für Schritt mit Leben gefüllt, und Sie finden hier für alle besprochenen Erkrankungen viele wertvolle Hinweise, wie z.B. Grenzen der Selbstmedikation, Therapieergänzungen, kostenlose Tipps, die eine kompetente Beratung erleichtern.

Ich zeige Ihnen in dem Teil *Kommunikation* eine Struktur, einen roten Faden des Beratungsgesprächs. Die Erläuterungen zur Kommunikation sind alle sehr praxisnah und schnell umzusetzen. Bewusst habe ich hier auf theoretischen Hintergrund verzichtet. Die Gesprächsbeispiele sind im Text blau gesetzt.

In den *Fallbeispielen* können Sie neben dem Kundengespräch die Gedanken verfolgen, die einer PTA durch den Kopf gehen. Vieles, was einer HV-Kraft durch den Kopf geht, bekommen Kunden nicht mit, da es nicht formuliert wird. Sie können das »Abarbeiten« der Struktur verfolgen.

Ich wünsche Ihnen eine anregende, gewinnbringende Lektüre.

Dr. Lieselotte Hartmann · November 2011

Inhaltsverzeichnis

Medizinisch-Pharmazeutischer Teil

I

Anatomie und Physiologie

1.1   Einführung

1.1.1   Aufbau und Aufgabe

Der Magen-Darm-Trakt (Gastrointestinaltrakt) ist Teil des Verdauungssystems des Menschen (◻ Abb. 1.1). Er besteht aus dem Magen, dem Dünn- und Dickdarm und der Analregion. Zur Verdauung leisten Säfte-produzierende Drüsen einen ganz wichtigen Beitrag. Die Speicheldrüsen im Mund beginnen mit der Verdauung der zerkauten Nahrung. Die Speiseröhre transportiert die Nahrung vom Mund zum Magen. Die Drüsen im Magen produzieren u.a. Schleim, Enzyme und Salzsäure. Sie homogenisieren und desinfizieren die Nahrung. Die Bauchspeicheldrüse und die Leber mit den Gallenwegen und der Gallenblase sezernieren die zur weiteren Verdauung nötigen Säfte in den Dünndarm. Von dort gelangt die Nahrung in den Dickdarm und nicht verwertbare Bestandteile werden über den Anus ausgeschieden.

Die **Aufgabe des Verdauungstraktes** ist es, Nahrung zu zerkleinern, zu durchmischen und zu transportieren. Die enthaltenen Nährstoffe wie Kohlenhydrate, Fette, Eiweiße werden durch Verdauungsenzyme aufgespalten und für den Körper verfügbar gemacht. Im Darm findet die Aufnahme von diesen Aufspaltungsprodukten, Elektrolyten sowie von Spurenelementen,

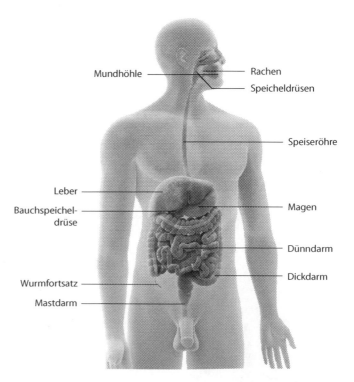

◻ **Abb. 1.1** Organe des Verdauungssystems

Vitaminen und Flüssigkeiten statt. Unverdaute Reste werden ausgeschieden. Gleichzeitig hat der Darm eine wichtige Funktion im Immunsystem des Menschen, da er sich permanent mit Antigenen aus der Nahrung auseinandersetzen muss. 75% der Zellen, die Antikörper bilden, befinden sich im Darm.

Im Folgenden besprechen wir die Besonderheiten des Magen-Darm-Traktes.

Bevor die einzelnen Organe näher betrachtet werden, werden die Funktionen abgehandelt, die für alle Teile des Verdauungstraktes gleich bzw. sehr ähnlich sind. Dazu gehören der Wandaufbau, die Enervierung und Bewegungsmuster.

1.1.2 Wandaufbau

Der gesamte Verdauungstrakt ist im Prinzip ein Muskelschlauch unterteilt in verschiedene Abschnitte. Der Wandaufbau dieses Organs ist bis auf kleine Unterschiede in allen Bereichen identisch. Vier Wandschichten sind von außen nach innen zu unterscheiden (◫ Abb. 1.2).

Der **Bauchfellüberzug (Peritoneum)** ist die äußerste Schicht der Abschnitte, die innerhalb der Bauchhöhle liegen. Die Teile außerhalb der Bauchhöhle (Speiseröhre, Teile des Darms) haben eine **Bindegewebszone (Adventitia)**. Ihre Funktion ist die Fixierung der Organe an ihrem Platz.

Die darunter liegende glatte **Muskelschicht (Muscularis)** ist verantwortlich für die Bewegungen im Verdauungstrakt. Es gibt 2 Muskelschichten: die äußere Längsmuskelschicht (Stratum longitudinale) und die innere Ringmuskelschicht (Stratum circulare). Zwischen diesen beiden Schichten liegt ein Nervengeflecht, der **Plexus myentericus Auerbach**. Er steuert die Peristaltik und den Vorwärtstransport des Speisebreis durch Längs- und Querkontraktionen der Muskelschichten.

Nach der Muskelschicht folgt die **Bindegewebsschicht** (Submukosa), ein lockeres Bindegewebe mit Lymph- und Blutgefäßen und Nervenfasern, dem **Plexus submucosus Meissner**. Die Nervenfasern reichen bis in die

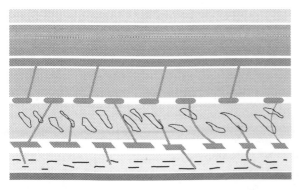

Epithel

Bindegewebe (Propria)   } Schleimhaut (Mukosa)

Schleimhautmuskel

Bindegewebsschicht (Submukosa)

Nervengeflecht (Plexus Meissner)

Ringmuskulatur

Nervengeflecht (Plexus Auerbach)   } Muskelschicht (Muscularis)

Längsmuskulatur

Bauchfellüberzug

◫ **Abb. 1.2** Schematische Darstellung der Wandschichten im Magen-Darm-Kanal darunter liegende Schleimhautmuskulatur. Verstreut finden sich je nach Abschnitt des Verdauungstraktes Drüsen und Lymphfollikel. Letztere spielen eine wichtige Rolle im Immunsystem des Körpers.

Die innerste Schicht des Verdauungstraktes ist die **Magen-Darm-Schleimhaut** (Mukosa). Sie dient der Schleimproduktion, um die Gleitfähigkeit der Nahrungspartikel zu erhöhen. Sie wird von außen nach innen unterteilt in:

- Schleimhautmuskel (Lamina muscularis mucosae)
- Bindegewebe (Lamina propria mucosae)
- Epithel (Lamina epithelialis mucosae)

Die Epithelschicht ist je nach Lage im Magen-Darm-Trakt unterschiedlich strukturiert. Sie ist eng verbunden mit dem Bindegewebe darunter und wird durch dieses gestützt. Hier finden sich u.a. Zellen des Immunsystems. Die Oberfläche der Magen- und insbesondere der Darmschleimhaut erfährt durch Faltenbildung eine enorme Vergrößerung.

Schädigungen der Schleimhaut können zu Krankheiten wie z.B. Magengeschwür, Zwölffingerdarmgeschwür, Colitis ulcerosa oder Tumoren führen.

1.1.3 Nervensysteme im Verdauungstrakt

Der Verdauungstrakt verfügt mit dem **Plexus myentericus** (Auerbach-Plexus) und dem **Plexus submucosus** (Meissner-Plexus) über ein eigenes **enterisches Nervensystem (ENS)**, das in der Wand des Magen-Darm-Traktes liegt und sich gegenseitig beeinflusst. Es ist ein weitgehend **autonomes Nervensystem**. Der Plexus myentericus Auerbach liegt zwischen der glatten Längs- und Ringmuskulatur und beeinflusst Muskeltonus und -kontraktion, d.h. Nervensystem und glatte Muskulatur sind maßgeblich für die Motilität des Gastrointestinaltraktes verantwortlich.

Schädigungen dieses Nervengeflechts durch z.B. Diabetes mellitus können zu Verdauungsstörungen führen, da die Peristaltik unkoordiniert arbeitet.

Die Vermittler zwischen Nervensystem und Muskelzellen sind die interstitiellen **Cajal-Zellen (ICC)**. Sie regulieren lokale Kontraktionen der Wandmuskulatur und kontrollieren die durch das vegetative Nervensystem gesteuerte Aktivität. Sie spielen eine wichtige Rolle in der Motilität des Gastrointestinaltraktes.

Der Plexus submucosus Meissner, der in der Bindegewebsschicht liegt, ist verantwortlich für Drüsensekretion und Durchblutung der Schleimhaut.

Außer dem Nervensystem in der Magen-Darm-Wand beeinflussen **Sympathikus** und **Parasympathikus** den Magen-Darm-Trakt. Der Parasympathikus mit dem **Nervus vagus** aktiviert die Motorik des Verdauungstraktes und die Drüsensekretion, der Sympathikus hat auf beide eine hemmende Wirkung. Er verringert die Durchblutung und steigert den Tonus in den Schließmuskeln (z.B. Ösophagussphinkter, Pylorussphinkter).

Wandaufbau des Verdauungstraktes
(von außen nach innen)
- Bauchfellüberzug (Peritoneum) oder Bindegewebszone (Adventitia)
- Muskelschicht (Muscularis)
- Bindegewebsschicht (Submukosa)
- Schleimhaut (Mukosa)

Nervensysteme im Verdauungstrakt
- Wandnervensystem
  - Plexus-Auerbach beeinflusst Muskeltonus und -kontraktion
  - Plexus-Meissner beeinflusst Drüsensekretion und Schleimhautdurchblutung
- Zentralnervensystem
  - Parasympathikus aktiviert Motorik und Drüsensekretion
  - Sympathikus hemmt Motorik und Drüsensekretion

1.1.4 Motorik und Motilität

Die verschiedenen Bewegungsmuster im Magen-Darm-Trakt dienen dem Transport, der Durchmischung und der Abtrennung des Speisebreis (◘ Abb. 1.3). Es treten

- Lokale ringförmige Kontraktionswellen (**nicht propulsive Peristaltik**),
- Vorwärts treibende ringförmige Kontraktionswellen (**propulsive Peristaltik**)
- Einschnürungen durch rhythmische **Segmentation** und
- **Pendelbewegungen** der Längsmuskulatur

auf.

So wird der Speisebrei mit den Verdauungssäften durchmischt und die Absorption (=Resorption) der Bestandteile wird durch den besseren Kontakt mit der Darmschleimhaut verbessert. Der Vorwärtstransport über größere Strecken, z.B. von der Speiseröhre bis in den Dickdarm, geschieht durch die **propulsive Peristaltik**. Diese wird durch die Nahrungsaufnahme und der damit verbundenen Reizung von Dehnungssensoren aktiviert. Im Bereich des Ösophagussphinkters und Magenpförtners kommt es durch **tonische Dauerkontraktionen** zum Verschluss zwischen Speiseröhre und Magen bzw. Magen und Dünndarm. Dadurch wird der Rückfluss verhindert. Zwischen den Mahlzeiten treten vom Parasympathikus gesteuerte periodische Kontraktionen sog. »**Housekeeper waves**« auf. Sie dienen dem Hausputz des Magen-Darm-Traktes von größeren Nahrungsresten und Fremdkörpern und treiben diese in Richtung Anus.

Bewegungsmuster im Magen-Darm-Trakt
- Durchmischung geschieht durch
  - Ringförmige Kontraktionswellen
  - Rhythmische Segmentation
  - Pendelbewegungen
- Vorwärtstransport geschieht durch
  - Propulsive Peristaltik
  - »Housekeeper waves«

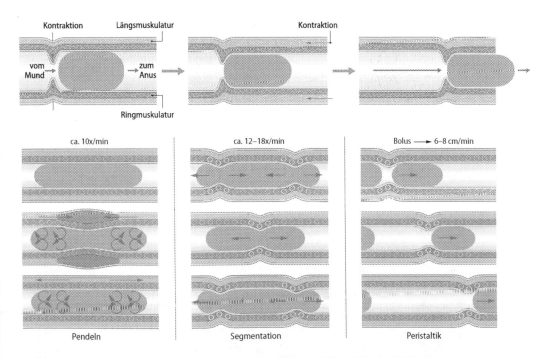

◘ **Abb. 1.3** Darstellung der Motilitätsmuster im Magen-Darm-Trakt (aus Zilles u. Tillmann 2010)

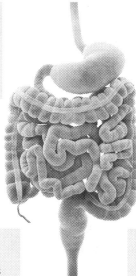

Motilität:
Rhythmische Segmentierung
Pendelbewegung
Nicht propulsive Peristaltik
Propulsive Peristaltik
Housekeepers waves

Aufgabe:
Durchmischung
Zerkleinerung
Verdauung
Transport
Absorption
Ausscheidung

Nervensysteme:
Enterisches NS:
Auerbach und Meissner Plexus
Vegetatives NS:
Parasympatikus und Sympatikus

Wandaufbau:
Bauchfellüberzug
Muskelschicht
Bindegewebsschicht
Schleimhaut

Abb. 1.4 Kurzübersicht über die Aufgaben, den Wandaufbau, die Enervierung und Motilitätsmuster des Verdauungstraktes

Störungen im Elektrolythaushalt durch z.B. Laxanzienabusus legen die Peristaltik lahm und führen so zu Obstipation.

In ▧ Abb. 1.4 werden die oben besprochenen Aufgaben, der Wandaufbau sowie die Enervierung und Motilitätsmuster des Verdauungstraktes zusammengefasst.

1.2 Magen

1.2.1 Der Nahrungsweg zum Magen

Die Nahrungsverdauung beginnt schon in der Mundhöhle. Hier wird die Nahrung zerkleinert, durch den Speichel mit seinen Schleimsubstanzen gleitfähig gemacht und es setzt der Aufschluss der Kohlenhydrate durch das **Enzym α-Amylase** ein. Es beginnt die enzymatische Fettverdauung. **Lysozym** sowie **Peroxidasen** wirken bakterizid. Durch Schlucken gelangt die Nahrung durch den Rachen (Pharynx) und die sich anschließende Speiseröhre (Ösophagus) durch den Mageneingang (Kardia) in den Magen.

Der **Ösophagussphinkter** (ringförmiger Schließmuskel) verschließt die Speiseröhre zum Magen hin und verhindert einen Rückfluss des Speisebreis in die Speiseröhre.

In 24 Stunden schluckt der Mensch ca. 600-mal.

1.2.2 Magenanatomie

Der **Magen** (Ventriculus) liegt im Oberbauch unter dem linken Rippenbogen und unter dem linken Zwerchfell, der obere Teil wird vorne von der Leber überdeckt. Er verbindet die Speiseröhre mit dem Dünndarm (◘ Abb. 1.1). Der Magen erinnert von seiner Form her an eine Bohne mit einem Volumen von ca. 1,5 bis 2 Litern. Er hat eine größere, äußere, konvexe Krümmung (**curvatura major**), die zur linken Körperseite gerichtet liegt und eine kleinere, innere, konkave (**curvatura minor**), die zur Körpermitte hin liegt. Die Form und die Größe des Magens sind variabel und abhängig vom Füllungszustand und der Körperhaltung. Man kann ihn in fünf Abschnitte unterteilen (◘ Abb. 1.5).

Der Magen wird durch netzartige Strukturen und Bänder flexibel in seiner Lage in der Bauchhöhle gehalten. An der kleinen Magenkrümmung halten das **kleine Netz (Omentum minus)**, an der großen Magenkrümmung das **große Netz (Omentum majus)** mit ihren Bändern den Magen elastisch im Bauchraum fest.

Magenaufbau

- Magenmund (Kardia) mit Ösophagus Einmündung und Ösophagusspinkter
- Magenkuppel (Fundus)
- Magenkörper (Corpus), er nimmt den Hauptanteil des Magens ein
- Magenerweiterung (Antrum) vor dem Magenausgang
- Magenpförtner (Pylorus), liegt am Übergang zum Zwölffingerdarm mit dem Pylorussphinkter

1.2.3 Aufgaben des Magens

Die Aufgaben des Magens sind vielfältig. Er ist zunächst ein Speicherorgan für die Nahrung. Er ist in der Lage auch größere Mahlzeiten »zwischenzulagern«, bis sie zur Weitergabe an den Dünndarm aufbereitet sind. Hier werden die Nahrungsbestandteile durchmischt und durch die Peristaltik zerkleinert. Nur kleine Partikel (<13 mm) können den Pylorus, den Magenausgang, passieren.

Die Magendrüsen sezernieren u.a. Salzsäure, Verdauungsenzyme, Schleim und Intrinsic Faktor. Die bakterizide Salzsäure »desinfiziert« die

Die Aufgabe des Magens

- Nahrungsaufnahme
- Speicherung
- Durchmischung
- Produktion von Salzsäure, Verdauungsenzymen, Schleim, Intrinsic Faktor
- Start der Eiweißverdauung
- Abtötung von Mikroorganismen
- Transport zum Dünndarm.

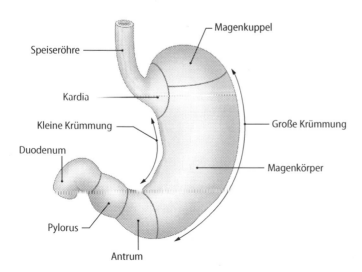

◘ **Abb. 1.5** Magenaufbau (Modifiziert nach Zilles u. Tillmann 2010)

Nahrung, indem sie Mikroorganismen abtötet. Sie denaturiert die Eiweiße in der Nahrung. Pepsine beginnen mit der Eiweißverdauung. Schleim schützt zum einen die Magenschleimhaut vor der aggressiven Salzsäure und macht andererseits den Nahrungsbrei gleitfähig. Der Intrinsic Faktor ist wichtig zur Vitamin B_{12}-Aufnahme im Dünndarm. Im Magen werden keine Nahrungsbestandteile absorbiert.

1.2.4 Magenbewegung und Entleerung

Verantwortlich für Bewegung und Entleerung des Magens sind die **Muskelschichten** in der Magenwand, weiterhin dort ankommende **Nervensignale** und **gastrointestinale Hormone**. Im oberen (proximalen) Teil des Magens mit **Fundus** und einem Teil des **Korpus** findet die Speicherung der Nahrung statt, Gase und Luft sammeln sich in der **Magenkuppel**.

Durch anhaltende, d.h. tonische Wandspannung in der Muskelschicht im oberen Magenteil und stehende Wellen wird der Nahrungsbrei in Richtung unterem (distalen) Magenkorpus geschoben. Diese Wandspannung reicht aus, um Flüssigkeiten durch den geöffneten Magenpförtner in den Dünndarm zu transportieren. In den unteren Magenabschnitten arbeitet mit **peristaltischen Wellenbewegungen** die **Magenpumpe**, die den Mageninhalt (Chymus) mit den Magensäften stark durchmischt und in Richtung Pylorus bewegt (**Propulsion**). Allein schon der Kontakt der Nahrung mit der Magenwand löst reflektorisch peristaltische Bewegungen aus.

Die **Entleerung** durch den Pförtner in den Dünndarm geschieht ebenfalls reflektorisch (Nervus vagus) durch Erschlaffung der Pylorusmuskulatur bei starken peristaltischen Bewegungen des Magens (◘ Abb. 1.6). Auch die Füllung des Dünndarms beeinflusst den Entleerungsreflex. Wie schnell der Magen entleert wird, hängt von der Zusammensetzung der Nahrung ab.

Brot und Kartoffeln haben eine Verweildauer im Magen von ca. 2 bis 3 Stunden. Fette können bis zu 8 Stunden im Magen verbleiben. Flüssigkeiten fließen entlang der kleinen Krümmung und verlassen den Magen

Magenentleerung
- Flüssige, weiche Nahrung wird schneller entleert als feste
- Neutraler Inhalt wird schneller entleert als saurer
- Kohlenhydrate schneller als Eiweiße
- Eiweiße werden schneller als Fette verdaut

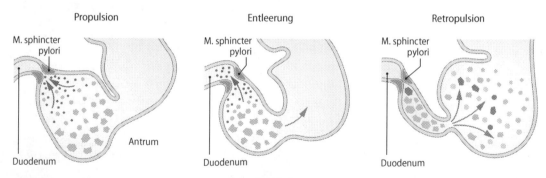

◘ **Abb. 1.6** Bewegungen der Magenpumpe (Aus Zilles u. Tillmann 2010)

durch den Pylorus schnell, ebenso Nahrungspartikel, wenn sie kleiner 2 mm sind. Größere Nahrungsteile können nicht durch den Pförtner hindurch. Sie werden durch die **Peristaltik** wieder in den Magen zurückgedrängt und dabei weiter zerkleinert (**Retropulsion**).

Große Nahrungsbestandteile oder z.B. **magensaftresistente Tabletten** werden in der Entleerungsphase nicht in den Darm transportiert. Diese werden erst nach der Verdauungsphase, also in der Ruhephase, durch kräftige Kontraktionen (»**Housekeeper waves**«) im Antrum zusammen mit Magensaft in den Dünndarm entleert. Dies erklärt, wieso die Wirkung von magensaftresistenten Tabletten, die zu der Mahlzeit eingenommen werden, bis zu 8 Stunden auf sich warten lässt, da je nach Nahrungszusammensetzung die Verdauung des Essens schon viele Stunden in Anspruch nimmt und die Tabletten erst danach durch den Pylorus getrieben werden und zur Resorption im Dünndarm zur Verfügung stehen (Weitschies 2001). Auch Flüssigkeiten beeinflussen die Dauer der Magenpassage erheblich. Zur schnellst möglichen Wirkung empfiehlt es sich, Arzneimittel mit Wasser einzunehmen (Klein 2011). Wenn die Magenmuskeln arbeiten, obwohl keine Nahrung vorhanden ist, knurrt der Magen

> Werden magensaftresistente Tabletten zum Essen eingenommen, so kann sich der Wirkeintritt um viele Stunden, je nach Nahrungszusammensetzung, verzögern.

> Wasser kommt nach ca. 20 Minuten im Dünndarm an, kalorienreiche Getränke erst nach 80 Minuten.

1.2.5 Magenschleimhaut

Die Magenschleimhaut besteht aus folgenden drei Schichten (vom Mageninneren her):

* Zylinderepithelschicht
* Bindegewebsschicht
* Muskelschicht

Die Magenschleimhaut gewinnt durch **Falten**, **Felder** und **Grübchen** (Faveolae gastricae) eine größere Oberfläche (■ Abb. 1.7). In den Grübchen enden die **Magendrüsen**. Je nach Lage der Drüsen im Magenbereich haben sie unterschiedlichen Aufbau und Funktion. Folgende **Drüsenzellen** existieren im Magen:

> Drüsenzellen im Magen:
> * Kardiadrüsen
> * Fundus- und Korpusdrüsen
> * Antrum- und Pylorusdrüsen

* **Kardiadrüsen** am Mageneingang sezernieren schützenden Schleim (Muzin)
* **Fundus-** und **Korpusdrüsen** sezernieren über folgende Zellarten unterschiedliche Substanzen
    - **Nebenzellen** bilden Schleim (Muzin) und Bikarbonat
    - **Hauptzellen** bilden die Verdauungsenzyme Pepsinogene und Lipasen
    - **Belegzellen** (Parietalzellen) bilden Salzsäure und den Intrinsic Faktor, der wichtig ist für die Vitamin B_{12}-Aufnahme
    - **ECL-** und **Mastzellen** bilden Histamin, das die Salzsäureproduktion in den Belegzellen anregt
* **Antrum-** und **Pylorusdrüsen** am Magenausgang sezernieren über folgende Zellarten:
    - Schleimbildende Zellen

1

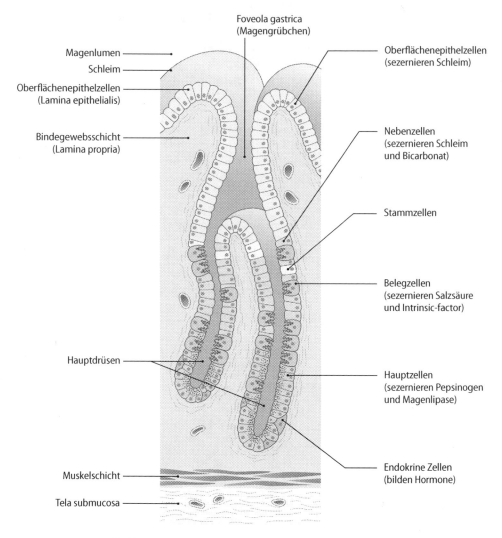

☒ Abb. 1.7 Magenschleimhaut Aufbau (Modifiziert nach Zilles u. Tillmann 2010)

- **G-Zellen** bilden das Hormon Gastrin, das ist für die Magenbeweg-
  lichkeit und die Steigerung der Sekretion der Haupt- und Belegzellen wichtig
- **D-Zellen** bilden das Hormon Somatostasin, das auf viele Sekretio-
  nen und Bewegungen eine hemmende Wirkung ausübt

1.2.6 Magensaftsekretion

Täglich werden hier 2-3 Liter
Magensaft produziert.

In der Magenschleimhaut werden **schützender Schleim, Enzyme, Salzsäure,
Hormone** und **Intrinsic Faktor** gebildet (☒ Abb. 1.8).

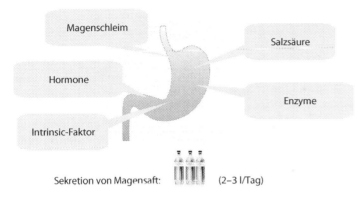

Sekretion von Magensaft: (2–3 l/Tag)

◻ Abb. 1.8 Magensaftsekretion (Mit freundlicher Genehmigung der Fa. Hexal)

Die meisten sezernierenden Zellen unterliegen einer komplexen Steuerung durch Hormone und Nerven.

Salzsäuresekretion

Die Magen-Salzsäure wird in den **Belegzellen** der Korpus- und Fundusdrüsen gebildet. Durch sie hat der Magensaft einen pH-Wert von ca. 1. In den Belegzellen werden die H^+-Ionen aus der Dissoziation von Kohlensäure gewonnen. Der aktive, energieverbrauchende Transport der H^+ Ionen von der Belegzelle in das Drüsenlumen und von dort in den Magen geschieht durch die **Protonenpumpe H^+/K^+-ATPase.** Sie tauscht H^+-Ionen in der Zelle gegen K^+-Ionen aus dem Magen aus und pumpt die Protonen in den Magen. Der aktive Transport ermöglicht es der Belegzelle in ihrem Inneren einen für ihre Funktion nötigen pH-Wert von 7 aufrecht zu erhalten. Die HCO_3^--Ionen aus der Kohlensäuredissoziation gelangen über einen Anionenaustauscher in der Belegzelle, im Austausch gegen Cl^--Ionen in das Blut und von dort in die Schleimhautepithelzellen und puffern die Schleimhaut vor der Salzsäure ab. Die Cl^--Ionen werden wie die H^+-Ionen in das Drüsenlumen transportiert und dort entsteht dann die Salzsäure.

Es sind 3 Sekretionsphasen zu unterscheiden:

- **Kephale Phase**: Geruch, Geschmack, Anblick, Vorstellung von Nahrung lösen reflektorisch über den Nervus vagus die Bildung von **Acetylcholin** aus. Dies aktiviert die HCl- und Pepsinogen-Produktion. Die Aktivierung des Nervus vagus führt in den G-Zellen zur **Gastrinbildung**, das über die Blutbahn zu den Belegzellen gelangt. In den Mastzellen und ECL-Zellen wird **Histamin**, das mit H_2-Rezeptoren reagiert freigesetzt. Durch all diese Substanzen kommt es zur Säuresekretion (◻ Abb. 1.9).
- **Gastrale Phase**. Die mechanische Dehnung des Magens durch Nahrung bewirkt durch den Dehnungsreiz reflektorisch eine Ankurbelung der Säureproduktion, hauptsächlich durch **Gastrinfreisetzung**. Zu den Stimulanzien der Säurefreisetzung gehören auch Nahrungsbestandteile wie z.B. Alkohol, Kaffee, Eiweißbausteine.

Säureproduktion geschieht in den Belegzellen des Magens.

Die Magensaftsekretion steht immer im Zusammenhang mit Nahrung. Nüchtern werden nur ca. 5-15 ml/h Sekret gebildet.

Gastrin, Histamin und Acetylcholin regen die Belegzelle zur Säureproduktion an.

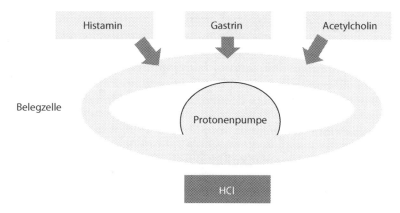

Abb. 1.9 Bildung von Salzsäure in der Belegzelle (Mit freundlicher Genehmigung der Fa. Hexal)

▨ **Intestinale Phase**: Sie steuert die Säureproduktion vom Duodenum (Dünndarm) her. Durch den Dehnungsreiz der Darmwand und durch Bruchstücke der Eiweißverdauung wird durch **Gastrinbildung** die Säuresekretion gefördert. Sinkt jedoch der pH-Wert im Dünndarm unter 4, so wird **Sekretin** freigesetzt, das die Säureproduktion hemmt und somit ein wichtiger Gegenspieler des Gastrins ist (Abb. 1.10). Weitere hemmende Substanzen der Säureproduktion sind Somatostatin und Adrenalin.

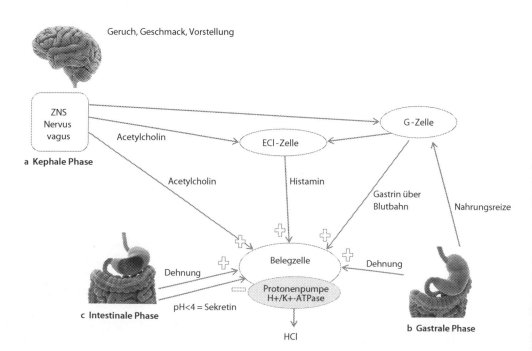

Abb. 1.10 Regulation der Magensaftsekretion durch **a** Kephale, **b** Gastrale und **c** Intestinale Phase (+ = Anregung, – = Hemmung der Sekretion)

Intrinsic-Faktor-Sekretion

Der **Intrinsic Faktor** wird in den Belegzellen (◨ Abb. 1.11) gebildet und unterliegt den gleichen Regulationsmechanismen wie die Salzsäureproduktion. Es ist ein Glykoprotein, das die Absorption von **Vitamin B$_{12}$** ermöglicht. Es bildet mit Vitamin B$_{12}$ im Dünndarm einen Komplex, der im Dickdarm einen eigenen Rezeptor zur Absorption besitzt.

Ein Mangel an Intrinsic Faktor durch geschädigte Magenschleimhaut kann durch Vitamin B$_{12}$-Mangel zur perniziösen Anämie führen.

Pepsinogen-Sekretion

Pepsinogene werden aus den Magen-Hauptzellen (◨ Abb. 1.11), die im Fundus und Korpus liegen, sezerniert. Es sind inaktive Proenzyme. Unter dem Einfluss der Salzsäure, werden sie im sauren Milieu des Magens in **Pepsine** umgewandelt. Pepsine sind die aktivierten, eiweißverdauenden Enzyme im Magen. Sie benötigen zu ihrer Arbeit das saure Milieu (benötigter pH-Wert um 2) und werden im Alkalischen irreversibel geschädigt.

Schleimsekretion

Die Schleimhaut des Magens wird vor der aggressiven Salzsäure und den Pepsinen durch eine **Schleimschicht** geschützt (Mukosabarriere). Die Schleimbildung geschieht am Mageneingang (Kardiadrüsen) und -ausgang

Magensaftsekretion
1. Kephale Phase durch Geruch, Sinneseindrücke
2. Gastrale Phase durch Magendehnung, Nahrung
3. Intestinale Phase durch pH-Wert, Dehnung im Duodenum

Magenmotorik:
Peristaltische Wellen
– stehend, durchmischend
– propulsiv, vorwärts bewegend
Retropulsion
Entleerung

D-Zelle: Somatostatin

Antrum-, Pylorusdrüsen: Schleim

Kardiadrüsen: Schleim

Magenabschnitte:
Magenmund (Kardia)
Magenkuppel (Fundus)
Magenkörper (Korpus)
Magenerweiterung (Antrum)
Magenpförtner (Pylorus)

Belegzelle: HCl, Intrinsic Faktor

Nebenzelle: Schleim, Hydrogencarbonat

Hauptzelle: Pepsinogen

ECL Zelle: Histamin

G-Zellen: Gastrin

Magenaufgabe:
Nahrungsspeicherung
Durchmischung
Sezernierung in Drüsen und Zellen
Start der Eiweißverdauung
Abtötung von Mikroorganismen
Transport zum Dünndarm.

◨ Abb. 1.11 Überblick über die verschiedenen Abläufe im Magen (Copyright: Natis/Fotolia.com)

Medikamente, die die Synthese der Prostaglandine hemmen, reduzieren deren Schutzfunktion für die Magen-Darm-Schleimhaut.

(Pylorusdrüsen) und in den Nebenzellen (■ Abb. 1.11) des Magenkörpers. Im Schleim finden sich **Muzine** (=Glykoproteine) und **Hydrogenkarbonat**. Er legt sich wie eine Gelschicht über die Schleimhaut, puffert mit dem Hydrogenkarbonat die Salzsäure ab und verhindert so eine Schädigung der Schleimhautzellen. Im Schleim bildet sich ein pH-Gradient von sehr sauren Magenlumen (pH <2) zum neutralen Bereich (pH 7) auf den Epithelzellen. HCO_3^--Ionen werden zudem bei der Salzsäureproduktion der Belegzellen gebildet, in Blutkapillaren zu den Epithelzellen der Magenoberfläche transportiert und in den Schleim sezerniert. **Prostaglandine** steigern die Schleim- und Hydrogenkarbonatproduktion sowie die Durchblutung und haben so eine wichtige Schutzfunktion für die Magen-Darm-Schleimhaut.

Dünndarm
- Zwölffingerdarm (Duodenum) mit ca. 25-30 cm Länge
- Leerdarm (Jejunum) mit ca. 2 m Länge
- Krummdarm (Ileum) mit ca. 3 m Länge

Dickdarm
- Blinddarm (Caecum) mit Appendix (Wurmfortsatz) mit ca. 7 cm Länge
- Grimmdarm (Kolon) mit ca. 1,2 m Länge
- Mastdarm (Rektum) mit ca. 15-20 cm Länge
- Analkanal mit innerem und äußerem Schließmuskel

1.3   Darm

1.3.1   Darmanatomie

Der Darm unterteilt sich in **Dünndarm** und **Dickdarm**. Direkt an den Pförtner des Magens schließt sich der c-förmig gebogene Zwölffingerdarm (Duodenum) des Dünndarms an. Der Dünndarm besteht aus 3 Abschnitten: Duodenum, Jejunum, Ileum.

Diese 5 bis 6 m Darm liegen in 14 bis 16 mäanderartigen Darmschlingen in der Bauchhöhle.

In den **Zwölffingerdarm**, den ersten Teil des Dünndarms, münden die für die Verdauung wichtigen Lebergallengänge, vereint in einem **Gallengang** (Ductus choledochus), und der Pankreasausführungsgang. Hier finden wichtige Verdauungs- und Absorptionsschritte der Nahrung statt. Es folgt der Dickdarm mit 4 weiteren Abschnitten.

Der **Blinddarm** (**Caecum**) liegt unterhalb der Einmündung des **Krummdarm**s (**Ileum**) in den Dickdarm. An ihm sitzt der **Appendix**, der Wurmfortsatz, im Volksmund fälschlicherweise »Blinddarm« genannt. Beim Kolon gibt es einen aufsteigenden (Colon ascendens), einen querliegenden (Colon transversum), einen absteigenden (Colon descendens) und einen kleinen s-förmigen (Colon sigmoideum) Abschnitt (■ Abb. 1.12). Es folgen Mastdarm und Analkanal.

1.3.2   Aufgaben des Darms

Hauptaufgabe des Dünndarms ist die **Nahrungsabsorption**. Die Nahrung wird durch die Säfte der Anhangdrüsen (Pankreas, Leber, Galle) aufgeschlossen und dadurch für die Aufnahme verwertbar gemacht. Eiweiße, Kohlenhydrate und Fette werden zum größten Teil im Dünndarm aufgenommen.

Danach befördert die Darmbewegung den Nahrungsbrei in den Dickdarm. Hier werden hauptsächlich Elektrolyte und Wasser absorbiert und der Nahrungsbrei wird eingedickt. Gemischt mit Schleim wird hier der »Stuhl« gebildet. Der Dickdarm geht über in den Mastdarm, um im Anus zu enden.

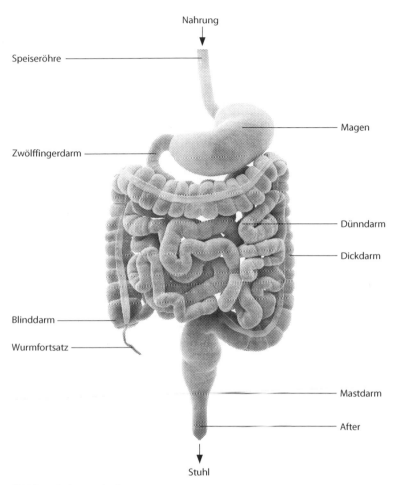

Nahrung

Speiseröhre

Zwölffingerdarm

Magen

Dünndarm

Dickdarm

Blinddarm

Wurmfortsatz

Mastdarm

After

Stuhl

Abb. 1.12 Organe des Darms

Unter der Schleimhaut am Ende des Mastdarms liegen die **Hämor-rhoiden**. Das sind arterielle Blutgefäße, die die Schließmuskeln in ihrer Funktion unterstützen.

1.3.3 Darmbewegung und Entleerung

Auch im Dünndarmbereich sind, wie im Magen, **die Längs-** und **Ringmuskeln** unter dem Einfluss der Darmwandnervensysteme (Plexus Auerbach, Plexus Meissner) für die Motorik verantwortlich. Diese sorgt für die Durchmischung mit Verdauungssäften, den Kontakt mit der Dünndarmwand zur besseren Absorption der Nahrungsbestandteile und den Transport der Nahrung. Es finden folgende Bewegungen statt:

- **Segmentation, ca**. 12- bis 18-mal/min,
- **Pendelbewegungen** ca. 10-mal/min und
- **peristaltische Bewegungen** (**Abb. 1.3**).

Letztere treiben den Nahrungsbrei ca. 1 cm/min in Richtung Anus. Die »**Housekeeper waves**«, die dem Großreinemachen zwischen den Mahlzeiten dienen, finden sich im Dünndarm, aber nicht mehr im Dickdarm.

Im **Dickdarm** gibt es hauptsächlich **nicht vorantreibende Peristaltik** und **Segmentation**, hervorgerufen u.a. durch Nahrungsaufnahme und die Dehnung der Grimmdarmwand (Kolon). In der Grimmdarmwand finden sich drei deutlich sichtbare Streifen der äußeren Längsmuskulatur: die **Tänien**. Muskelspannung dieser Längs- und Ringmuskulatur führen zu Ausbuchtungen in der Dickdarmwand, den **Haustren**. Hier verbleibt der Darminhalt über längere Zeit zur Eindickung durch Absorption von Wasser. Die Folge sind relativ lange Transportzeiten von im Mittel 25 h. Große peristaltische Kontraktionen, die ca. 3-mal täglich im Grimmdarm (Kolon) auftreten, verursachen **Massenbewegungen** der Faeces in Richtung Mastdarm (Rektum) und bewirken damit einen Stuhldrang. Die reflektorische Stuhlentleerung lässt sich einerseits willentlich unterdrücken, wird anderseits durch willentliche Bauchpresse unterstützt. **Rektum** und **Analkanal** bilden die letzten Abschnitte des Darmkanals und dienen der Speicherung und Entleerung des Stuhls. Am Analkanal liegen mehrere Muskelschichten. Das koordinierte Zusammenspiel dieser Muskeln ermöglicht die Kontinenz und die Entleerung des Stuhls. Bei täglichem Stuhlgang kann die Menge, je nach Nahrungszusammensetzung, zwischen 100-500 g betragen. Eine normale Häufigkeit des Stuhlgangs schwankt zwischen 3-mal täglich bis 3-mal wöchentlich.

Darmbewegungen

- Segmentation
- Pendelbewegungen
- Peristaltik
- »Housekeeper waves« (Dünndarm)
- Massenbewegungen (Dickdarm)

1.3.4 Darmschleimhaut

Hauptort der Absorption von Nahrungsbestandteilen und oral verabreichten Medikamenten ist der Dünndarm.

Der Dünndarm hat eine Oberfläche von ca. 200 qm. Das entspricht der Größe eines Tennisplatzes.

Die Aufgabe der Schleimhaut im Dünndarm ist die **Absorption** von Nahrungsbestandteilen. Um dem gerecht zu werden, wird die Oberfläche der Schleimhaut stark vergrößert, um maximalen Kontakt mit der Nahrung zu gewährleisten. Diese Oberflächenvergrößerung geschieht zunächst durch **Faltenbildung** (Kerckringfalten). Auf diesen Falten sitzen fingerförmige **Zotten** (Villi). Die Vertiefungen zwischen den Zotten heißen **Krypten**. Die Epithelzellen der Zotten, die **Saumzellen** (Enterozyten), haben einen dichten Besatz von **Mikrovilli**, die die Oberfläche nochmal vergrößern. Jede Saumzelle besitzt ca. 3.000 Mikrovilli. So gelingt es die Dünndarmoberfläche um den Faktor 600, von 0,33 m^2 auf ca. 200 m^2 Oberfläche, zu vergrößern (◙ Abb. 1.13)

In den **Saumzellen** (Enterozyten) findet die Absorption der Nahrungsbestandteile statt. Sekretorische Drüsen sitzen in den **Krypten**-Vertiefungen (Lieberkühn-Drüsen) und sezernieren u.a. antibakteriell wirkendes Lysozym und Schleim (aus Paneth-Zellen bzw. Becherzellen). Hauptsächlich im Zwölffingerdarm (Duodenum) finden sich endokrine Zellen, die **gastrointestinale Hormone** produzieren, u.a. **Gastrin, Sekretin, Cholezystokinin (CCK), Somatostatin**. Sie fördern bzw. hemmen die HCl-Produktion.

Die Schleimhaut des Dickdarms besitzt keine Zotten, nur tiefe **Krypten**. Hier sitzen viele **Becherzellen**, die Schleim produzieren, und Saum-

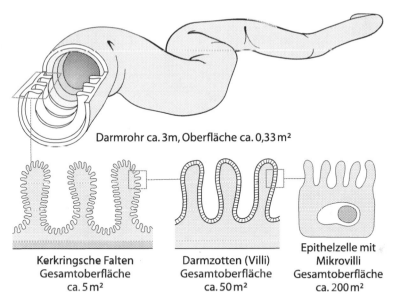

Darmrohr ca. 3m, Oberfläche ca. 0,33 m²

Kerkringsche Falten
Gesamtoberfläche
ca. 5 m²

Darmzotten (Villi)
Gesamtoberfläche
ca. 50 m²

Epithelzelle mit Mikrovilli
Gesamtoberfläche
ca. 200 m²

Abb. 1.13 Vergrößerung der Darmoberfläche

zellen (Enterozyten), die der Absorption dienen. Im Rektum werden die tiefen Krypten immer flacher und die Schleimhaut endet im Analkanal schließlich in der äußeren pigmentierten **Analhaut**.

1.3.5 Darmsekretion

Zwar ist die Absorption von Nahrungsbestandteilen eine der wichtigsten Aufgaben des Darmes, doch benötigt er dazu den Darmsaft, d.h. ohne Darmsekretion kann er dieser Aufgabe nicht nachkommen.

Der Speisebrei, der aus dem Magen kommt, wird im Zwölffingerdarm mit dem **Leber-Galle Saft** und dem **alkalischen Pankreassaft** mit Verdauungsenzymen versetzt. Im Pankreassaft finden sich eiweiß-, fett- und kohlehydratspaltende Enzyme. Im Gallensaft finden sich die für die Emulgierung von wasserunlöslichen Stoffen (z.B. Fette) wichtigen **Gallensäuren**. Die im Magen begonnene Verdauung wird mit Hilfe der **Pankreasenzyme**, des **Gallensaftes** und **Enzymen** aus den Mikrovilli fortgesetzt. Im gesamten Dünndarm sezerniert die Schleimhaut aus den Krypten-Vertiefungen schützende **alkalische Muzine** (Schleime). Der alkalische Schleim schützt die Darmwand vor dem sauren Speisebrei und den Verdauungsenzymen (Proteasen).

Das alkalische Milieu wird – wie im Magenschleim – durch Hydrogenkarbonat-Ionen erreicht. Im Dickdarm werden diese Sekrete ebenfalls, aber in geringerem Umfang sezerniert. Eine Übersicht über die Flüssigkeitsvolumina und die Verweilzeiten im Verdauungstrakt zeigt die folgende Abbildung (**Abb. 1.14**, Daten nach Thews et al. 2007).

Dünn- und Dickdarm produzieren täglich ca. 4 Liter Darmsaft inkl. Schleim, Gallensaft, Pankreassekret.

Zusammensetzung des Darmsaftes
- Proteasen, z.B. Pepsin, Trypsin, Chymotrypsin, spalten Eiweiße
- Glykosidasen, z.B. α-Amylase, Laktase spalten Kohlenhydrate
- Lipasen aus Galle und Pankreas, verdauen Fette
- Alkalische Muzine schützen die Darmwand

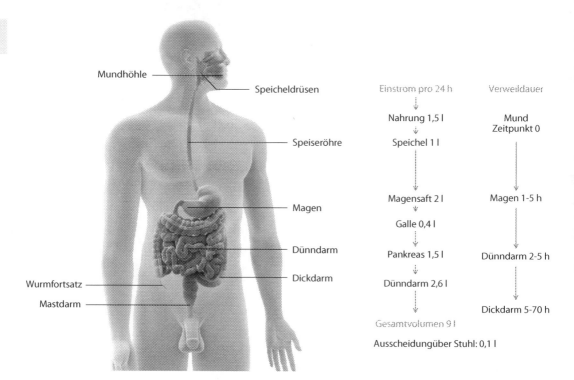

Mundhöhle

Speicheldrüsen

Speiseröhre

Magen

Dünndarm

Dickdarm

Wurmfortsatz

Mastdarm

Einstrom pro 24 h	Verweildauer
Nahrung 1,5 l	Mund Zeitpunkt 0
Speichel 1 l	
Magensaft 2 l	Magen 1-5 h
Galle 0,4 l	
Pankreas 1,5 l	Dünndarm 2-5 h
Dünndarm 2,6 l	
	Dickdarm 5-70 h
Gesamtvolumen 9 l	
Ausscheidung über Stuhl: 0,1 l	

◘ **Abb. 1.14** Flüssigkeitseinstrom und Verweildauer des Inhaltes im Verdauungstrakt (Daten nach Thews et al. 2007)

1.3.6 Darmabsorption

Im gesamten Dünn- und zum geringeren Teil im Dickdarmbereich werden aus der verdauten, d.h. in Bruchstücke zerlegten Nahrung die für den Körper wichtigen Stoffe wie Kohlenhydrate, Eiweiße, Fette, Elektrolyte, Mineralien, Vitamine und Wasser absorbiert (=resorbiert).Die **Absorption** findet in den **Mikrovilli** der Saumzellen (Enterozyten) statt. Der Ort mit der größten Absorption ist der Dünndarmbereich, im Dickdarmbereich werden hauptsächlich noch Na^+-, K^+-, Cl^--Ionen und Wasser aufgenommen. In ◘ Abb. 1.15 sind die Hauptabsorptionsorte von Nahrungsbestandteilen dargestellt.

   Kohlenhydrate bestehen vor allem aus Stärke, Laktose und Saccharose. Die von der α-Amylase vorverdauten Kohlenhydrate werden von den Enzymen der Saumzellen in Monosaccharide gespalten. Die absorbierten Kohlenhydrate, die ins Blut weitergeleitet werden, sind **Galaktose**, **Glukose** und **Fruktose**.

   Die **Eiweiße**, die im Magen durch die Salzsäure schon denaturiert wurden, werden im Dünndarm durch die Pankreasenzyme verdaut und bis zu Aminosäuren zerlegt. Es können **Di-**, **Tripeptide** und **Aminosäuren** resorbiert werden. Der Körper setzt die Aminosäuren zu eigenen Proteinen zusammen. Von den 20 beim Menschen vorkommenden Aminosäuren kann der Körper 12 selbst synthetisieren. Die anderen 8, die sog. essentiellen

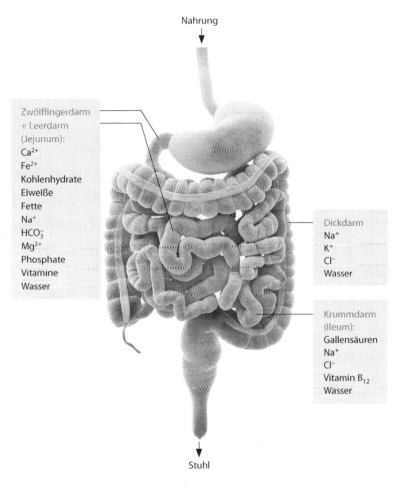

Nahrung

Zwölffingerdarm
+ Leerdarm
(Jejunum):
Ca²⁺
Fe²⁺
Kohlenhydrate
Eiweiße
Fette
Na⁺
HCO₃⁻
Mg²⁺
Phosphate
Vitamine
Wasser

Dickdarm
Na⁺
K⁺
Cl⁻
Wasser

Krummdarm
(Ileum):
Gallensäuren
Na⁺
Cl⁻
Vitamin B₁₂
Wasser

Stuhl

Abb. 1.15 Hauptabsorptionsorte von Nahrungsbestandteilen

Aminosäuren (Isoleucin, Leucin, Lysin, Methionin, Phenylalanin, Threonin, Tryptophan, Valin), müssen mit der Nahrung zugeführt werden. Die absorbierten Aminosäuren werden in die Blutbahn sezerniert.

Nahrungsfette bestehen zu über 90% aus **Triglyzeriden.** Die restlichen 10% sind u.a. **Cholesterin** und **Lecithin.** Mehrfach ungesättigte Fettsäuren kann der Körper nicht herstellen. Er ist auf die Zufuhr durch die Nahrung angewiesen. Er benötigt Fette in Zellmembranen, in Mitochondrien und zur Herstellung von Prostaglandinen.

Die Nahrungsfette werden zunächst durch **Pankreasenzyme** (Lipasen) gespalten, mithilfe der Gallensäuren emulgiert und in den Saumzellen absorbiert. Hier werden die einzelnen Bestandteile wieder zusammengebaut und in die Lymphgefäße als »Low Density Lipoproteins«, kurz **LDL**, »Very Low Density Lipoproteins«, kurz **VLDL**, und »High Density Lipoproteins«, kurz **HDL**, abgegeben. Zusammen mit den Fetten werden auch die **fettlöslichen Vitamine** (A, D, E, K) aus der Nahrung aufgenommen, durch einen aktiven ATPasen-Transport.

> Essentielle Aminosäuren und mehrfach ungesättigte Fettsäuren kann der Körper nicht herstellen. Der Mensch muss sie essen.

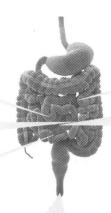

Gesamtlänge ca. 7 m

Oberfläche ca. 200 m²
Falten, Zotten, Mikrovilli

Hauptaufgaben:
Absorption
u.a. KH, Fette, Eiweiße, Vitamine
Mineralien, Wasser
Ausscheidung

Darmsaftsekretion:
Ca. 4,5 l täglich
incl. Schleim, Gallensaft,
Pankreassekret

Darmassoziiertes
Immunsystem

Entleerung
3-mal tägl. bis 3-mal
wöchentl.

Abb. 1.16 Wissenswertes zum Darm

Täglich werden ca. 9 Liter Flüssigkeit durch den Magen-Darm-Trakt transportiert.

Ca. 1,5 bis 2 Liter Flüssigkeit stammen aus der Nahrung, der größere Teil (ca. 7 Liter) kommt aus der Drüsensekretion des Körpers. Im Dünndarm werden 85% Wasser rückabsorbiert, der Rest im Dickdarm. Nur ca. 100 ml verlassen den Körper über den Stuhl. Die Absorption des Wassers vom Darmlumen in die Saumzellen geschieht auf osmotischem Weg hauptsächlich durch passive Diffusion und folgt der Absorption verschiedener **Elektrolyte** (Na^+, K^+, Cl^-, HCO_3^{-}) um isotonische osmotische Verhältnisse herzustellen. Die Elektrolyte werden auf unterschiedlichen Mechanismen durch die Saumzellen in das Blut sezerniert.

Ein Überblick über alles Wissenswerte zum Darm findet sich in **Abb. 1.16**.

1.4   Immunfunktion des Magen-Darm-Traktes

Mit der Nahrung können auch **Viren**, **Bakterien** und **Antigene** in den Magen gelangen. Dort ist der saure pH-Wert des Magens sozusagen der erste Wächter gegen unerlaubte Eindringlinge. Er tötet viele Mikroorganismen ab.

Der Darm ist das größte Immunorgan des Menschen. 70% des Immunsystems sind hier lokalisiert.

Die **Darmschleimhaut** besitzt eine wichtige **Barriere-** und **Schutzfunktion**. Diese wird gewährleistet u.a. von der Darmflora, dem Schleim, und dem **darmassoziierten Immunsystem** mit Immunglobulinen, Makrophagen und Lymphozyten. Alle Teile, die der Abwehr dienen, werden unter dem Begriff »gut-associated lymphoid tissue« (**GALT**) zusammengefasst. Hauptsächlich im Ileum (Krummdarm), dem letzten Teil des Dünndarms, finden sich in großer Zahl Lymphfollikel, die zu den **Peyer-Plaques** aggregieren und eine wichtige Aufgabe bei der Bildung von Antikörpern und

Immunreaktionen gegen Antigene besitzen. In der Darmflora finden sich ca. 100 Billionen Bakterien aus über 400 Bakterienarten. Man unterscheidet zwischen der **aeroben Flora** hauptsächlich im Dünndarmbereich und der sehr zahlreichen **anaeroben Flora** (ca. 90%) im Dickdarmbereich. Typische Vertreter der aeroben Flora sind **Laktobazillen,** wichtige Vertreter der anaeroben Flora sind **Bifidobakterien**. Letztere sind an der Produktion von B-Vitaminen, Folsäure und Biotin beteiligt. Bei einer Störung der Darmflora kann es daher zur Unterversorgung mit diesen Substanzen kommen. Die **Anaerobier** verdauen im Dickdarm auch **Ballaststoffe** und verwerten sie für den Körper.

Erkrankungen des Magen-Darm-Traktes

Im Folgenden wird eine Übersicht über Erkrankungen gegeben, mit deren Symptomen Patienten zur Selbstmedikation in die Apotheke kommen. Schwerwiegende Erkrankungen, die nur ärztlich behandelt werden sollten, werden nicht besprochen, da sie in der Selbstmedikation keine Rolle spielen. Manche Erkrankungen werden angeschnitten, wenn die Erscheinungsbilder zur Abgrenzung zwischen möglicher Selbstmedikation und Arztverweis bei der Beratung wichtig sind.

Säurebedingte Beschwerden
- Reflux mit dem Symptom Sodbrennen
- Gastritis (akut oder chronisch)
- Ulkus (akut oder rezidivierend)

2.1 Magenbeschwerden

Durch die Salzsäure des Magensaftes kann es sowohl in der Speiseröhre als auch im Magen selbst zu Beschwerden kommen.

2.1.1 Reflux

Bei der **Refluxerkrankung** fließen Magensäure und manchmal sogar Gallensekret mit den Verdauungsenzymen durch den Ösophagussphinkter, den Schließmuskel zwischen Mageneingang und Speiseröhre, zurück in die Speiseröhre und verursachen dort Beschwerden.

Der entstehende Schmerz, das sog. **Sodbrennen**, ist als brennendes Gefühl hinter dem Brustbein zu spüren. Er kann den ganzen Brustraum ausfüllen und bis in die Finger ausstrahlen. Es kann zu saurem Aufstoßen und Rückfluss von Nahrung aus dem Magen in die Speiseröhre kommen (**Regurgitation**).

Dauert dieser Reflux längere Zeit an, so entzündet sich die Speiseröhre und es kommt zu einer **Refluxösophagitis**. Da die Epithelzellen der Speiseröhre gegen Säure nicht durch eine Schleimschicht wie im Magen geschützt sind, führt der Rückfluss der Magensäure schnell zu Beschwerden. Die Ursache ist meist eine Schwäche des Ösophagussphinkters, kann aber auch eine Verengung der Speiseröhre oder eine Magenentleerungsstörung sein. Verschiedene Klassifikationssysteme (Savary und Miller, Los Angeles, MUSE) unterscheiden die Refluxösophagitis je nach Schwere und Ausdehnung der Entzündung in vier Stadien: von kleineren Epithelverletzungen im Stadium 1 bis zu Geschwüren und Stenosen im Stadium 4.

Die Beschwerden treten oft nach Mahlzeiten, beim Bücken und beim Liegen, also auch nachts, auf. Neben Sodbrennen und saurem Aufstoßen können Druck- und Völlegefühl sowie Krämpfe im Oberbauch quälen. Weitere Symptome können sich außerhalb der Speiseröhre zeigen (Leitlinie 021-013 Gastroösophageale Refluxkrankheit, Leitlinie 053-013 Patienteninformation der Deutschen Gesellschaft für Allgemeinmedizin und Familienmedizin zum Thema Husten). Fettreiche, scharf gewürzte Nahrung, Alkohol und Übergewicht können die Beschwerden ungünstig beeinflussen.

Chronische Heiserkeit, chronischer Husten und Asthma können Symptome einer Refluxerkrankung sein.

Die **gastroösophageale Refluxkrankheit** der Speiseröhre wird im medizinischen Sprachgebrauch als **GERD** (**Gastro-Esophageale-Reflux-Disease**) abgekürzt. Unter dem Begriff werden die verschiedenen Manifestationen

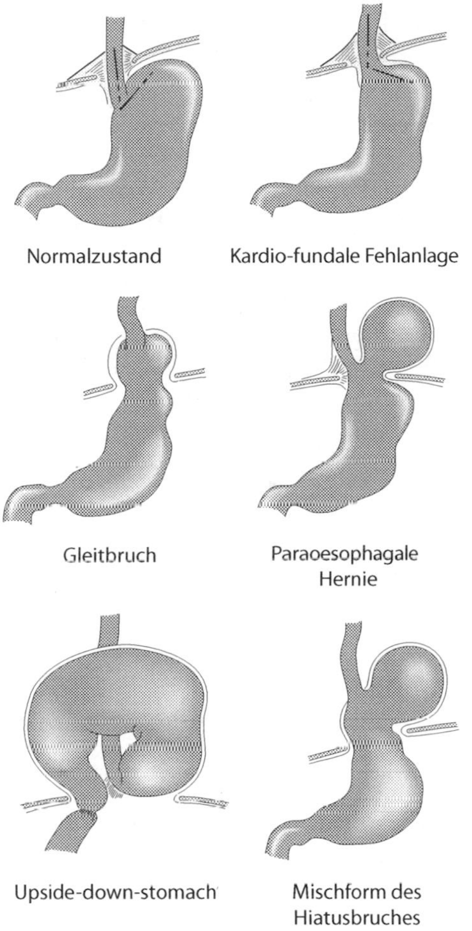
Normalzustand
Kardio-fundale Fehlanlage
Gleitbruch
Paraoesophagale Hernie
Upside-down-stomach
Mischform des Hiatusbruches

Abb. 2.1 Hiatushernie. Partielle Verlagerung des Magens durch das Zwerchfell in den Brustraum (Aus Beise et al. 2009)

nicht erosive Refluxkrankheit (**NERD** = **Non erosive Reflux-Disease**), d.h. ohne Schleimhautschädigung, erosive Ösophagitis verschiedener Schweregrade (**ERD** = **erosive Reflux Disease**), d.h. mit Schleimhautschädigung, außerdem die Symptome außerhalb der Speiseröhre und auch der **Barrett-Ösophagus** subsumiert. Beim Barrett-Ösophagus werden die ursprünglich vorhandenen Plattenepithelzellen zerstört und ersetzt durch Zylinderepithelzellen, die zu karzinogenen Veränderungen neigen. Die Diagnosen werden durch eine Endoskopie der Speiseröhre gestellt.

GERD kann auch im Zusammenhang mit anderen Krankheitsbildern auftreten. Bei einem Zwerchfellbruch (**Hiatushernie**) ist ein Teil des Magens durch das Zwerchfell in den Thorax verlagert (Abb. 2.1). Dies wird häufig angetroffen bei älteren, übergewichtigen Menschen (40% der über 50-Jährigen; Geisler 2006). Weitere relevante Erkrankungen können Diabetes, Magenausgansstenose oder das **Zollinger-Ellison-Syndrom** (Andersen et al. 1989) sein. Letzteres sind Tumore, die vermehrt Gastrin bilden. Gastrin regt die Belegzellen im Magen zu stark erhöhter Säureproduktion an. Treten Beschwerden als Folge einer solchen Ursache auf, werden sie als **sekundäre Refluxerkrankung** bezeichnet. Hierzu zählt auch das Sodbrennen auf Grund einer Schwangerschaft.

Auch **Medikamente** können die Symptomatik der GERD verstärken, wenn sie Einfluss auf den Ösophagussphinkter bzw. die Peristaltik in der Speiseröhre nehmen.

Medikamente mit Einfluss auf Tonus des Sphinkters oder Peristaltik der Speiseröhre

- Kalziumantagonisten
- Nitropräparate
- Theophylline (Verstärkung eines refluxbedingten Asthmas!)
- Anticholinergika
- Psychopharmaka
- Orale Kontrazeptiva
- Spasmolytika

Eine diagnostizierte Refluxerkrankung ist nicht in der Selbstmedikation zu behandeln. Hier ist immer eine Arztbehandlung nötig, um den Komplikationen einer fortschreitenden Entzündung vorzubeugen. Dies können z.B. Stenosen, Blutungen, Entartungen sein.

Einige **Arzneimittel** sind selbst **ulzerogen** und können bei fehlerhafter Einnahme die Speiseröhre schädigen. Beispielhaft seien hier Doxycyclin, Kaliumpräparate und die Biphosphonate erwähnt. Wichtig bei der Einnahme sind ein aufrechter Oberkörper und als Einnahmeflüssigkeit mindestens 200 ml Wasser, damit die Tabletten oder Kapseln nicht an der Speiseröhre haften bleiben.

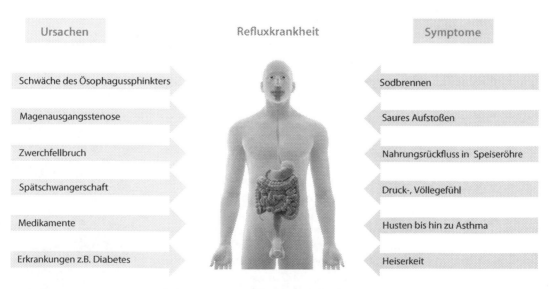

Ursachen	Refluxkrankheit	Symptome
Schwäche des Ösophagussphinkters		Sodbrennen
Magenausgangsstenose		Saures Aufstoßen
Zwerchfellbruch		Nahrungsrückfluss in Speiseröhre
Spätschwangerschaft		Druck-, Völlegefühl
Medikamente		Husten bis hin zu Asthma
Erkrankungen z.B. Diabetes		Heiserkeit

Abb. 2.2 Ursachen und Symptome der Refluxkrankheit

Das Symptom Sodbrennen kann auch von einer **überempfindlichen Speiseröhre** (hypersensitiver Ösophagus) herrühren.

Von **funktionellen Beschwerden** spricht man, wenn zwischen den Beschwerden und den Ergebnissen angewandter Untersuchungsverfahren (z.B. pH-Wert-Messung, Endoskopie) kein Zusammenhang hergestellt werden kann. Es handelt sich um Beschwerden ohne organischen Befund.

In ◘ Abb. 2.2 sind Symptome und Ursachen der Refluxerkrankungen in einer Übersicht dargestellt.

2.1.2 Gastritis

Die **Gastritis** ist eine akute oder chronische **Magenschleimhautentzündung**. Die Diagnose kann nicht in der Selbstmedikation gestellt werden, sondern bedarf des histologischen Nachweises. Hierzu ist eine gastroskopische Untersuchung mit Biopsie nötig. Solange die Diagnose Gastritis nicht abgesichert ist, sollte besser von einer **funktionellen Dyspepsie** mit Oberbauchbeschwerden gesprochen werden. Durch einen Arzt müssen andere mögliche Ursachen der Beschwerden, wie z.B. Reflux, Bauchspeicheldrüsenentzündung, Magengeschwür, Magenkarzinom abgeklärt werden.

Die **akute Gastritis** kann durch Infektionen, Toxinen aus Bakterien, Alkoholabusus, traditionelle nichtsteroidale Antirheumatika (tNSAR), aber auch durch hohe Stresssituationen, wie z.B. schwere Verletzungen oder Verbrennungen, hervorgerufen werden. Die Magenschleimhaut wird schlechter durchblutet, es gelangt dadurch weniger Hydrogenkarbonat in den Schleim. Als Folge kommt es zu einer Schwächung des schützenden Schleims im Magen (Mukosabarriere), sodass die Magensäure in die Zellen der Schleimhaut eindringen kann und diese schädigt. Die Patienten klagen über ein Druckgefühl im Oberbauch, gekoppelt mit Schmerzen und Brechreiz. Sie leiden unter Übelkeit, Appetitlosigkeit, Erbrechen. Es kann durch Schädigung der Epithelzellen der Schleimhaut (Erosion) zu Magenblutungen kommen, die zu Teerstuhl oder Erbrechen mit Blut führen.

Bei der **chronischen Gastritis** werden verschiedene Typen (A, B und C) unterschieden.

- **Typ A**, Autoimmungastritis (ca. 5%). Sie findet sich in der Magenkuppel und im Magenkörper. Die Ursache ist unbekannt. Es werden Antikörper gegen die HCl-bildenden Belegzellen gebildet, dadurch werden Salzsäure und Intrinsic Faktor vermindert gebildet. Um die verminderte Säurebildung wieder zu normalisieren, wird vermehrt Gastrin ausgeschüttet. Folgen der Typ-A-Gastritis:
  - Verringerte bis fehlende Salzsäureproduktion,
  - VitaminB_{12}-Mangel (perniziöse Anämie) durch fehlenden Intrinsic Faktor und erhöhte Gastrinproduktion.
- **Typ B**, hauptsächlich durch das Bakterium Helicobacter pylori (ca. 85%) verursacht. Diese Gastritis findet sich im Gebiet um den Pylorus, also in der Magenerweiterung (Antrum) vor dem Magenausgang und im Anfangsbereich des Zwölffingerdarms. Nicht jede Besiedlung

Hauptverursacher
akute Gastritis
- Infektionen
- Bakterientoxine
- NSAR

chronische Gastritis
- Helicobacter pylori

mit Helicobacter pylori führt zu einer Gastritis. Die Beschwerden beim Typ B sind
- Verdauungsstörungen und
- Blähungen.
- **Typ C**, verursacht durch chemische Noxen (ca.10%). Dazu zählen Alkohol, nichtsteroidale Antirheumatika, Gallereflux aus dem Zwölffingerdarm, Rauchen. Die Beschwerden gleichen denen der akuten Gastritis.

In ✪ Abb. 2.3 sind die Ursachen und Symptome akuter und chronischer Gastritis zusammengestellt

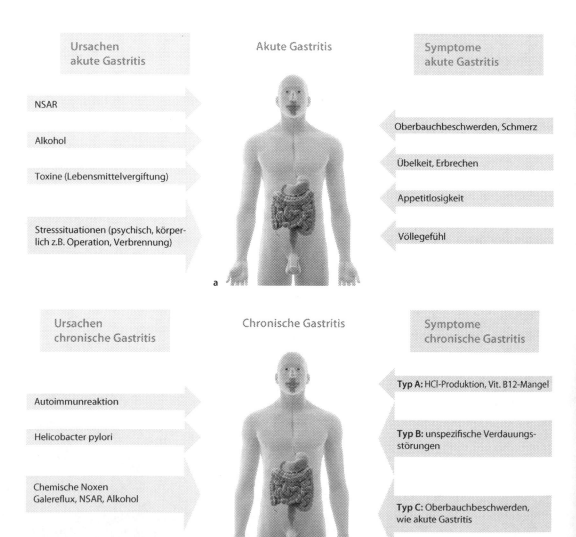

✪ **Abb. 2.3** Ursachen und Symptome der akuten (**a**) und chronischen (**b**) Gastritis

2.1.3 Ulkus

Unter der **Ulkuskrankheit** werden gutartige **tiefergehende Verletzungen** der Magen- oder Zwölffingerdarmschleimhaut (Ulcus ventriculi, Ulcus duodeni) verstanden.

Diese Läsionen gehen über die verschiedenen Schichten der Schleimhaut (Mukosa) hinaus und reichen bis in die Bindegewebsschicht (Submukosa) oder sogar die Muskelschicht (▶ Abschn. 1.1.2, Wandaufbau). Sie werden auch **peptische Ulzera** genannt, da die Schädigung immer im Zusammenhang mit **pepsinhaltiger Magensäure** steht.

Nicht jede Einnahme von NSAR bzw. nicht jede Helicobacter-pylori-Infektion führt zu peptischen Ulzera. Das Gleichgewicht zwischen Schleimhaut-schützenden und Schleimhaut-schädigenden Faktoren muss gestört sein. Dem Schutz dienen eine gute Schleimhautdurchblutung und eine ungeschädigte Schleimschicht mit ausreichend Hydrogenkarbonat als Puffer. Aggressive Faktoren sind Salzsäure und Pepsin. Die gastrointestinalen Nebenwirkungen bei den NSAR nehmen in der Reihenfolge Ibuprofen <Diclofenac (=ASS) <Naproxen <Indometacin <Piroxicam zu (Aktories et al. 2005).

Ein **akutes Ulkus** kann durch Stress, wie z.B. schwere Verletzungen, Schock, Verbrennungen, verursacht werden. Grund zur Entstehung ist immer eine verringerte Schleimhautdurchblutung und in Folge davon eine veränderte Schleimschicht, die ihre Schutzfunktion nicht mehr voll erfüllen kann. Wird das Ulkus durch NSAR-Einnahme verursacht, so steht die **Hemmung der Prostaglandinsynthese** als Ursache im Vordergrund. Die Prostaglandine können ihre schützende Funktion (Schleimhautdurchblutung↑, Hydrogenkarbonat↑, HCl-Produktion↓) nicht mehr ausüben.

Ein **rezidivierendes Ulkus** hat als Hauptursache eine Helicobacter-pylori-Infektion(80-90%), gekoppelt mit geschwächten Schleimhaut-schüt-

Hauptverursacher der Ulkuskrankheit sind nichtsteroidale Antirheumatika (z.B. ASS, Diclofenac), vor allem in Kombination mit Glukokortikoiden und/oder einer Helicobacter-pylori-Infektion.

Schutzfaktoren der Magenschleimhaut:
- Gute Durchblutung
- Unbeschädigte, gut gepufferte Schleimschicht

Ursachen	Ulkus (Magen-/Zwölffingerdarmgeschwür)	Symptome
Helicobacter pylori		Schmerzen im mittleren Oberbauch
NSAR		Übelkeit, Erbrechen
Stress (Verletzungen, Schock)		Komplikation: GIT-Blutungen

☒ **Abb. 2.4** Ursachen und Symptome bei der Ulkuskrankheit

zenden Faktoren. Die Geschwüre sitzen im Magen hauptsächlich an der kleinen Krümmung zum Antrum hin; im Zwölffingerdarm sitzen sie gleich hinter dem Pylorus. Zwölffingerdarmgeschwüre kommen drei- bis viermal häufiger vor als Magengeschwüre. Männer sind dreimal so oft betroffen wie Frauen.

> Patienten mit Ulzera befinden sich gewöhnlich in ärztlicher Behandlung und sind kein Fall für die Selbstmedikation.

Die Symptome bei Ulzera sind unspezifisch. Hauptsymptome sind Schmerzen im mittleren Oberbauch. Beim Magengeschwür können die Schmerzen kurz nach den Mahlzeiten aber auch davon unabhängig auftreten. Bei Zwölffingerdarmgeschwüren treten Übelkeit, Druckempfinden, Erbrechen auf. Schmerzen werden verstärkt nüchtern wahrgenommen. Komplikationen bei Ulzera sind gastrointestinale Blutungen oder Perforation, d.h. Wanddurchbruch in die Bauchhöhle (◙ Abb. 2.4).

2.1.4 Reizmagen

Unter dem Begriff **Reizmagen (funktionelle Dyspepsie, FD)** werden gastrointestinale Beschwerden im Oberbauchbereich zusammengefasst, für die es keine von ärztlicher Seite her objektiv erkennbare Ursache gibt.

Als Symptome können essensunabhängige Schmerzen im Oberbauch, Sodbrennen oder Druck-, lästiges Völlegefühl nach normal großer Mahlzeit, Übelkeit und Aufstoßen auftreten (◙ Abb. 2.5). Ein vorzeitiges Sättigungsgefühl, das gekoppelt sein kann mit Aversionen gegen gewisse Speisen, kommt vor. Auch können bestimmte Speisen Auslöser der Beschwerden sein. Hierzu gehören z.B. Kaffee, Alkohol, Fett, scharfe Gewürze.

> Beim Reizmagen müssen Beschwerden im Oberbauch über mindestens 3 Monate im letzten halben Jahr bestehen.

Oft sind die Beschwerden wechselnd. Nach den Rom-III-Kriterien (Rome III) müssen diese Beschwerden über mindestens drei Monate im letzten halben Jahr vor Diagnosestellung bestehen, und alle anderen möglichen Erkrankungen von ärztlicher Seite ausgeschlossen sein.

Es ist im Prinzip eine Ausschlussdiagnose. Da keine organische Ursache zu finden ist, wird die Krankheit dem Bereich der **psychosomatischen Erkrankungen** zugeordnet. Diskutiert wird eine Überreaktion von Nervenfasern auf Grund einer **Hypersensibilität**, sodass Signale fehl verarbeitet werden. Dies bedingt einerseits eine erhöhte Schmerzwahrnehmung andererseits ist die **Peristaltik** im Magen **gestört**. Auslöser der Überreaktion können sowohl unterschiedliche Speisen, als auch seelisch belastende Stresssituationen sein.

Kinder können ebenfalls unter den Symptomen eines Reizmagens leiden, wenn sie Angst vor z.B. schulischen Situationen haben (Blanz 2004).

Dieser bekannte Zusammenhang zwischen Stress und Beschwerden lässt sich an Redewendungen des Volksmunds erkennen: Es schlägt ihm auf den Magen, eine Wut im Bauch haben, die Angst schlägt ihm auf den Appetit.

Da der Magen-Darm-Trakt ein eigenständiges Nervensystem hat, das durch die gleichen Botenstoffe reguliert wird wie die Nervenfasern im Gehirn, lässt sich ein Zusammenhang von Affekt und Reaktion im Körper (auch im Magen-Darm-Bereich) verstehen. Das **enterische Nervensystem** (▶ Abschn. 1.1.3) steuert sowohl die Muskulatur (Peristaltik) als auch die

| Ursachen | Reizmagen
Funktionelle Dyspepsie | Symptome |

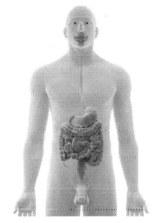

Psychische Belastungen, Stress

Nahrungsmittel

Abnorme Reaktion des enterisches Nervensystems

Sodbrennen, Aufstoßen
Schmerzen im Oberbauch

Druck, Völlegefühl

Nahrungsmittelunverträglichkeiten

Appetitlosigkeit

Abb. 2.5 Ursachen und Symptome bei Reizmagen

Drüsensekretion im Magen-Darm-Trakt. Kommt die Regulation aus dem Tritt, können vielfältige Beschwerden, wie beschrieben, auftreten (Wagner 2004).

Die Behandlung erfolgt symptomorientiert. Die Arzneimittelkommission der deutschen Ärzteschaft hat eine Handlungsleitlinie für Ärzte herausgegeben (AkdAe 2010).

2.1.5 Erbrechen

Erbrechen (Vomitus, Emesis) ist ein Symptom, das vielfältige Ursachen haben kann. Vorgeschaltet ist eine Phase der Übelkeit (Nausea). Es kann die Antwort des Körpers auf ein Toxin sein, kann aber auch organische oder psychische Ursachen haben.

Im Körper gibt es eine Vielzahl von Rezeptoren, deren Stimulierung Erbrechen auslösen kann. Das **Brechzentrum**, das im Hirnstamm (Medulla oblongata) sitzt, wird von Nervenimpulsen und von einer Triggerzone, die auf chemische Substanzen reagiert, gereizt. Die Nervenimpulse können aus dem Rachen, dem Magen, dem Dünndarm, dem Herzen und auch aus dem Hirnstamm und dem Gleichgewichtsorgan kommen. Die **Chemorezeptortriggerzone** (Area postrema) liegt unmittelbar bei dem Brechzentrum und kann z.B. durch Nikotin, Alkohol, und Toxinen, gebildet durch Magen-Darm-Infektionen, aktiviert werden.

Impulse zur **Aktivierung des Brechzentrums** können ausgehen vom

- Magen-Darm-Trakt (Dehnung, Entzündungen, virale oder bakterielle Infektionen, Toxine, Medikamente, Bestrahlung, Alkohol, Schwangerschaft)
- Rachen, Speiseröhre (mechanische Reizung)

Erbrechen ist keine Krankheit sondern ein Symptom. Oft ist es eine Schutzfunktion des Körpers.

=== Gleichgewichtssinn (Nervus vestibularis), gestört bei Schwindeler-
krankungen z.B. Morbus Menière, Kinetosen bei Reiseerkrankung
=== ZNS mit Cortex und limbischen System durch Schmerz (Herzinfarkt,
Pankreatitis, Koliken, Migräne), erhöhten Hirndruck, Geruch, Ekel

Ist das Brechzentrum aktiviert kommt es zu ruckartigen Kontraktionen
der Muskulatur des Bauches und Brustkorbs. Dadurch wird der Druck
im Bauchraum erhöht. Gleichzeitig erschlaffen die Muskeln des Magens
und des Ösophagussphinkters und es kommt zum Erbrechen durch eine
retrograde Peristaltik. Das autonome Nervensystem reagiert auf die Reizung des Brechzentrums mit Schweißausbruch, verstärktem Speichelfluss,
Blässe, Blutdruckabfall und erhöhter Herzfrequenz (Tachykardie).

Medikamente, die Erbrechen verursachen können:
=== NSAR
=== Antibiotika
=== Chemotherapeutika
=== Glukokortikoide
=== Antihypertensiva, wie ß-Blocker, Kalziumantagonisten oder Diuretika
=== Opiate und andere zentral wirkende Substanzen wie L-Dopa oder An-
tiepileptika (Janiak u. Fried 2007)

Die Erreger einer viralen Infektion sind häufig **Rota-, Adeno-** oder **Noroviren**. Bakterielle Infektionen werden häufig durch **Staphylococcus aureus,
Salmonellen** oder **Clostridiumstämme** verursacht.

Eine lebensgefährliche Vergiftung kann durch die **Toxine** von **Clostridium botulinum** hervorgerufen werden. Gefährdet sind Konserven
von Fleisch, Fisch, Obst mit einer Bombage der Konservendosen d.h.
der Deckel wölbt sich nach außen. Neben dem Erbrechen kommt es zu
Lähmungen der Augen-, Nacken- und Atemmuskulatur mit tödlichem
Ausgang.

Akutes Erbrechen aufgrund eines Ulkus kann mit Magenblutungen
gekoppelt sein (Kaffeesatzerbrechen).

Ursachen der Aktivierung des Brechzentrums aufgrund starker
Schmerzen:
=== Gastritis
=== Bauchfellentzündung
=== Blinddarmentzündung
=== Entzündungen an Gallenblase, Bauchspeicheldrüse, Leber
=== Koliken in Gallen- oder Harnwegen
=== Entgleister Bluthochdruck
=== Glaukomanfall
=== Migräne

Erwähnenswert ist, dass sich speziell bei Frauen ein Herzinfarkt in untypischen Symptomen, wie z.B. Erbrechen und Schmerzen im Brust-Hals-
Bereich, zeigen kann (◪ Abb. 2.6).

Chronisches Erbrechen, das immer in ärztliche Behandlung gehört, kann **Grunderkrankungen**, wie z.B. Hepatitis, Pankreatitis, erhöh-

Die häufigsten Ursachen
für akutes Erbrechen
(Stiefelhagen 2004)
=== Gastrointestinale
Infektion
=== Intoxikation aus bakteri-
ellen Enterotoxinen aus
verunreinigter Nahrung
=== Ulkus
=== Schwangerschaft

Bei akutem Erbrechen mit
Schmerzen im Brustbe-
reich an **Magenblutung**
(Kaffeesatzerbrechen) oder
Herzinfarkt denken.

| Ursachen | Erbrechen | Zusatzsymptome |

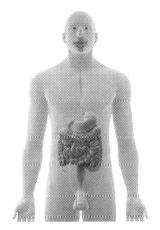

Magen-Darm Trakt
Entzündungen, Infektionen, Toxine,
Medikamente, Schwangerschaft

Schweißausbruch

Verstärkter Speichelfluss

Rachen, Speiseröhre
mechanische Reizung

Blässe, Blutdruckabfall

Gestörter Gleichgewichtssinn
Kinetosen, Morbus Menière

Fieber

ZNS
Schmerz, Essstörung, Geruch,
Ekel, erhöhter Hirndruck

Erhöhte Herzfrequenz (Tachykardie)

Schmerz

Abb. 2.6 Ursachen und Zusatzsymptome bei Erbrechen

ten Hirndruck, Diabetes oder Hyperthyreose, als Ursache haben (Füeßl 2010). Bei der **diabetischen Gastroparese** ist die Koordination zwischen Magenbewegung und -entleerung gestört und es kann zu Brechattacken kommen. Nicht zu vergessen ist chronisches und teilweise willentlich herbeigeführtes Erbrechen bei Essstörungen. Bei chronischem Erbrechen kommt es zu Dehydrierung, Elektrolytverlust und Zahnschäden durch die Magensäure.

2.2   Darmbeschwerden

Im Folgenden werden die wichtigsten Beschwerden im Darmbereich behandelt, mit denen Patienten in der Selbstmedikation in die Apotheke kommen. Dies sind hauptsächlich Diarrhö und Obstipation. Da beides Symptome akuter als auch chronischer Erkrankungen sein können, die in die Arztbehandlung gehören, werden entsprechende Krankheitsbilder erwähnt. Patienten mit chronisch entzündlichen Darmerkrankungen, wie z.B. Morbus Crohn oder Colitis ulcerosa, werden mit hoher Wahrscheinlichkeit in ärztlicher Behandlung sein. Daher haben diese Erkrankungen fast keinen Stellenwert im Bereich der Selbstmedikation.

Akute Darmbeschwerden,
die in Selbstmedikation
behandelt werden können
— Diarrhö
— Obstipation

2.2.1   Diarrhö

Durchfall ist ebenso wie Erbrechen keine selbständige Erkrankung, sondern ein Symptom. Die Ursachen können Infektionen, Toxine in Nahrungsmitteln, Entzündungen im Darmbereich, Tumoren oder Nahrungsmittelunverträglichkeiten sein. Die Frequenz bei normalem Stuhlgang

Man spricht von Durchfall,
wenn die Konsistenz des
Stuhls in Richtung breiig,
wässrig verändert ist und
wenn mehr als drei Entleerungen pro Tag stattfinden.

Osmotische Durchfälle hören auf, wenn die auslösenden Substanzen bzw. Nahrungsmittel nicht mehr zugeführt werden. Sekretorische Diarrhöen bleiben auch bei Nahrungskarenz bestehen.

variiert von dreimal täglich bis dreimal wöchentlich. Letzteres sehen viele Menschen schon als Obstipation an.

Die Ursachen für Durchfall können vielfältig sein und es lassen sich verschiedene Mechanismen für die Krankheitsentstehung unterscheiden:

- **Osmotische Diarrhö:** gestörte Absorption bzw. gestörte Verdauung osmotisch wirkender Substanzen (**Malassimilation**)
- **Sekretorische Diarrhö:** verstärkte Sekretion von Wasser und Elektrolyten in das Darminnere
- **Motilitätsbedingte Diarrhö:** gesteigerte intestinale Motilität

Ein **akuter Durchfall** dauert oft nur wenige Tage. Ab einer Dauer von 3 Wochen spricht man von **chronischem Durchfall**.

Die Ursache der meisten **akuten Diarrhöen** sind Infektionen und führen zu einer Gastroenteritis. Akute Durchfälle dauern meist zwei bis drei Tage, in denen sich der Körper von den Erregern selbst befreit. Die Infektionen können von **Bakterien, Viren** oder **Parasiten** herrühren. Die Erreger können einerseits an Epithelzellen anhaften und sie schädigen, andererseits bewirken die Enterotoxine der Erreger durch Stimulation von Enzymen in den Saumzellen des Darms, dass vermehrt Cl⁻-Ionen in das Darmlumen einströmen und die Rückresorption von NaCl verhindert wird. In Folge davon kommt es zu starkem Wassereinstrom in den Darm und sekretorischen Durchfällen.

So sind die meisten **Sommer-** oder **Reisediarrhöen** auf **enterotoxische** oder **enteropathogene Escherichia coli Stämme** (ETEC, EPEC) zurückzuführen (Vogelmann 2011). Hier findet sich kein Blut im Stuhl, oft kein Fieber, aber massiver Durchfall. Hauptproblem ist der Flüssigkeits- und Elektrolytverlust. Besonders Kinder und ältere Menschen (>70 Jahre) sind akut von einer Austrocknung (Exsikkose) bedroht. Die Erreger werden meist fäkaloral, z.B. durch verunreinigte Nahrungsmittel oder Wasser, übertragen.

Akute Diarrhöen im Sommer und im Urlaub werden oft durch Bakterienarten (z.B. E. coli, Salmonellen) verursacht, akute Winterdiarrhöen oft durch Viren (Noro-, Rotaviren).

Hiervon zu unterscheiden sind die **enterohämorrhagischen Escherichia coli Stämme** (**EHEC**). Sie kommen hauptsächlich in Rohmilch oder rohem Fleisch von Wiederkäuern, also Rindern, Ziegen, Schafen vor und verursachen entzündliche infektiöse Diarrhöen. Krankheitssymptome sind Erbrechen, Krämpfe, blutige Durchfälle, Nierenversagen, Anämie, Hämolyse (HUS= hämolytisch urämisches Syndrom). Für den hämolytischen Verlauf sind hauptsächlich Shigatoxine und Verotoxine verantwortlich (Nößler 2011). Gefährdet sind vor allem Kinder unter 5 Jahren und ältere und abwehrgeschwächte Menschen.

Weitere Bakterien, die akuten entzündlichen Durchfall auslösen können, sind **Clostridiumstämme** und **Salmonellen**. Letztere werden hauptsächlich von nicht ausreichend erhitztem Hühnerfleisch oder Eiern übertragen. Die Salmonellenarten, die Typhus oder Paratyphus auslösen, sind in Deutschland sehr selten. Ebenso das Bakterium Vibrio cholerae, Auslöser der Cholera.

Neben Bakterien können auch **Viren** akute Diarrhöen verursachen. In den Wintermonaten sind die häufigsten Auslöser **Noro-** (Norwalk-) und **Rotaviren** (Stock 2011). Die Zentren der Ausbrüche liegen oft in Alten- oder Pflegeheimen und Kindergärten. Die Viren dringen in die Saumzel-

◘ Tab. 2.1 Ursachen infektiöser Darmerkrankungen

Bakterien	Viren	Parasiten
ETEC	Noroviren	**Amöben**
EPEC	Rotaviren	Lamblien
EHEC		
Clostridium difficile		
Salmonellenarten		
Vibrio colerae		
Shigellenarten		
Campylobacter jejuni		
Yersinia enterocolitica		

Die Erreger, die entzündliche, invasive Diarrhöen verursachen können, sind fett gedruckt.

len ein und zerstören sie. Infolgedessen kommt es zu Malabsorption und Durchfällen, gemischt mit Schleim. Fieber ist möglich.

Ähnlich, d.h. Stuhl mit Schleim- oder Blutbeimengungen und Fieber, verlaufen bakterielle Infektionen von invasiven Erregerstämmen, z.B. **Shigellen** (Bakterienruhr), **Yersinen, Campylobacter jejuni**. Sie dringen in die Zellen des Darms ein und rufen nicht nur lokale sondern auch systemische Entzündungen hervor mit Fieber und Krämpfen.

Parasiten (Protozoen), die Durchfälle auslösen sind z.B. **Amöben** (Amöbenruhr) oder **Lamblien** (Giardien). Sie kommen hauptsächlich in den Tropen und Subtropen vor (◘ Tab. 2.1).

Aber nicht nur Erreger selbst lösen Durchfälle aus. Eine Lebensmittelvergiftung mit Durchfall, Krämpfen und Erbrechen kann durch die Aufnahme von **Enterotoxinen** verursacht werden, wenn diese beim Zubereiten der Speisen durch Hitze nicht abgetötet werden. Bereits 2 bis 6 Stunden nach Aufnahme des kontaminierten Lebensmittels treten abrupt diese Beschwerden auf und enden meist nach 8 bis 24 Stunden, da die Toxine durch den Durchfall ausgeschieden werden. Wie bei allen schweren Durchfällen kann es zu Hypovolämie und Hypotonie kommen. Hierzu zählen die Enterotoxine von **Staphylococcus aureus**.

Akuter Durchfall kann auch durch **Medikamente** verursacht werden. Nicht nur Antibiotika und Laxanzien kommen als Ursache in Frage. Eine ganze Reihe von Medikamenten gegen Herzinsuffizienz, Hypertonie, Diabetes, Tumoren kann Durchfall auslösen und gerade bei älteren multimorbiden Personen zu diesen Beschwerden führen. Oft ist ein Durchfall bei Antibiotikatherapie von kurzer Dauer und ungefährlich. Selten kann es zu einer verstärkten Vermehrung von **Clostridium difficile** kommen, die die Ursache für eine **pseudomembranöse Kolitis** mit Schleimhautentzündung, blutigen Durchfällen und Fieber ist. Diese Komplikation ist selten aber lebensgefährlich.

Die Zufuhr von **nicht absorbierbaren Substanzen** (z.B. Sorbitol, Laktulose, Mannitol, salinische Abführmittel) können zu einer osmotischen Diarrhö führen. Zum Ausgleich der hohen Osmolarität dieser Substanzen dringt Wasser in das Darmlumen ein, was zu diesen Durchfällen führt. Als Beispiel seien hier zuckerfreie Bonbons mit Sorbitol erwähnt, sodass es gerade bei Kindern schnell zu Durchfall kommt.

Letztlich kann auch psychischer Stress »auf den Darm« schlagen und zu motilitätsbedingtem Durchfall führen.

Eine mögliche Ursache für **chronische Diarrhö** ist eine **Malassimilation**, eine verringerte Aufnahme von Nahrungsbestandteilen aus dem Darm in das Blut. Dadurch gelangen unverdaute Nahrungsbestandteile in tiefere Darmabschnitte und verursachen dort selbst oder durch ihre Abbauprodukte Durchfall.

> **Darm-Malassimilations-arten**
> - Maldigestion (fehlende Verdauungssubstanzen)
> - Malabsorption (mangelnde Aufnahme von Verdauungsbestandteilen)

> Sprue und Zöliakie werden durch eine Unverträglichkeit des Weizenkleberproteins Gluten verursacht.

Maldigestion

- **Ursache im Darmkanal** (intestinal): Laktasemangel mit der Folge einer Milchunverträglichkeit. Die Laktose kann nicht in Glukose und Galaktose gespalten und absorbiert werden. Ihre Abbauprodukte, z.B. Essigsäure, Propionsäure, verursachen Diarrhö.
- **Ursache im Pankreas** (pankreatogen): Es können Proteasen, Glykosidasen oder Lipasen fehlen. Dementsprechend werden Proteine, Kohlenhydrate oder Fette ungenügend verdaut.
- **Ursache in der Leber** (hepatogen): Es stehen ungenügend Gallensäuren zur Fettverdauung zur Verfügung

---

Zu einer **Malabsorption** kann es durch genetisch bedingte oder erworbene **Absorptionsstörungen** resorbierbarer Nahrungsbestandteile kommen. Als Beispiel für eine Malabsorption, die Durchfälle hervorruft, sei hier die einheimische **Sprue** genannt. Zeigt sich diese Störung schon im Kindesalter spricht man von **Zöliakie**. Es ist eine **Gliadin-Unverträglichkeit**. Das Weizenkleberprotein Gluten bzw. das darin enthaltene Gliadin ruft eine Überreaktion der Darmschleimhaut und des Immunsystems hervor. Durch diese allergische Reaktion werden Gliadin-Antikörper und auch Autoantikörper gebildet. Es kommt zur Ausschüttung von Entzündungsmediatoren, die im Endeffekt zur Schädigung der Saumzellen und einer Verminderung der Zotten der Darmschleimhaut führen. Dadurch nimmt die Oberfläche des Darms ab. Dies führt zu generellen Absorptionsstörungen mit chronischen, übel riechenden Durchfällen, oft begleitet mit starken Blähungen. Durch die gestörte Fettabsorption kommt es zu auch zu fetten Stühlen (Steatorrhö). Gestörte Absorption liegt auch bei **Fruktose-** und **Laktoseunverträglichkeit** vor. Oft treten als zusätzliche Beschwerden Blähungen auf.

Eine Ursache für **sekretorische chronische Diarrhö** können nicht resorbierte **Gallensäuren** auf Grund eines durch eine Operation verkürzten Ileums sein, dem Hauptort der Gallenabsorption (chologene Diarrhö). Chronische Infekte, wie z.B. Amöbenruhr, Tuberkulose, kom-

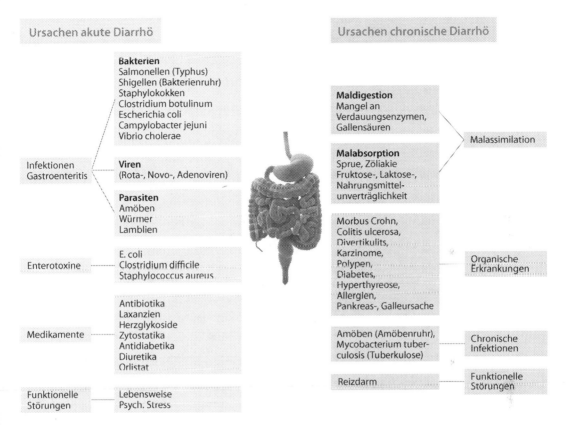

Ursachen akute Diarrhö

Infektionen Gastroenteritis
- **Bakterien**
  Salmonellen (Typhus)
  Shigellen (Bakterienruhr)
  Staphylokokken
  Clostridium botulinum
  Escherichia coli
  Campylobacter jejuni
  Vibrio cholerae
- **Viren**
  (Rota-, Novo-, Adenoviren)
- **Parasiten**
  Amöben
  Würmer
  Lamblien

Enterotoxine
- E. coli
  Clostridium difficile
  Staphylococcus aureus

Medikamente
- Antibiotika
  Laxanzien
  Herzglykoside
  Zytostatika
  Antidiabetika
  Diuretika
  Orlistat

Funktionelle Störungen
- Lebensweise
  Psych. Stress

Ursachen chronische Diarrhö

Malassimilation
- **Maldigestion**
  Mangel an Verdauungsenzymen, Gallensäuren
- **Malabsorption**
  Sprue, Zöliakie
  Fruktose-, Laktose-, Nahrungsmittelunverträglichkeit

Organische Erkrankungen
- Morbus Crohn,
  Colitis ulcerosa,
  Divertikulits,
  Karzinome,
  Polypen,
  Diabetes,
  Hyperthyreose,
  Allergien,
  Pankreas-, Galleursache

Chronische Infektionen
- Amöben (Amöbenruhr),
  Mycobacterium tuberculosis (Tuberkulose)

Funktionelle Störungen
- Reizdarm

■ **Abb. 2.7** Ursachen akuter und chronischer Diarrhö

men relativ selten vor. Bei Durchfällen und Krämpfen ohne objektivierbare Befunde, spricht man von funktionellen Störungen, wie z.B. beim **Reizdarm**.

In ■ Abb. 2.7 ist eine Übersicht über die Ursachen akuter und chronischer Diarrhöen zusammengestellt

Erkrankungen, die chronische Diarrhö auslösen können (Greck 2010):

- Colitis ulcerosa
- Morbus Crohn
- Karzinome
- Divertikulitis
- Polypen
- Diabetes mit autonomer Neuropathie
- Hyperthyreose
- Allergien
- Chologene Diarrhö

2.2.2 Obstipation

Unter Obstipation versteht man eine verzögerte Darmentleerung mit weniger als drei verhärteten Stühlen pro Woche, oft verbunden mit starkem, schmerzhaftem Pressen.

Auch Obstipation ist kein eigenes Krankheitsbild sondern ein Symptom.

Erinnert sei an die Definition einer **normalen Stuhlfrequenz:** dreimal täglich bis dreimal wöchentlich. Viele Menschen betrachten eine Stuhlentleerung, die nicht täglich erfolgt, schon als Verstopfung.

10-20% der Bevölkerung klagen über Verstopfung (Müller-Lissner 2009). Ältere Menschen häufiger als junge, Frauen häufiger als Männer. Hier ist in der Selbstmedikation ein Hinterfragen und Aufklären wichtig.

Auch mit einer Stuhlfrequenz von dreimal wöchentlich ist keine »Vergiftung« des Körpers möglich.

Oftmals werden als Hauptbeschwerden nicht die geringe Stuhlfrequenz, sondern Völlegefühl und heftiges Pressen beim verhärteten Stuhlgang mit unvollständiger Entleerung genannt. Obstipation wird subjektiv sehr unterschiedlich empfunden und die Behandlung richtet sich nach dem Beschwerdebild und Leidensdruck. Eine **reine Fixierung auf die Stuhlfrequenz ist nicht angebracht**, da nur ein Drittel der Obstipationspatienten unter zu seltenen Entleerungen leidet (Meißner 2010).

Es ist zu unterscheiden zwischen **akuter** und **chronischer Obstipation**.

Eine **akut auftretende Obstipation** ist oft die Folge von sich ändernden Lebensgewohnheiten (◻ Abb. 2.8). Manche Menschen reagieren auf Änderungen in den Lebensbedingungen wie Ortswechsel, veränderte Nahrungszusammenstellung (Stichwort Urlaub), geringere Bewegung, mit Obstipation, die sich oft nach einigen Tagen von selbst reguliert und meist keiner langen Behandlung bedarf. Nach Operationen kann durch Peristaltikstörungen, bei schmerzhaften Analfissuren oder Hämorrhoiden durch Unterdrückung, eine akute Obstipation auftreten. Kommen weitere akute

Ursachen für akute Obstipation

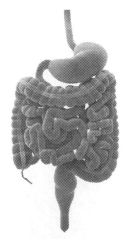

Lebensumstände
Ernährung mit wenig Ballaststoffen
Ernährungsumstellung (Urlaub)
Stress, Hektik
Angst

Organische Ursachen
Entzündungen
Tumore
Darmverschluss
Polypen

Bettlägerigkeit, Bewegungsmangel

Nebenwirkung neu verordneter Arzneimittel

Peristaltikstörung nach OP

◻ **Abb. 2.8** Ursachen akuter Obstipation

Symptome wie heftige kolikartige Schmerzen, Erbrechen, stark angespann-
ter Bauch, Blutabgang, Fieber, bis hin zum Schock hinzu, ist eine sofortige
ärztliche Untersuchung nötig. Ursache könnten Einengungen des Darmlu-
mens durch Karzinome oder Polypen sein – oder gar ein Darmverschluss
(Ileus).

Zur Definition der **chronischen Obstipation** können die Rom-III-
Kriterien (Rome III) herangezogen werden. Im Jahre 2006 haben Wissen-
schaftler die Rom-III-Diagnosekriterien für funktionelle gastrointestinale
Krankheiten zusammengestellt, um Ärzten Diagnosen zu erleichtern. Hier
findet sich auch die Definition für die funktionelle chronische Obstipation:
Sie wird nicht durch eine Organerkrankung, Medikamente oder metaboli-
sche Störungen verursacht. Oft bleibt die Ursache unklar.

> **Eine funktionelle Obstipation liegt vor, wenn 2 der folgenden
> Symptome für mindestens 3 Monate innerhalb des letzten
> halben Jahres vorlagen:**
>
> ▬ Zwei oder weniger Entleerungen pro Woche
> ▬ In mindestens 25% der Entleerungen
> – Heftiges Pressen
> – Harte, klumpige Stühle
> – Gefühl der unvollständigen Entleerung
> – Gefühl der analen Blockierung
> – Manuelle Manöver zur Stuhlentleerung

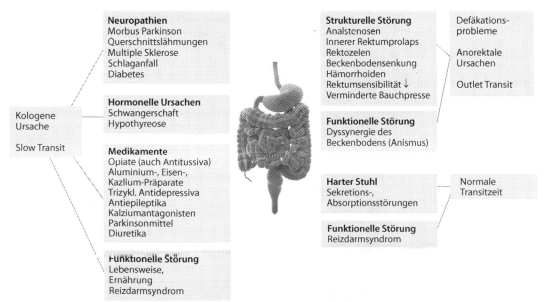

Ursachen für chronische Obstipation

Neuropathien
Morbus Parkinson
Querschnittslähmungen
Multiple Sklerose
Schlaganfall
Diabetes

Hormonelle Ursachen
Schwangerschaft
Hypothyreose

Kologene
Ursache

Slow Transit

Medikamente
Opiate (auch Antitussiva)
Aluminium-, Eisen-,
Kazlium-Präparate
Trizykl. Antidepressiva
Antiepileptika
Kalziumantagonisten
Parkinsonmittel
Diuretika

Funktionelle Störung
Lebensweise,
Ernährung
Reizdarmsyndrom

Strukturelle Störung
Analstenosen
Innerer Rektumprolaps
Rektozelen
Beckenbodensenkung
Hämorrhoiden
Rektumsensibilität ↓
Verminderte Bauchpresse

Funktionelle Störung
Dyssynergie des
Beckenbodens (Anismus)

Harter Stuhl
Sekretions-,
Absorptionsstörungen

Funktionelle Störung
Reizdarmsyndrom

Defäkations-
probleme

Anorektale
Ursachen

Outlet Transit

Normale
Transitzeit

⚙ **Abb. 2.9** Ursachen chronischer Obstipation

Ursachen einer chronischen Obstipation können vielfältig sein und sich im Einzelfall auch summieren (◙ Abb. 2.9). Oft werden die moderne Lebens- und Ernährungsweise mit wenig Zeit, wenig Bewegung, wenig Ballaststoffen, viel Fast Food, zu viel Hektik und Stress, als Gründe für die chronische Obstipation angegeben. Es gibt allerdings Untersuchungen, die belegen, dass diese Faktoren nicht allein ausschlaggebend sind, da es obstipierte Menschen gibt, die sich in ihren Lebensgewohnheiten in Bezug auf diese Parameter von Nicht-Obstipierten nicht unterscheiden (Müller-Lissner 2005).

So kann ein Grund für die chronische Obstipation ein verzögerter Transit durch den Darm sein, der auch durch vermehrte Ballaststoffzufuhr nicht zu verkürzen ist (**Kologene Obstipation**). Gründe hierfür können **endokrine, neurologische Erkrankungen** oder **Arzneimittel** sein.

Die folgende Auflistung zeigt eine Auswahl an Medikamenten, die Obstipation als sehr häufige Nebenwirkung aufweisen:

- Amitriptylin
- Citalopram
- Clozapin
- Colestyramin
- Dihydrocodein
- Granisetron
- Ketoprofen
- Nortriptylin
- Oxycodon
- Piroxicam
- Verapamil
- Al-, Ca-, Fe-Präparate

Auch **Stenosen, Tumore** oder **entzündliche Darmerkrankungen** kommen als Ursache in Frage. Meist aber liegen funktionelle Störungen vor, deren Ursache unklar ist (**Slow Transit Obstipation**). Durch die lange Verweilzeit im Darm kann dem Stuhl mehr Wasser entzogen werden und es entsteht harter Stuhl.

Da es aber Patienten mit normalem Transit und hartem Stuhl gibt, wird hierfür noch ein weiterer Mechanismus, der zu Absorptions-und Sekretionsstörungen führen könnte, diskutiert.

Außer einer verlängerten Kolontransitzeit können **anorektale Defäkationsstörungen** zu chronischer Obstipation führen (**Outlet Obstipation**). Ursache hierfür können pathologische Veränderungen bzw. Funktionsstörungen des **Beckenbodens** oder Rektums sein. Bei Analfissuren, Ekzemen und Hämorrhoiden kann eine wiederholte willentliche **Unterdrückung des Defäkationsreizes** wegen der Schmerzvermeidung zu einem Automatismus führen, sodass der »normale« physiologische Reiz zur Darmentleerung nicht mehr ausreicht, da die Sensibilität dafür verlorengegangen ist.

Ein innerer **Rektumprolaps** und **größere Rektozelen** (Aussackung der Mastdarmwand in Richtung Scheide) können den Druck der Bauchpresse bei der Darmentleerung ins Darminnere fehlleiten und so die Entleerung erschweren. Zurück bleibt die Empfindung des Stuhldrangs.

Eine **geschwächte Bauchpresse,** wie z.B. nach Bauchoperationen, kann eine weitere Ursache sein. Wird bei der Betätigung der Bauchpresse der äußere Sphinkter kontrahiert anstatt relaxiert, wird so der Defäkationsweg versperrt (**Anismus**).

2.2.3 Reizdarmsyndrom

Das **Reizdarmsyndrom** (RDS) wurde nach der Leitlinie der DGVS (Deutsche Gesellschaft für Verdauungs-und Stoffwechselkrankheiten) im Februar 2011 neu definiert (Layer 2011). Die Leitlinie löst in Deutschland die Rom-III-Kriterien ab.

> Die Krankheit des Reizdarmsyndroms liegt vor, wenn folgende 3 Punkte erfüllt sind:
> 1. Es bestehen chronische, d.h. länger als 3 Monate anhaltende Beschwerden (z.B. Bauchschmerzen, Blähungen), die von Patient und Arzt auf den Darm bezogen werden und in der Regel mit Stuhlgangveränderungen einhergehen.
> 2. Die Beschwerden sollen begründen, dass der Patient deswegen Hilfe sucht und/oder sich sorgt, dass die Lebensqualität hierdurch relevant beeinträchtigt wird.
> 3. Voraussetzung ist, dass keine für andere Krankheitsbilder charakteristischen Veränderungen vorliegen, welche wahrscheinlich für diese Symptome verantwortlich sind.

Aus der Definition geht hervor, dass die Diagnose RDS eine Ausschlussdiagnose ist und umfangreiche Untersuchungen von Arztseite erfordern.

Patienten können Störungen der **intestinalen Barriere, Motilität, Sekretion und/oder viszeralen Sensibilität** aufweisen (Statement Leitlinie). Die Kolontransitzeit kann verlängert (**RDS-Obstipation**) oder verkürzt (**RDS-Diarrhö**) sein. Zusätzlich kann über Blähungen (Meteorismus, Flatulenz) und Bauchschmerzen geklagt werden. Oft liegt eine Störung im Immungleichgewicht vor und es findet sich eine **Zunahme von Immunzellen** (Mastzellen, T-Lymphozyten) und **enterochromaffinen Zellen** (EC-Zellen). Immunmediatoren wie z.B. Histamin, Proteasen und Zytokine sind erhöht. Es finden sich Mastzellen in direkter Nachbarschaft zu Nervenfasern, was die erhöhte Schmerzempfindlichkeit von RDS-Patienten erklären könnte. Es werden eine ganze Anzahl weiterer möglicher Ursachen diskutiert, von enteralem Infekt, über verstärkte Innervation der Schleimhäute, veränderte Serotoninspiegel, über genetische Disposition, bis hin zu veränderter Darmflora und veränderter Darmmotilität.

Interessant ist, dass in Studien kein eindeutiger ursächlicher Zusammenhang zwischen dem Reizdarmsyndrom und Stress nachgewiesen wer-

> Die Erkrankung »Reizdarmsyndrom« ist kein Fall für die Selbstmedikation, da von Arztseite andere Krankheiten auszuschließen sind.

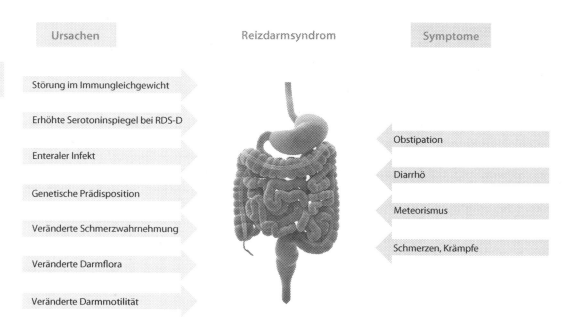

Abb. 2.10 Ursachen und Symptome des Reizdarmsyndroms

den konnte. Belegt ist eine Assoziation von RDS mit somatoformen und psychischen Störungen, wie z.B. Angst oder Depression (Abb. 2.10). Die Behandlung ist immer symptomorientiert.

2.2.4 Chronisch entzündliche Darmerkrankungen (CED)

Zu den chronisch entzündlichen Darmerkrankungen gehören der **Morbus Crohn** und die **Colitis ulcerosa**. Von 100.000 Personen erkranken jährlich 1 bis 6 neu an Morbus Crohn mit steigender Tendenz. Die Erkrankungsrate bei Colitis ulcerosa bleibt relativ konstant bei 2 bis10 von 100.000. Alle chronisch entzündlichen Darmerkrankungen sind **keine Fälle für die Selbstmedikation**.

Morbus Crohn

Bei **Morbus Crohn** können alle Darmabschnitte von Entzündungen betroffen sein und die Funktionstüchtigkeit des gesamten Magen-Darm-Traktes beeinträchtigen.

Bevorzugt werden das **terminale Ileum** und das **Kolon** befallen. Es kann zu **Abszessen** und **Fisteln** kommen. Während aktive Entzündungen behandelt werden können, sind Vernarbungen und dadurch bedingte **Verengungen des Darms** nicht reversibel und müssen teilweise operativ entfernt werden. Die Entzündungen können sogar den gesamten Körper betreffen. Die Beschwerden können sich langsam entwickeln und Zeiten mit vielfältigen Beschwerden wechseln sich ab mit Zeiten völliger Beschwerdefreiheit. Da die Ursache der Erkrankung nicht bekannt ist, ist auch eine Heilung nicht möglich.

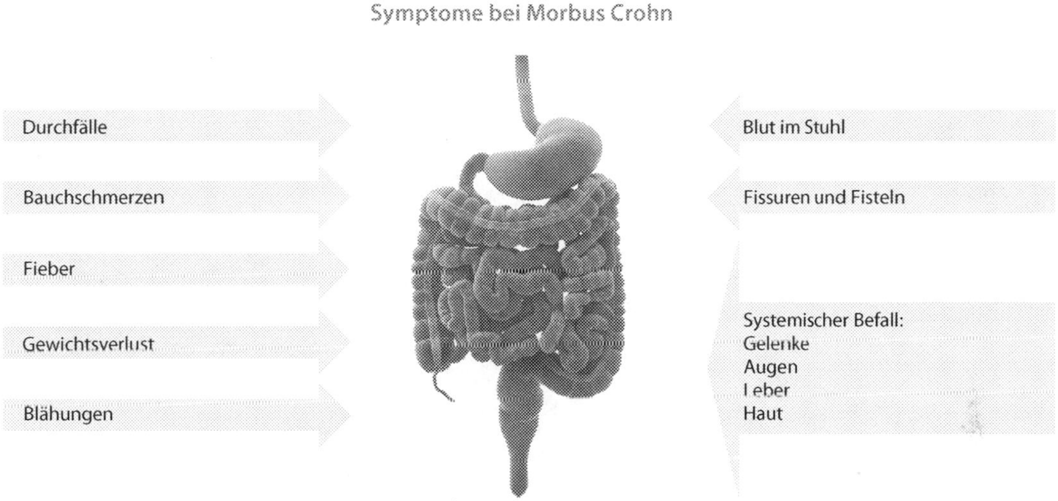

Symptome bei Morbus Crohn

Durchfälle

Bauchschmerzen

Fieber

Gewichtsverlust

Blähungen

Blut im Stuhl

Fissuren und Fisteln

Systemischer Befall:
Gelenke
Augen
Leber
Haut

◎ Abb. 2.11 Morbus-Crohn-Symptome nach DCCV e.V.

Zur Behandlung der Symptome stehen u.a. Kortikosteroide, Amino-salicylate, Immunsuppressiva und TNF-Antikörper zur Verfügung. Eine Zusammenstellung der Symptome ist in ◎ Abb. 2.11 zu sehen.

Colitis ulcerosa

Auch die Colitis ulcerosa zählt zu den chronischen entzündlichen Darm-erkrankungen.

Ein Rektumbefall ist bei Morbus Crohn eher selten.

Zur Entstehung trägt ein **gestörtes Immunsystem** bei. Das Darm-immunsystem toleriert bestimmte Eiweiße aus dem Körperinneren oder extern aus Bakterien oder der Nahrung nicht mehr und reagiert mit einer **antiallergischen Antwort**. Es wird eine Kaskade von Reaktionen eingelei-tet, die letztlich in der Entzündung des Darmgewebes endet. Die Diagnose wird durch eine Darmspiegelung und eine histologische Gewebeunter-suchung gesichert. Die Erkrankung beginnt oft schleichend. Der Patient klagt über **Durchfall** und **blutig-schleimigen Stuhlgang**.

Der akute Schub wird mit Kortikosteroiden und Aminosalicylaten be-handelt. Im chronisch akuten Verlauf werden auch Immunsuppressiva ge-geben. In den Remissionsphasen werden Aminosalicylate und Probiotika (Escherichia coli Stamm Nissle 1972) verordnet. Die typischen Symptome der Colitis ulcerosa sind in ◎ Abb. 2.12 aufgeführt.

Die Colitis ulcerosa befällt ausschließlich den Dickdarm und das Rektum.

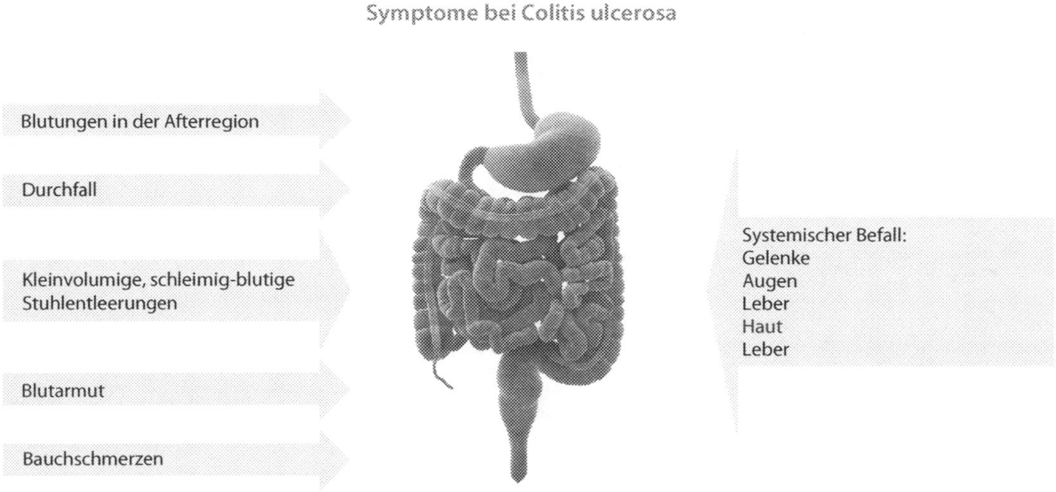

Symptome bei Colitis ulcerosa

Blutungen in der Afterregion

Durchfall

Kleinvolumige, schleimig-blutige
Stuhlentleerungen

Systemischer Befall:
Gelenke
Augen
Leber
Haut
Leber

Blutarmut

Bauchschmerzen

Abb. 2.12 Colitis-ulcerosa-Symptome nach DCCV e.V.

2.2.5 Meteorismus

Blähungen (Meteorismus, Blähbauch) sind Beschwerden, die die Betroffenen sehr quälen können. Es sind **Gasbildungen im Dickdarm**, die weder durch Rückresorption im Darm noch durch natürlichen Abgang durch Winde (Flatus) beseitigt werden können. Sie verursachen einen aufgeblähten Bauch, dehnen den Dickdarm und erzeugen dadurch krampfartige bzw. stechende Schmerzen und vermehrten rektalen Windeabgang (Flatulenz).

Vermehrte Gasansammlungen im Magen entstehen durch Luftschlucken (**Aerophagie**). Dies kann als Fehlverhalten beim Essen, aber auch als Symptom bei vegetativen Störungen geschehen. Bei Säuglingen ist es physiologisch. Der Körper entledigt sich der Luft durch Aufstoßen bzw. Blähungen.

Bei Meteorismus werden vermehrt Gase im Darm gebildet, bei Aerophagie sammeln sich Gase im Magen durch Luftschlucken.

Schon bei der normalen Verdauung der Nahrungsbestandteile im Dickdarm (wie z.B. Zellulose, Pektine) durch Bakterien entstehen Gase. Es sind hauptsächlich Wasserstoff, Methan, Kohlendioxid, Stickstoff und der überriechende Schwefelwasserstoff. Diese Gase werden zum Teil im Darm rückresorbiert und über die Lunge ausgeatmet, zum Teil als Winde beseitigt. Erst wenn Nahrungsbestandteile im Dickdarm ankommen, die normalerweise schon im Dünndarm verdaut werden, kommt es zur übermäßigen Gasbildung und den Beschwerden.

Es gibt Lebensmittel, die auf Grund ihrer Kohlenhydrate, die vom Dünndarm nicht verdaut werden können (Stachyose, Raffinose), auch bei normaler Verdauung zu Blähungen führen. Dazu gehören z.B. Hülsenfrüchte, Zwiebeln, Kohl, Rohkost, Süßstoffe und Lebensmittel mit hohem Ballaststoffanteil wie Weizenkleie, Vollkornprodukte.

Meteorismus ist keine Krankheit, sondern ein Symptom.

Die Ursachen können vielfältig sein. Hier ist an **Malabsorption von Nahrungsmitteln** zu denken, z.B. Laktose-, Fruktoseunverträglichkeit und

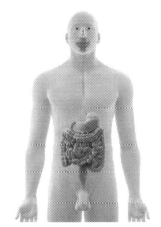

Abb. 2.13 Ursachen für Meteorismus

Nahrungsmittelallergien. Bei der **Sprue** oder **Zöliakie** bei Kindern ist letztlich Gluten die Ursache der Blähungen.

Ein **Mangel an Verdauungsenzyme**n aus Pankreas (Pankreaserkrankung) oder aus Leber und Galle kann dazu führen, dass Kohlenhydrate, Eiweiße oder Fette erst im Dickdarm von Bakterien unter verstärkter Gasentwicklung verstoffwechselt werden.

Blähungen sind auch Begleiterscheinungen beim Reizdarm. Geschwüre, Entzündungen, Tumore, Operationen im Darmbereich können durch Tonus- und Motilitätsstörungen oder durch Behinderung der Darmpassage ebenfalls zu Blähungen führen (**Abb. 2.13**). Und nicht zuletzt führen auch manche **Arzneimittel** als Nebenwirkung zu Blähungen. Erwähnt seien hier beispielhaft Acarbose, Laktulose oder Antibiotika.

2.2.6 Hämorrhoidalleiden

Bis zu 70% aller Erwachsenen haben im Laufe ihres Lebens unter **Hämorrhoiden** zu leiden. Nur wenige gehen damit zu einem Arzt. Viele versuchen sich durch Selbstmedikation zu helfen. In der Leitlinie der deutschen Gesellschaft für Koloproktologie (Leitlinie 081-007) ist die folgende Definition zu finden: »In der Bindegewebsschicht am Übergang vom Enddarm in den Analkanal liegt ein arteriovenöses ringförmiges schwammartiges Gefäßpolster (Corpus cavernosum recti bzw. Hämorrhoidalplexus). Dieser Schwellkörper ist ein wichtiger Bestandteil des Kontinenzorgans und verantwortlich für die Feinabdichtung des Afters. Erst bei einer Vergrößerung spricht man von Hämorrhoiden«.

Nur wenn Hämorrhoiden Beschwerden verursachen, spricht man von Hämorrhoidalleiden.

Dieses Gefäßpolster hat gemeinsam mit dem inneren und äußeren Schließmuskel am After die Aufgabe den Darm nach außen abzudichten. Es ist während der Kontinenzphase prall gefüllt, weil der Abfluss des Blutes

Patienten verwechseln oft harmlose **Analfalten** (Marisken) oder **Perianalthrombosen** (Blutgerinnsel in den Gefäßen des Afters) mit Hämorrhoiden.

durch den kontrahierten inneren Schließmuskel gedrosselt wird. Bei der Stuhlentleerung entspannt sich die Schließmuskulatur, Blut fließt aus dem Hämorrhoidalposter ab, der Analkanal wird freigegeben (Herold 2003). Fasern im Bindegewebe, die dieses Gefäßpolster an Ort und Stelle festhalten, verlieren mit zunehmendem Alter an Elastizität und lassen die Blutgefäßen nach unten in den Sphinkterbereich sinken. Von dort kann das Blut nicht mehr gut abfließen und es kommt zur Vergrößerung einzelner Gefäße, den Hämorrhoiden. Diese werden je nach Größe und Lage in vier Grade unterteilt (◘ Abb. 2.14).

Als **Ursachen von Hämorrhoiden** werden diskutiert (◘ Abb. 2.15):
- Starkes Pressen beim Stuhlgang (Obstipation, harter Stuhl)
- Diarrhö
- Bindegewebsschwäche,

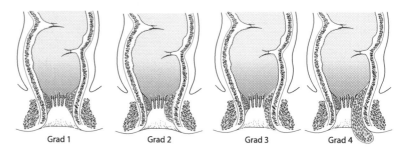

Grad 1   Grad 2   Grad 3   Grad 4

◘ **Abb. 2.14** Stadieneinteilung der Hämorrhoiden. **a** Grad 1. Hämorrhoiden sind nur proktoskopisch sichtbar. **b** Grad 2. Prolaps (Vorfall) bei der Defäkation, der sich spontan von selbst wieder zurückzieht. **c** Grad 3. Prolaps bei der Defäkation, der sich nicht spontan retrahiert. Er ist nur manuell reponibel. **d** Grad 4. Ständiger Prolaps, nicht reponibel

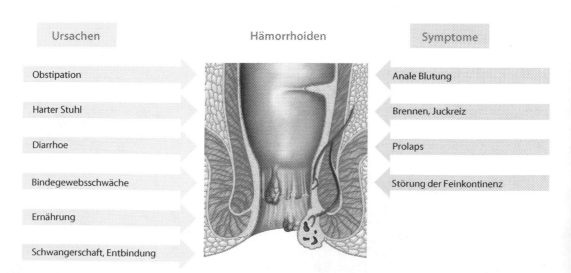

Ursachen	Hämorrhoiden	Symptome
Obstipation		Anale Blutung
Harter Stuhl		Brennen, Juckreiz
Diarrhoe		Prolaps
Bindegewebsschwäche		Störung der Feinkontinenz
Ernährung		
Schwangerschaft, Entbindung		

◘ **Abb. 2.15** Ursachen und Symptome von Hämorrhoiden. (Copyright Andrea Danti/Fotolia.com)

- Fehlerhafte Ernährung mit zu wenig Ballaststoffen
- Anorektale Funktionsstörungen
- Intraabdominale Drucksteigerung (z.B. Schwangerschaft, Entbindung)

Die Beschwerden bei Hämorrhoiden sind nicht sehr charakteristisch und können von vielen anderen proktologischen Erkrankungen hervorgerufen werden. Daher ist eine ärztliche Abklärung der Diagnose notwendig.

Häufigstes Symptom ist die **anale Blutung**, zu erkennen an hellrotem Blut auf dem Stuhl oder am Toilettenpapier. Als Komplikation kann sogar eine Anämie auftreten. Bei prolabierenden Hämorrhoiden ist die **Feinkontinenz** gestört (Joos AK 2010). Dies führt zu Irritationen der Analschleimhaut bis hin zu **Ekzemen**. Der Patient leidet daher unter Juckreiz, Brennen und Nässen. In der Selbstmedikation stehen Mittel zur symptomatischen Behandlung zur Verfügung.

2.3 Zusammenfassung

Einen Überblick über die Lokalisation des Schmerzes der unterschiedlichen Erkrankungen gibt zum Abschluss dieses Kapitels die Abbildung »Was tut wo weh?« (■ Abb. 2.16).

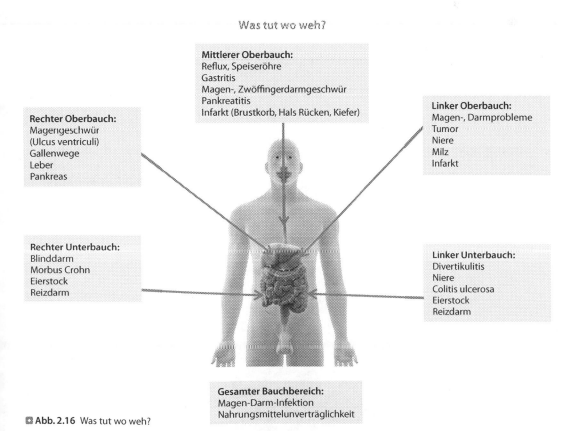

Was tut wo weh?

Mittlerer Oberbauch:
Reflux, Speiseröhre
Gastritis
Magen-, Zwöffingerdarmgeschwür
Pankreatitis
Infarkt (Brustkorb, Hals Rücken, Kiefer)

Rechter Oberbauch:
Magengeschwür
(Ulcus ventriculi)
Gallenwege
Leber
Pankreas

Linker Oberbauch:
Magen-, Darmprobleme
Tumor
Niere
Milz
Infarkt

Rechter Unterbauch:
Blinddarm
Morbus Crohn
Eierstock
Reizdarm

Linker Unterbauch:
Divertikulitis
Niere
Colitis ulcerosa
Eierstock
Reizdarm

Gesamter Bauchbereich:
Magen-Darm-Infektion
Nahrungsmittelunverträglichkeit

■ **Abb. 2.16** Was tut wo weh?

Arzneimittel in der Selbstmedikation

Im folgenden pharmazeutischen Teil werden die in der Selbstmedikation bei Magen-Darm-Beschwerden gängigen Arzneimittel besprochen.
In Steckbriefen wird wichtiges Wissen zu Dosierung, Neben- und Wechselwirkungen zusammengestellt. Auf die Darstellung seltener Neben- und
Wechselwirkungen wird wegen der Übersichtlichkeit und der geringen
Praxisrelevanz verzichtet, es sei denn, es handelt sich um gefährliche bzw.
gefährdende Wirkungen. Grundlage der Steckbriefe sind die jeweiligen
Fachinformationen der Arzneimittel, gültig in der Zeit zwischen Januar
und April 2011.

3.1 Arzneimittel bei säurebedingten Magenbeschwerden

Bei den säurebedingten Magenbeschwerden gibt es verschiedene Stra-
tegien. Die aggressive Salzsäure des Magens kann gebunden, neutralisiert oder die Produktion reduziert werden. Die Schutzmechanismen
der Schleimhaut können dadurch aktiviert bzw. verstärkt werden. Bei
Helicobacter-pylori-Infektionen sind verschreibungspflichtige Tripel- oder
auch Vierfachtherapien leitliniengerecht (Leitlinie 021-001 Helicobacter
pylori und gastroduodenale Ulkuskrankheit). Die Angriffspunkte der unterschiedlichen Medikamentengruppen (Antazida, H_2-Blocker, Protonenpumpenhemmer) sind in ▣ Abb. 3.1 gezeigt.

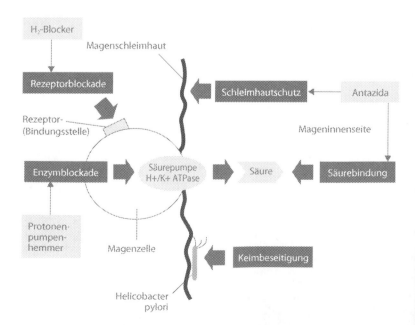

▣ **Abb. 3.1** Möglichkeiten die Salzsäure-Konzentration im Magen zu beeinflussen (Mit
freundlicher Genahmigung der Firma Hexal)

3.1.1 Antazida

Bei Magenbeschwerden kommen Patienten oft zur Selbstmedikation in die Apotheke. Hier ist vom pharmazeutischen Personal zunächst zu klären, ob ein Fall zur Eigenbehandlung vorliegt oder ein Arztverweis erfolgen muss.

Zur Selbstmedikation eignet sich **Sodbrennen**, besonders nach üppigen Mahlzeiten, und saures Aufstoßen, beides mögliche Zeichen einer **akuten Gastritis**. Wenn aber nach zweiwöchiger Selbstmedikation keine Besserung eintritt, sollte ein Arzt zur Diagnoseabklärung aufgesucht werden. Mögliche Erkrankungen, die keine Selbstmedikation erlauben, sind in ▶ Abschn. 4.1.3, K.o.-Kriterien für die Selbstmedikation, zu finden.

Zur schnellen Linderung von säurebedingten Beschwerden bieten sich zunächst die altbewährten Antazida an. Dies sind basische Aluminium-, Kalzium-, Natrium- oder Magnesiumverbindungen, die die Magensäure neutralisieren. Sie wirken schnell, aber nur relativ kurze Zeit. Ein Kriterium zur Bewertung der Fertigarzneimittel ist ihre Säureneutralisationskapaziät (SNK) (Braun 2010).

Die Säureneutralisationskapazität sollte pro Einzeldosis etwa 20-25 mVal betragen, d.h. pro Einzeldosis Antazidum sollten 20-25 mmol Salzsäure neutralisiert werden. Als Tagesdosis sollen 80-180 mval, bei Al-, Mg-Silikaten 200 mval (=mmol) Salzsäure neutralisiert werden.

◨ Tab. 3.1 gibt eine Übersicht über Antazida und ihre Inhaltsstoffe.

Viele Fertigarzneimittel werden als Kau-, Lutschtabletten oder Suspension in Beuteln angeboten. Kautabletten eignen sich weniger für **Gebissträger**, da die kleinen Partikel Druckstellen erzeugen können, wenn sie sich unter dem Gebiss festsetzen. Sollte Saccharose (Disaccharid aus Glukose

> Bei der Selbstmedikation von Magenbeschwerden ist die Überprüfung der Eigendiagnose des Patienten unabdingbar.

> Antazida eignen sich zur Behandlung der akuten Beschwerden und nicht zur Prophylaxe.

◨ **Tab. 3.1** Antazida

Verbindung	Fertigarzneimittel (Auswahl)
Al-Mg–Hydroxidkarbonathydrat (Hydrotalcid), Schichtgitterstruktur	Talcid, Ancid, Progastrit
Al-Mg-Hydroxidsulfathydrat (Magaldrat), Schichtgitterstruktur	Riopan, Gastripan, Marax, Simagel extra
Al-Oxid (Algeldrat), Mg-hydroxid	Maaloxan, Maalox
Al-Phosphat	Phosphalugel
Al-, Mg-Silikat	Gelusil, -Lac, Simagel, Megalac Almasilat
Na-Hydrogenkarbonat	Bullrich Salz, Kaisernatron
Ca-, Mg-karbonat	Rennie
Na-Alginat, Na/K-Hydrogenkarbonat, Ca-Karbonat	Gaviscon

Al Aluminium, *Mg* Magnesium, *Na* Natrium, *Ca* Kalzium

und Fruktose) zum Süßen verwendet werden, besteht die Gefahr von **Karies**. Bei den Suspensionen ist ein kritischer Blick auf die Konservierungsstoffe und das Allergisierungspotenzial zu werfen.

Von den Antazida, die in der Selbstmedikation eine wichtige Rolle spielen, wird stellvertretend für je einen Inhaltsstoff ein Fertigarzneimittel-Steckbrief basierend auf den Fachinformationen erstellt.

Hydrotalcid

In ◘ Tab. 3.2 wurden die wichtigsten Informationen für Talcid zusammengestellt.

Hydrotalcid neutralisiert die Magensäure und führt so für ca. 2 h zu einem optimalen pH-Bereich von 3-5. Auch in Dosierungen mit geringer Säureneutralisationskapazität haben Al/Mg-Antazida positive Wirkungen. Dies wird auf ein breiteres Wirkungsspektrum zurückgeführt. Durch die pH-Erhöhung wird die proteolytische, schleimhautschädigende Aktivität von Pepsin eingeschränkt. Zudem bindet die Aluminiumkomponente **Pepsin, Gallensäuren** und **Lysolecithin**. Hydrotalcid besitzt **mukosa- und zytoprotektive Eigenschaften**. Diskutiert werden eine Stimulation der Synthese von gastroprotektiven Prostaglandinen, eine bessere Durchblutung der Magenschleimhaut und Stimulierung von Schleimhaut-aufbauenden Faktoren. Durch die Adsorption von Gallensäuren wird die Darmpassagezeit verlängert, es kann daher zu Obstipation kommen. Dieser Effekt wird ausgeglichen durch die laxierende Wirkung der Magnesiumkomponente.

Hinweise an den Patienten
»Halten Sie bitte einen Abstand von 1-2 h zur Einnahme anderer Medikamente ein. Spülen Sie die Kautablette nicht mit säurehaltigen Getränken nach, bewahren Sie sie nicht über 25°C auf. Die Wirkung hält ca. 2 h an, bei Nüchterneinnahme nur ca. 40 min. Sie können bis zu maximal 6 Tabletten pro Tag einnehmen. Kauen Sie gut, sie schmecken angenehm nach Pfefferminz.«

◘ **Tab. 3.2** Steckbrief Talcid Kautabletten 1.000 mg

Inhaltsstoff	Hydrotalcid 1.000 mg, Hilfsstoffe u.a.: Pfefferminzaroma, Aspartam (Phenylalaninquelle). Cave: Phenylketonurie
Indikation	Sodbrennen, säurebedingte Magenbeschwerden, Ulcus ventriculi, Ulcus duodeni
Neutralisationskapazität	26 mval HCl pro Kautablette
Dosierung	Bei Bedarf mehrmals tägl. 1 Tablette. gut kauen, zwischen den Mahlzeiten und vor dem Schlafengehen, max. 6 Stück pro Tag
KI, Warnhinweise (Auswahl)	Kinder <12 J., eingeschränkte Nierenfunktion
Schwangerschaft, Stillzeit	Kurzfristige Anwendung, um Al-Belastung des Kindes zu vermeiden, Al-Verbindungen gehen in die Muttermilch über
WW (Auswahl)	Abstand von 1-2 h zur Einnahme anderer Medikamente einhalten – wegen verminderter Adsorption
NW (Auswahl)	Bei hoher Dosierung weiche Stühle, in Einzelfällen Diarrhö

Wirkungen von Al/Mg-Antazida

- Säureneutralisation
- Adsorption schleimhautschädigender Substanzen wie Gallensäuren, Lysolecithin, Pepsin
- Reduktion der Pepsinaktivität
- Einfluss auf die Bildung von EGF (»epithelial growth factor«), der die Geweberegeneration stimuliert
- Stimulation der Synthese von zytoprotektiven Prostaglandinen
- Steigerung der Schleimproduktion mit schützenden Bikarbonat
- Förderung der Angiogenese in ulzeriertem Gewebe (Ausbildung neuer Gefäße bei Wundheilung)

Der Hinweis, **zur Einnahme keine säurehaltigen Getränke** zu verwenden, will vor erhöhter Aluminiumabsorption schützen. Das Bundesinstitut für Risikobewertung (BfR 033/2007) sieht in einer Bewertung von Aluminium vom Jahre 2007 einen Zusammenhang zwischen einer erhöhten Aluminiumaufnahme – auch aus Arzneimitteln – und einer Alzheimer Erkrankung als wissenschaftlich nicht fundiert belegt an. Toxische Effekte des Aluminiums manifestieren sich bei Dialyse-Patienten in den Symptomen einer Dialyse-Enzephalopathie. Es gibt Hinweise, dass Aluminium die Blut-Hirn-Schranke passieren kann. Das Gemeinsame Expertengremium für Lebensmittelzusatzstoffe der Welternährungsorganisation (FAO) und der WHO (JECFA) hat 2006 den tolerierbaren wöchentlichen Aufnahmewert (PTWI) für Aluminium aus Lebensmitteln von 7 mg/kg Körpergewicht auf 1 mg/kg Körpergewicht reduziert. Das Komitee kam zu dem Schluss, dass Aluminium die Fortpflanzung und das sich entwickelnde Nervensystem bereits in niedrigen Dosen beeinträchtigen kann. Ein wichtiger Hinweis ist daher für **Schwangere,** auf eine nur **kurzfristige, möglichst niedrige Dosierung** zu achten, bzw. andere Alternativen zu ergreifen. Das BfR empfiehlt prophylaktisch einen besonnenen Umgang mit der Aufnahme von Aluminium. Da die Einnahme von Aluminium mit säurehaltigen Getränken die intestinale Absorption erhöht, soll sie vermieden werden. Ob diese Empfehlung im Rahmen einer kurzfristigen Selbstmedikation von Relevanz ist, ist noch nicht belegt.

Sowohl Magnesium (10%) als auch Aluminium (1%) werden nur zu geringem Anteil resorbiert und renal ausgeschieden. Es besteht bei längerer Anwendung bei Nierenfunktionsstörungen die Gefahr einer Hypermagnesiämie und einer Enzephalopathie durch Aluminiumeinlagerung (Mutschler 2005)

Klinisch relevante verminderte Konzentrationen (bis 90%) durch Antazida sind an Tetrazyklinen, Gyrasehemmern (Ciprofloxacin, Ofloxacin, Norfloxacin) und Cephalosporinen beobachtet worden. Geringere Beeinträchtigungen fanden sich bei vielen anderen Arzneimitteln (z.B. NSAR, ß-Blocker, Biphosphonate, Eisen, Levothyroxin, Digoxin), sodass ein 2-stündiger Abstand generell eingehalten werden soll.

Der Abstand von 2 h zur Einnahme anderer Arzneimittel soll die Verminderung deren Absorption verhindern.

Magaldrat

In den Arzneimitteln mit **Magaldrat** ist wie in den Hydrotalcidarzneimitteln eine Kombination von Aluminium- und Magnesiumverbindungen enthalten. Der Hauptunterschied liegt in den Anionen, hier sind es Sulfat und Hydroxid. Der Steckbrief liest sich daher sehr ähnlich (◻ Tab. 3.3). Magaldrat besitzt wie Hydrotalcid eine Schichtgitterstruktur. Sie halten den pH-Wert des Magensaftes im Bereich 3-5 und verhindern dadurch einen Säure-Rebound. In Schwangerschaft und Stillzeit sollte das Nutzen-Risiko-Verhältnis bei Antazida mit einer Aluminiumkomponente sorgfältig abgewogen werden. Hinsichtlich der Neben- und Wechselwirkungen gilt das bei Hydrotalcid gesagte und wird hier nicht mehr speziell wiederholt (PZ, OTC-Spezial 2011).

Hinweise an den Patienten
»Halten Sie einen Abstand von 1-2 h zur Einnahme anderer Medikamente ein, nehmen Sie sie nicht mit säurehaltigen Getränken wie z.B. Fruchtsäften ein. Die maximale Tagesmenge beträgt 8 Tabletten oder 4 Beutel. Sie schmecken gut nach Sahne-Karamell. Denken Sie daran die Tabletten gut zu kauen bzw. die Beutel gut durchzukneten.«

◻ **Tab. 3.3** Steckbrief Riopan Magen-Tabletten/Gel

Inhaltsstoff	Magaldrat, Tabletten 800 mg, Gelbeutel: 1.600 mg Hilfsstoffe Tabletten: Sorbitol Hilfsstoffe Beutel: Simethicon, Chlorhexidingluconat, Cyclamat Sahne-Karamell-Aroma
Indikation	Sodbrennen, säurebedingte Magenbeschwerden, symptomatische Behandlung von Magen- und Zwölffingerdarmgeschwüren.
Neutralisationskapazität	22,6 mval HCl (Tabl.), 45,2 mval (Gelbeutel)
Dosierung	Bei Bedarf mehrmals tägl. 1-2 Tabletten gut kauen, max. 8 Stück pro Tag, bzw. 1 Beutel, max. 4 pro Tag
KI, Warnhinweise (Auswahl)	Kinder <12 J., eingeschränkte Nierenfunktion, Dialysepatienten, Demenzerkrankungen
Schwangerschaft, Stillzeit	Keine hinreichenden Daten, Al-Anreicherung bei Neugeborenen in den Knochen, Risiko der Reproduktionstoxizität, Risiko der Neurotoxizität bei langer Anwendung, Nutzen-Risiko-Verhältnis sorgfältig abwägen; Aluminium geht in die Muttermilch über, wegen geringer Aufnahme wird kein Risiko angenommen
WW (Auswahl)	Abstand von 1-2 h zur Einnahme anderer Medikamente einhalten – wegen verminderter Adsorption
NW (Auswahl)	Bei hoher Dosierung weiche Stühle, sehr selten Diarrhö

Kombination Aluminiumoxid und Magnesiumhydroxid

Wichtiger Stellvertreter dieser Gruppe ist Maaloxan. Der Steckbrief ist sehr ähnlich den beiden vorhergehenden, der Unterschied liegt wieder in den Anionen (◻ Tab. 3.4). Hier liegt Aluminium als Oxid und Magnesium als Hydroxid vor. Die Neutralisationskapazitäten unterscheiden sich bei den 3 Vertretern der Al-, Mg-haltigen Antazida geringfügig.

▣ **Tab. 3.4** Steckbrief Maaloxan 25 mVal Kautablette/Suspension	
Inhaltsstoff	Aluminiumoxid 200 mg (230 mg in Suspension) Magnesiumhydroxid 400 mg, Hilfsstoffe u.a.: Minzaroma, Sorbitol, Saccharin, Saccharose (in den Tablette)
Indikation	Sodbrennen, säurebedingte Magenbeschwerden, Ulcus ventriculi, Ulcus duodeni
Neutralisationskapazität	25 mVal HCl pro Kautablette/Beutel
Dosierung	bei Bedarf mehrmals tägl. 1-2 Tabletten bzw. Beutel zwischen den Mahlzeiten und vor dem Schlafengehen, max. 6 Tabletten/Beutel pro Tag
KI, Warnhinweise (Auswahl)	Kinder <12 J., stark eingeschränkte Nierenfunktion, Fruktoseintoleranz (bei den Tabletten), Zucker in den Tabletten fördert Karies
Schwangerschaft, Stillzeit	Keine hinreichenden Daten, Al-Anreicherung bei Frühgeborenen in den Knochen, Risiko der Reproduktionstoxizität, nur kurzfristig anwenden; Aluminium geht in die Muttermilch über, wegen geringer Aufnahme wird kein Risiko angenommen
WW (Auswahl)	Abstand von 1-2 h zur Einnahme anderer Medikamente einhalten – wegen verminderter Adsorption
NW (Auswahl)	Bei hoher Dosierung weiche Stühle, in Einzelfällen Diarrhö

Hinweise an den Patienten
»Halten Sie einen Abstand von 1-2 h zur Einnahme anderer Medikamente ein. Nehmen Sie das Arzneimittel nicht mit säurehaltigen Getränken ein. Die Wirkung hält ca. 2 h an, bei Nüchterneinnahme nur ca. 40 min. Nehmen Sie nicht mehr als maximal 6 Stück pro Tag, die Tabletten sind gut zu kauen. Sie enthalten Zucker. Beachten Sie dies bitte, wenn Sie Diabetiker sind. Die Beutel sind zuckerfrei. Kneten Sie die Beutel vor Gebrauch gut durch. Sie schmecken angenehm nach Pfefferminz.«

Weitere Antazida

Vertreter von **Aluminium-Magnesium-Silikaten** sind Gelusil Lac-Kautabletten oder Simagel-Kautabletten. Da hinsichtlich der Nebenwirkungen, Wechselwirkungen und Hinweisen an den Patienten keine anderen Tatsachen gelten, als die schon erwähnten, wird hier auf Steckbriefe verzichtet.

Die Dosierung bei **Gelusil Lac-Kautabletten** beträgt als Einmaldosis 3 Stück, um die Neutralisationskapazität von 20 mVal HCl pro Gabe zu erreichen. Eine Kautablette hat eine Neutralisationskapazität von 7-9 mVal HCl. Sie enthält Saccharose (Sukrose = Disaccharid aus Glukose und Fruktose) und Milchpulver (Laktose). Hinweis auf Fruktose- und Laktoseintoleranz und Kariesgefahr sollte erfolgen. Bei Milcheiweißallergie oder Laktoseintoleranz auf die Suspension ausweichen.

10 ml **Gelusil liquid-Suspension** haben eine Neutralisationskapazität von 23 bis 28 mVal HCl. Hier reicht ein Beutel als Einmalgabe. Als Süßstoff ist Saccharin enthalten.

Bei Langzeittherapie wurden in Einzelfällen Silikatsteine in Niere oder Harnblase beobachtet.

Die Dosierung bei **Simagel-Kautabletten** beträgt max. 14 Kautabletten pro Tag, mehrmals täglich 1-2 Kautabletten. Bei der Einnahme nur einer Tablette wird die Neutralisationskapazität von 20 bis 25 mVal pro Dosis nicht erreicht (Braun 2010), sodass eine Einmaldosis 2 Tabletten umfassen sollte. Die Tabletten enthalten Saccharose (Sukrose). Hinweis auf Frukto-seintoleranz und Kariesgefahr sollte erfolgen.

Die Bedeutung von **Kalzium-, Magnesiumkarbonaten** als Antazida ist rückläufig. **Karbonate** reagieren mit der Magensäure unter CO_2-**Entwicklung**, allerdings in geringerem Ausmaß als Hydrogenkarbonate. Bei Niereninsuffizienz bzw. langer Einnahme hoher Dosen besteht das Risiko einer metabolischen Alkalose, Hypophosphatämie oder Hyperkalzämie. Letztere wird verstärkt durch Vitamin D und Diuretika vom Thiazid Typ (z.B. Hydrochlorothiazid), die die Kalziumausscheidung vermindern. Der 2-h-Abstand zur Einnahme anderer Medikamente ist einzuhalten.

Ein sehr bekannter Vertreter dieser Klasse sind Rennie-Kautabletten. Die Neutralisationskapazität pro Tablette beträgt ca. 15-16 mVal, die Dosierung: 3-mal täglich 1-2 Tabletten. Die Kautabletten enthalten Saccharose. Ein Hinweis auf Fruktoseintoleranz und Kariesgefahr sollte erfolgen. Ein Unterschied zu den Aluminium-haltigen Antazida besteht in der Möglichkeit der gefahrloseren Einnahme in Schwangerschaft und Stillzeit. Die Anwendung sollte aber möglichst kurzfristig wegen des möglichen Einflusses auf das fetale Skelett (s.u. Natriumalginat) erfolgen. Es findet kein Säurerebound statt (DAZ 1997)

Als **obsolet** wird **Natriumhydrogenkarbonat** angesehen. Auf Grund der CO_2-Entwicklung führt es zu Blähungen und Aufstoßen. Es hat einen ausgeprägten **Säure-Rebound** und kann zu Störungen im Ionenhaushalt führen.

Bei vielen Antazida besteht bei längerer Einnahme die Gefahr der **metabolischen Alkalose**. Hierunter ist der Anstieg des Blut-pH-Wertes über 7,44 zu verstehen. Der Körper versucht mit verstärkter renaler Hydrogenkarbonatausscheidung und Rückhalt von H^+-Ionen im Austausch mit K^+-Ionen (Hypokäliämie) gegen zu regulieren. Zudem wird die Atmung vermindert. Das Risiko einer metabolischen Alkalose sinkt in folgender Reihenfolge: Natriumhydrogenkarbonat, Kalziumkarbonat, Magnesiumoxid, Aluminiumhydroxid.

3.1.2 Natriumalginat

Ein ganz anderes Wirkprinzip wie bei den klassischen Antazida findet sich bei **Alginat-haltigen Arzneimitteln** (Gaviscon). Das aus der Braunalge Laminaria Hyperborea gewonnene Polysaccharid bildet unter Reaktion mit der Magensäure einen zähen **Alginsäure-Gelschaum**. Dieser hat einen fast neutralen pH-Wert. Der Schaum schwimmt auf dem Mageninhalt und verhindert so den Reflux von Salzsäure, Pepsin und Gallensäuren. Es handelt sich um einen physikalischen Wirkansatz. Natriumalginat wird unverstoffwechselt ausgeschieden.

Die Kautabletten oder Beutel eignen sich auch zur Empfehlung während der **Schwangerschaft** und **Stillzeit**. Die Einnahme in der Schwangerschaft sollte jedoch nur kurze Zeit betragen, da es aus tierexperimentellen Untersuchungen begrenzte Hinweise gibt, die auf eine Verzögerung der Kalzifikation des fetalen Skelettes oder Knochenanomalien unter Kal-

Viele Antazida-Kautabletten enthalten Zucker und können bei regelmäßiger Einnahme die Bildung von Karies fördern.

◘ Tab. 3.5 Steckbrief Gaviscon Advance Pfefferminz Beutel	
Inhaltsstoff	1.000 mg Natriumalginat pro Beutel (10 ml) 200 mg Kaliumhydrogenkarbonat Kalziumkarbonat, Menthol, Aspartam, Parabene
Indikation	Symptome des gastroösophagealen Refluxes, Verdau- ungsstörungen nach den Mahlzeiten, während der Schwangerschaft, Symptome bei Refluxösophagitis
Dosierung	Erwachsene , Kinder >12 J.: 1-2 Messlöffel (5 ml) nach den Mahlzeiten und vor dem Schlafengehen Kinder <12 J.: nur auf ärztliches Anraten
KI, Warnhinweise (Aus- wahl)	Überempfindlichkeit gegen Wirkstoffe, enthält Natrium, Kalium, Kalzium (106 mg/78 mg/80 mg pro Beutel) Vorsicht bei Herzinsuffizienz, eingeschränkte Nie- renfunktion, Arzneimittel, die Kaliumplasmaspiegel erhöhen
Schwangerschaft, Stillzeit	Keine Hinweise auf wesentliche unerwünschte Effekte
WW (Auswahl)	Keine bekannt
NW (Auswahl)	Nur sehr seltene NW (Allergische Reaktionen)

Hinweise an den Patienten
»Nach den Mahlzeiten und vor dem Schlafengehen können Sie ½ bis 1 Beutel einnehmen. Das Medikament bildet einen schützenden neutralen Schaum auf dem Mageninhalt und verhindert so, dass die Magensäure in die Speiseröhre gelangt. Es schmeckt frisch nach Pfefferminz und wirkt in Minuten.«

ziumkarbonat hinweisen. Dies gilt natürlich für alle Kalzium-haltigen Antazida.

Auf Grund des anderen Wirkprinzips ist die Neutralisationskapazität hier kein Beurteilungskriterium. Der Kaliumgehalt könnte die Empfehlung bei Patienten, die Kalium-sparende Diuretika oder ACE-Hemmer einnehmen, mit einem Fragezeichen versehen (◘ Tab. 3.5).

3.1.3 H$_2$-Blocker

Neben Acetylcholin und Gastrin ist Histamin die dritte Substanz, die die Belegzelle zur Säureproduktion aktiviert. Histamin wird durch Erregung des Nervus vagus aus Mastzellen und ECL-Zellen freigesetzt. Auch Gastrin aus der G-Zelle des Magens beeinflusst die Histaminfreisetzung. Histamin dockt am H$_2$-Rezeptor der Belegzelle an und stimuliert die Freisetzung von Säure. **H$_2$-Blocker** (H$_2$-Antihistaminika, H$_2$-Rezeptorantagonisten) hemmen kompetitiv den Histamin-Rezeptor und unterbinden dadurch diesen Weg der Säurefreisetzung. Nicht beeinflusst werden die Säurefreisetzung durch Acetylcholin und die Menge Gastrin, die über die Blutbahn an die Belegzelle kommt (◘ Abb. 3.1).

Vertreter der meist verschreibungspflichtigen H$_2$-Blocker sind:

- Cimetidin (Generika)
- Famotidin (Pepdul, Generika)
- Ranitidin (Sostril, Zantic, Generika)

Hinweise an den Patienten
»Nehmen Sie die Tabletten unzerkaut mit einem Glas Wasser ein, unabhängig vom Essen. Oft reicht eine Tablette. Sie wirkt bis zu 12 h. Wenn nach zweiwöchiger Einnahme keine Besserung eingetreten ist, gehen Sie bitte zu einem Arzt, um die Ursache abklären zu lassen. Halten Sie einen Abstand von 2 h zu anderen Säureblockern ein. Die Tabletten enthalten Laktose.«

▨ Tab. 3.6 Steckbrief Ranitic 75 mg akut

Inhaltsstoff	Ranitidin 75 mg, enthält Laktose
Indikation	Sodbrennen, auch nachts
Dosierung	Erwachsene und Jugendliche >16 J.: tagsüber oder nachts je eine Tablette, max. 4 Tabletten in 24 h, unabhängig von einer Mahlzeit, nicht länger als 2 Wochen
KI, Warnhinweise (Auswahl)	schwere Nieren-, Leberfunktionsstörung Cave: Maskierung Magenkarzinom oder Magen-, Zwölffingerdarmgeschwür
Schwangerschaft, Stillzeit	Ranitidin überschreitet die Plazenta, scheint keine NW auf den Fetus zu haben, geht in Muttermilch über, nicht empfohlen für Stillende
WW (Auswahl)	Resorption↓ bei gleichzeitiger Sucralfat-, Antazidaeinnahme, Abstand von 2 h einhalten, Verminderung der Resorption von Ketoconazol und Arzneimitteln, deren Resorption pH-abhängig ist Verstärkung der Wirkung von Midazolam, Triazolam
NW (Auswahl)	Keine häufigen oder sehr häufigen NW, gelegentlich: Kopfschmerzen, Müdigkeit, Schwindel, Diarrhö, Obstipation, Übelkeit

Ranitidin

Ranitidin, mit 75 mg je Darreichungsform, ist für die Kurzzeitanwendung in der Selbstmedikation verfügbar (▨ Tab. 3.6). Famotidin, mit 10 mg je Darreichungsform, ist als Monopräparat nicht mehr auf dem Markt. Es existiert als Kombinationspräparat (Pepciddual) mit schnell wirksamen Antazida (Magnesiumhydroxid, Kalziumkarbonat).

Die **Wirkung der H$_2$-Blocker** ist systemisch d.h. nach Einnahme müssen sie im Dünndarm resorbiert werden. Die Wirkung tritt nach ca. 30-60 min ein, also deutlich später als bei den Antazida. Dafür hält sie ca. 6-10 h an. Die H$_2$-Blocker eignen sich daher für Patienten, die unter nächtlichem Sodbrennen leiden.

Generell ist die Wertigkeit der H$_2$-Blocker in der Selbstmedikation rückläufig, seitdem es apothekenpflichtige Protonenpumpenhemmer (PPI) gibt.

3.1.4 Protonenpumpeninhibitoren (PPI)

Die **Protonenpumpenhemmer** (Benzimidazolderivate) wirken systemisch, d.h. sie kommen erst nach Absorption im Dünndarm und Verteilung im Körper am Wirkort, der Belegzelle, im Magen, an.

Der entscheidende Schritt zur Salzsäurebildung im Magen ist der Austausch von Kaliumionen (K$^+$) aus dem Magenlumen gegen Protonen (H$^+$)

aus der Belegzelle durch das Enzym H^+/K^+-ATPase (= **Protonenpumpe**) in das Magenlumen. Die Protonenpumpenhemmer hemmen diese Pumpe irreversibel, d.h. der Austausch H^+/K^+ kann erst wieder nach Neubildung des Enzyms einsetzen (◻ Abb. 3.1). Das erklärt, wieso trotz kurzer Halbwertszeit der einzelnen Substanzen (ca. 1 h) im Plasma die Wirkung über 24 h anhält. Die Wirkung tritt innerhalb des ersten Tages der Einnahme ein.

Protonenpumpenhemmer sind Prodrugs. Erst im sauren Milieu der Belegzelle werden sie in die aktiven Formen (Sulfenamide) umgewandelt. Damit dies nicht schon im Magensaft geschieht, sondern erst nach Absorption und Transport an die Wirkungsstelle, brauchen die PPIs einen magensaftresistenten Überzug.

Vertreter der meist **verschreibungspflichtigen Protonenpumpenhemmer** sind

- Omeprazol (Antra, Generika)
- Pantoprozol (Pantozol, Generika)
- Lansoprazol (Agopton, Generika)
- Esomeprazol (Nexium, Generika)
- Rabeprazol (Pariet)

Omeprazol 20 mg und Pantoprazol 20 mg sind seit 2009 für die kurzfristige Anwendung (2 Wochen) in der Selbstmedikation (Sodbrennen, saures Aufstoßen) zugelassen. Sollten sich danach die Beschwerden nicht gebessert haben, ist ein Arztbesuch anzuraten.

Omeprazol, Pantoprazol

Omeprazol wird durch das **Cytochromsystem P-450** metabolisiert und inhibiert das **CYP 2C19 Enzym**.

Pantoprazol hat eine **geringere Affinität** zu stoffwechselrelevanten **Cytochrom-Enzymen**. Dadurch sind bei Omeprazol mehr Wechselwirkungen denkbar, viele scheinen aber keine klinische Relevanz zu haben (◻ Tab. 3.7).

Beispielhaft sei hier auf die Kombination Clopidogrel und PPI eingegangen. Verschiedene Studien (TRITON-TIMI 38 und CONGENT) fanden keine Anhaltspunkte für kardiovaskuläre Wechselwirkungen, die sich negativ auswirkten (Bhatt 2010). Die Deutsche Gesellschaft für Verdauungs- und Stoffwechselkrankheiten (DGVS) und die Deutsche Gesellschaft für Koloproktologie (DGK) haben ein gemeinsames **Positionspapier** zur Interaktion von PPI und Thrombozytenfunktionshemmern verfasst mit folgenden Empfehlungen: Bei Patienten mit hohem kardiovaskulären Risiko, die mit Clopidogrel und ASS behandelt werden, ist der Einsatz von PPI dann obligat, wenn auch ein **sehr hohes gastrointestinales Risiko** besteht. Er ist sinnvoll bei Patienten mit **hohem gastrointestinalem Risiko**. Anstatt Omeprazol sollte man aber andere PPI mit geringerem Interaktionsrisiko, wie z.B. Pantoprazol, einsetzen und eventuell einen zeitlich versetzten Einnahmezeitpunkt für den PPI und Clopidogrel festlegen (Bischoff 2010).

Bezüglich der Einnahme im ersten Trimenon der **Schwangerschaft** kommt eine dänische Studie nach Untersuchungen der Datenlage an über

Hinweise an den Patienten
»Es genügt, wenn Sie eine Kapsel pro Tag, ½ h vor dem Essen – möglichst immer zur gleichen Zeit – einnehmen. Kauen Sie die Kapsel nicht. Wenn nach 14 Tagen keine Besserung eintritt, suchen Sie bitte einen Arzt auf. Noch einige Zusatzinformationen für Sie: Die Kapseln enthalten Fruktose und Laktose. Nehmen Sie kein Johanniskraut parallel ein, es vermindert die Wirkung. Die Kapseln halten nach Anbruch 3 Monate, verschließen Sie den Behälter immer gut und lagern Sie die Kapseln nicht über 25°C. Wenn Sie Schwierigkeiten mit dem Schlucken haben, so können Sie die Kapseln öffnen und den Inhalt in Wasser einrühren. Zerbeißen Sie die kleinen Kügelchen nicht, sondern schlucken Sie ganz hinunter.«

◘ Tab. 3.7 Steckbrief Omep akut 20 mg Kapseln

Inhaltsstoff	Omeprazol 20 mg, Saccharose, Laktose
Indikation	Sodbrennen, saure Aufstoßen
Dosierung	1-mal täglich eine Kapsel, nüchtern, ½ h vor einer Mahlzeit, unzerkaut, möglichst immer zur gleichen Zeit, max. Tagesmenge: 1 Kapsel längstens 14 Tage. Die Kapseln können geöffnet und die Pellets in Wasser eingerührt werden. Pellets nicht zerbeißen!
KI, Warnhinweise (Auswahl)	KI: Atazanavir. Jugendliche <18 J nur mit Arztanweisung, schwere Leberfunktionseinschränkung, Fruktose-, Galactose-, Laktoseintoleranz
Schwangerschaft, Stillzeit	Begrenzte Datenlage, daher sorgfältige Nutzen-Risiko-Abwägung, bisher keine Hinweise auf Fehlbildungen; geht in die Muttermilch über (ca.6%)
WW (Auswahl)	Resorption Ketoconazol, Itraconazol↓: Nicht kombinieren. Johanniskraut: Nicht kombinieren, da Omeprazolspiegel↓. Resorption Digoxin↑(10%), Clarithromycin↑. Orale Antikoagulanzien: Prothrombinzeit enger überwachen
NW (Auswahl)	Häufig: Müdigkeit, Schwindel, Kopfschmerzen, Diarrhö, Verstopfung, Flatulenz, Übelkeit, Erbrechen

5.000 Kindern zu dem Schluss: Es bestand kein signifikant erhöhtes Risiko einen schweren Geburtsfehler zu erleiden, wenn die Mutter im ersten Trimenon der Schwangerschaft PPI eingenommen hatte (Pasternak u. Hviid 2010).

Bei Patienten, die **Protonenpumpenhemmer** länger als 14 Tage einnehmen, ist es wichtig zu wissen, dass dadurch der Gastrinspiegel erhöht wird, der wiederum zu einer vermehrten Säureproduktion anregt. Das bedeutet, dass es nach Absetzen des Medikamentes zu einer überschießenden Säuresekretion (**Rebound Effekt**) kommen kann (Ramsauer 2010).

Es besteht eine erhöhte Gefahr der **Besiedelung mit Bakterien**, da diese nicht mehr durch die Magensäure bzw. den niedrigen pH-Wert beseitigt werden. Eine längere Einnahme vermindert die **Vitamin B$_{12}$-Absorption**. Hier kann eine Supplementierung (z.B. 50 µg Vitamin B$_{12}$/Tag) in Kombination mit Vitamin B$_6$ und Folsäure, gerade bei älteren Patienten, sinnvoll sein (Gröber 2008).

Da PPI den pH-Wert des Magens bei längerer Einnahme dauerhaft senken, ist die **Resorption von Kalziumkarbonat**, das nur im sauren Bereich gelöst werden kann, reduziert. Hier wird bei nötiger Kalziumsubstitution das Ausweichen auf Kalziumzitrat empfohlen (Frey u. Wollenberg 2010).

◘ Tab. 3.8 zeigt eine Gegenüberstellung von Antazida, H$_2$-Blocker und Protonenpumpenhemmer

◘ **Tab. 3.8** Vergleich Antazida – H₂-Blocker – PPI

	Antazida	H₂-Blocker	PPI
Wirkung	Lokal, kurzfristig	Systemisch, bis zu 12 h	Systemisch, bis zu 24 h
Mechanismus	Säurebindung, Säure-neutralisation	Reversible Histamin-H₂-Rezeptorblockade	Irreversible Enzymhemmung, K⁺/H⁺-ATPase
Einnahme	Mehrmals täglich	2- bis 4-mal täglich	1-mal täglich
Eintritt der Wirkung	Nach Minuten	Nach ca. 30 min	Am 1. Tag der Einnahme
Säurebedingte Beschwerden	Gelegentlich, leicht Bedarfstherapie	Auch bei nächtlichen Beschwerden	Häufigere, stärkere Beschwerden
WW (Auswahl)	Komplexbildung mit anderen AM	Veränderte Resorption von AM ↓↑	Veränderte Resorption und Elimi-nation von AM ↑↓
NW (Auswahl)	Je nach Antazidum: Weiche Stühle, Säure-Rebound, Blähungen, Obstipation	Gelegentlich: Kopfschmer-zen, Müdigkeit, Schwindel, Diarrhö, Obstipation, Übelkeit	Häufig: Müdigkeit, Schwindel, Kopfschmerzen, Diarrhö, Ver-stopfung, Flatulenz, Übelkeit, Erbrechen

3.2 Phytopharmaka für den Magen

3.2.1 Entzündungshemmende, Heilung fördernde Drogen

Von der breiten Palette der **Phytopharmaka**, die für Beschwerden im Magen-Darm-Trakt zur Verfügung stehen, werden in ◘ Tab. 3.9 diejenigen aufgelistet, die zur unterstützenden Behandlung **säurebedingter Beschwerden** verwendet werden können. Sie haben nicht das Potenzial der chemischen Arzneimittel, viele Betroffene möchten jedoch auf natürlichem Weg, z.B. mit Tees, die Behandlung unterstützen.

Es gibt Drogen mit positiver Monografie der Kommission E, die entzündungshemmend wirken und die Abheilung der gereizten oder entzündeten Magenschleimhaut fördern, wie z.B. Kamille oder Süßholzwurzel. Andere bedecken die Magenschleimhaut mit einem schützenden Film wie Leinsamenschleim.

Leinsamen und Kamille können zu einer **Rollkur** verwendet werden. Dabei wird der Schleim bzw. der Tee morgens nüchtern getrunken und alle Seiten des Magens damit benetzt, indem der Patient jeweils 2-5 min auf Rücken, linker Seite, rechter Seite und zum Abschluss 2-5 min auf dem Bauch liegt. Die Kur wird 14 Tage lang jeden Morgen und Abend durchgeführt.

Ein Fertigarzneimittel, das als Indikationen sowohl funktionelle als auch motilitätsbedingte Magen-Darm-Erkrankungen besitzt und sich zur unterstützenden Behandlung einer Gastritis eignet, ist Iberogast (◘ Tab. 3.10). Es enthält neben Iberis amara Wirkstoffe von 8 weiteren Pflanzen und hat eine prokinetische, spasmolytische Wirkung. Iberogast erhöht schleim-

◻ **Tab. 3.9** Pflanzliche Stoffe bei säurebedingten Magenbeschwerden

Droge	Wirkung	Indikation	Cave	Mittlere Tagesdosis
Kamillenblüten Matricariae flos	Antiphlogistisch, spasmolytisch, antibakteriell, wundheilungsfördernd	Gastrointestinale Spasmen Entzündliche Erkrankungen im GI-Trakt	Allergie gegen Korbblütler	9-12 g
Leinsamen Lini semen	Schleimhautschützend	Gastritis, Enteritis (als Schleim)	Ileus Resorption von AM↓	2-3 Esslöffel Schrot für Schleim
Süßholzwurzel Liquiritiae radix	Förderung der Abheilung von Ulzera, spasmolytisch	Ulcus ventriculi, duodeni	Nicht länger als 4-6 Wochen ohne ärztlichen Rat Hypokaliämie Hypertonie Cholestatische Lebererkrankung Schwangere	5-15 g Droge

Hinweise an den Patienten
»Hier haben Sie ein pflanzliches Arzneimittel mit breiter Wirkung und positivem Einfluss auf viele Magen-Darm-Beschwerden. Nehmen Sie 3-mal täglich 20 Tropfen vor oder zum Essen, schütteln Sie die Flasche vor Gebrauch. Ausflockungen beeinträchtigen nicht die Wirkung, nach Anbruch sind die Tropfen 8 Wochen haltbar. Sie enthalten 31 Vol% Alkohol.«

◻ **Tab. 3.10** Steckbrief Iberogast Tropfen

Inhaltsstoff	Alkohol. Auszüge aus Bittere Schleifenblume, Angelikawurzel, Kamille, Kümmel, Mariendistel, Melisse, Pfefferminz, Schöllkraut, Süßholz Enthält 31 Vol% Alkohol
Indikation	Reizmagen-, Reizdarmsyndrom, unterstützende Behandlung der Beschwerden bei Gastritis
Dosierung	3-mal täglich vor oder zu den Mahlzeiten 20 Tropfen (ab 13 J.)
KI, Warnhinweise (Auswahl)	Nicht bei Kindern <3 J., keine Erfahrungen Kinder <6 J. mit Bauchschmerzen besser zum Arzt
Schwangerschaft, Stillzeit	Keine Hinweise auf Bedenken hinsichtlich der Anwendung Vorsichtshalber nur nach Rücksprache mit Arzt
WW (Auswahl)	Keine bekannt
NW (Auswahl)	Sehr selten

hautprotektive, reduziert schleimhautschädigende Faktoren und hemmt die Säureproduktion der Belegzellen. Zudem hat es im Sinne einer Multi-Target-Wirkung carminative, antioxidative und antibakterielle Wirkungen.

3.2.2 Ätherische Öldrogen

Die Behandlung der **funktionellen Dyspepsie (FD)**, auch Reizmagen, nervöser Magen genannt, geschieht symptomatisch. Als Symptome funktioneller Magenbeschwerden können Schmerzen, Druck-, Völlegefühl, Übelkeit, Aufstoßen, Sodbrennen auftreten. Oft sind mehrere Symptome gleichzeitig vorhanden oder sie wechseln. Es können Arzneimittel empfohlen werden, die die Beschwerden lindern bzw. akut beseitigen, die Ursache wird nicht behoben.

Wenn die Diagnose von ärztlicher Seite abgeklärt ist, kann der Patient verschiedene Optionen testen, welche Arzneimittel ihm persönlich am besten helfen.

Bei Sodbrennen könnten dies Antazida sein. Es kommen weiter motilitätssteigernde, verdauungsanregende, spasmolytische Arzneimittel in Frage. Für die Selbstmedikation stehen einige Phytopharmaka zur Verfügung. Weitere Optionen sind Homöopathika. Bei ärztlich gestellter Diagnose ist zu berücksichtigen, dass H_2-Blocker und PPI keine Zulassung zur Behandlung der FD besitzen. **Vorsicht vor »off label use«**.

Eine breite Palette von **Phytopharmaka** zeigt **blähungstreibende (carminative)** und **krampflösende (spasmolytische) Eigenschaften**. Sie enthalten hauptsächlich ätherische Öle (z.B. Anis, Fenchel, Kümmel, Melisse, Pfefferminz). ◪ Tab. 3.11 listet Drogen auf, die unterstützend bei Schmerzen durch Blähungen und Krämpfen im gesamten Magen-Darm-Trakt verwendet werden können (positive Monographien der Kommission E).

> Teezubereitungen aus Drogen mit ätherischen Ölen sollten direkt nach der Zubereitung getrunken werden.

Als Fertigarzneimittel seien hier folgende genannt:
- Enteroplant (Pfefferminzöl, Kümmelöl)
- Pascoventral (Fluidextrakt aus Pfefferminzblättern, Kamillenblüten und Kümmelfrüchten)
- Medacalm (Pfefferminzöl, magensaftresistent)
- Gastrovegetalin (Melissenblätterextrakt)
- Carminativum Hetterich (Mehrfachkombination)

◪ Tab. 3.11 Ätherische Öldrogen

Droge	Indikation	Wirkung	Cave!	Tagesdosis Droge
Anis Anisi fructus	Dyspept. Beschwerden	Schwach spasmolytisch, antibakteriell	Allergie gegen Anis, Anethol	3 g
Fenchel Foeniculi fructus	Dyspept. Beschwerden	Förderung Magen-Darm-Motilität, spasmolytisch	Schwangerschaft Nicht über mehrere Wochen einnehmen	5-7 g
Kümmel Carvi fructus	Dyspept. Beschwerden	Spasmolytisch, antimikrobiell	Keine bekannt	1,5-6 g
Melisse Melissae folium	Funktionelle Magen-, Darmbeschwerden	Beruhigend, carminativ	Keine bekannt	Mehrmals täglich 1,5-4,5 g
Pfefferminze Menthae piperitae folium	Krampfartige Beschwerden im Magen-Darm-Bereich sowie der Gallenblase und -wege	Spasmolytisch, choleretisch, carminativ	Gallensteine Entzündliche Gallenerkrankungen Soll den Tonus des Ösophagussphinkters herabsetzen	3-6 g
Scharfgabe Millefolii herba	Krampfartige Beschwerden Magen-Darmtrakt, Appetitlosigkeit	Choleretisch, spasmolytisch, antibakteriell	Allergie gegen Korbblütler	4,5 g

3.2.3 Bitterstoffdrogen

Bitterstoffhaltige Amara können bei Beschwerden wie Appetitlosigkeit, Völlegefühl, Oberbauchbeschwerden, Blähungen oder Übelkeit, typischen Beschwerden der funktionellen Dyspepsie unterstützend helfen.

Diese Phytotherapeutika steigern die Sekretion von Verdauungssäften, wie z.B. Speichel und Magensaft, und wirken dadurch appetitanregend. Sie sind daher nicht geeignet bei säurebedingten Beschwerden wie Sodbrennen. Es steht eine Reihe von Bitterstoffdrogen zur Verfügung (◘ Tab. 3.12). Wichtig ist die Einnahme vor den Mahlzeiten.

Als **Fertigarzneimittel** seien hier Abdomilon, Gastritol, Carvomin (Mehrfachkombinationen) genannt.

◘ Tab. 3.12 Bitterstoffdrogen

Droge	Name	Indikation	KI oder NW	Tagesdosis Droge
Absinthii herba	Wermut-kraut	Appetitlosigkeit Dyspeptische Beschwerden Dyskinesien der Gallenwege	Nicht in Schwangerschaft	2-3 g
Angelica radix	Angelika-wurzel	Appetitlosigkeit Dyspeptische Beschwerden	Photosensibilisierung	4,5 g
Centaurii herba	Tausengül-denkraut	Appetitlosigkeit Dyspeptische Beschwerden	Keine bekannt	6 g
Cnici benedicti herba	Benedikten-kraut	Appetitlosigkeit Dyspeptische Beschwerden	Allergie gegen Korbblütler	4-6 g
Gentianae radix	Enzianwurzel	Appetitlosigkeit, Völlegefühl, Blähungen	Magen-, Zwölffingerdarm-geschwüre	2-4 g
Menyanthes folium	Bitterklee-blätter	Appetitlosigkeit Dyspeptische Beschwerden	Keine bekannt	1,5-3 g
Taraxaci herba	Löwenzahn-kraut	Appetitlosigkeit Dyspeptische Beschwerden	Verschluss der Gallenwege, Gallensteinleiden, Ileus	12-30 g

3.2.4 Drogen mit psychovegetativer Wirkung

Da bei der Diagnose **Reizmagen** die psychische Komponente eine Rolle spielt, können helfend Phytopharmaka empfohlen werden, die eine beruhigende, anxiolytische Wirkung haben. Hier ist an die bewährten Kombinationen von Hopfen, Baldrian und Passionsblume zu denken. Wenn die Patientenbefragung Hinweise auf Angst oder depressive Verstimmung als Mitverursacher des Reizmagens gibt, kann auch Johanniskraut eine unterstützende Maßnahme sein.

Das Herbal Medicinal Product Committee (HMPC), das auf Europäischer Ebene die ausschließliche Kompetenz zur eigenverantwortlichen Beurteilung der Zulassung pflanzlicher Arzneimittel hat, hat Johanniskraut neben der anerkannten medizinischen Anwendung als traditionelles pflanzliches Arzneimittel (§ 39a AMG) eingestuft. Basierend auf langer Erfahrung kann **Johanniskraut** innerlich zur Linderung vorübergehender mentaler Erschöpfungszustände und zur symptomatischen Behandlung leichter Magen-Darm-Beschwerden eingesetzt werden.

Bei **Johanniskraut** sind **Wechselwirkungen** zu beachten. Johanniskraut erhöht die Aktivität verschiedener Subtypen des Enzyms Cytochrom P450, wodurch es zu Wechselwirkungen mit Arzneimitteln kommen kann, die von diesem Enzym metabolisiert werden mit der Folge deren Wirkungsabschwächung. Dies betrifft weiter Antikoagulanzien vom Cumarintyp (z.B. Marcumar), Ciclosporin und Tacrolimus (Immunsuppressiva), Digoxin, Indinavir und andere Proteasehemmstoffe (HIV-Behandlung), Zytostatika, Hormone zur Empfängnisverhütung (Antibabypille) sowie Amitryptin/Nortriptylin (Antidepressiva) und Theophyllin (Kooperation Phytopharmaka). Bei hellhäutigen Personen kann es zur Photosensibilisierung kommen. Nicht während Schwangerschaft oder Stillzeit einnehmen, nicht unter 18 Jahren.

Johanniskraut nicht mit Omeprazol kombinieren, da der Omeprazolspiegel sinkt.

3.3 Antiemetika

3.3.1 Dimenhydrinat

Die Ursachen für Erbrechen können vielfältig sein (▶ Abschn. 2.1.5). Zur Selbstmedikation hat die Apotheke **H_1-Antihistaminika der ersten Generation** zur Verfügung. Es sind die Substanzen **Diphenhydramin** (Emesan und hauptsächlich in freiverkäuflichen Schlafmitteln) und dessen Salz (8-Chlortheophyllinat), das **Dimenhydrinat** (Vomex A, Vomacur, Superpep). Sie besitzen eine gewisse Lipophilie und können die Blut-Hirn-Schranke überwinden. Sie blockieren dort die zentralen H_1-Rezeptoren und wirken nicht nur antiallergisch, sondern auch sedierend. Sie werden vorbeugend gegen **Reiseübelkeit (Kinetosen)** eingesetzt und sollen dann 30 min vor Reiseantritt eingenommen werden.

Bei Erbrechen auf Grund einer akuten Magen- bzw. Magen-Darm-Schleimhaut-Entzündung bedarf es oft keiner speziellen Therapie. Meist erfolgt ein kurzfristiges zum Teil einmaliges Erbrechen, das nach Entfernen der Noxe aufhört. Hier ist höchstens an eine Substitution von Flüssigkeit und Elektrolyten zu denken. Besonders zu beachten ist dies bei Erbrechen bei Kindern. Es wird häufig durch Infekte, gekoppelt mit Fieber, hervorgerufen. Bei Kindern und auch älteren Personen besteht eine erhöhte Gefahr der Dehydrierung.

H_1-Antihistaminika sind nicht geeignet zur alleinigen Behandlung von Zytostatika-induzierter Übelkeit und Erbrechen.

▣ Tab. 3.13 zeigt den Steckbrief des Dimenhydrinat Orginators Vomex A. Andere Darreichungsformen auf dem Markt sind Säfte und Kaugummi.

Hinweise an den Patienten
»Dies ist ein bewährtes Mittel gegen die Übelkeit, nehmen Sie max. 400 mg am Tag (umrechnen auf die jeweilige Darreichungsform). Das Medikament macht müde, fahren Sie nicht Auto, bedienen Sie keine Maschinen, auch nicht am Folgetag. Trinken Sie keinen Alkohol. Vermeiden Sie direkte Sonneneinstrahlung. Bei den Dragees: Zu Ihrer Information: Die Dragees enthalten Fruktose und Laktose.«

◨ Tab. 3.13 Steckbrief Vomex A

Inhaltsstoff	Dimenhydrinat Dragees: 50 mg, Saccharose, Laktose Retardkapseln: 150 mg, Saccharose Suppositorien: 40 mg, 70 mg, 150 mg
Indikation	Prophylaxe und symptomatische Therapie von Übelkeit und Erbrechen verschiedener Genese, insbesondere von Kinetosen
Dosierung	Erwachsene und Jugendliche >14 J. max. 400 mg pro Tag (1- bis 4-mal 1-2 Dragees; 2-mal 1 Retardkapsel, 1-2 Suppositorien 150 mg) Kinder von 6-14 J. max. 150 mg (1- bis 3-mal 1 Dragees, 1-2 Suppositorien 70 mg) Für Kleinkinder stehen entsprechend dem Gewicht 40 mg Supp. zur Verfügung. 5 mg/kg KG pro Tag sollte nicht überschritten werden
KI, Warnhinweise (Auswahl)	Akuter Asthma Anfall, Engwinkelglaukom benigne Prostatavergrößerung Herzrhythmusstörungen Bradykardie KHK Asthma, chronische Atembeschwerden Anwendung von Arzneimitteln, die das QT-Intervall verlängern Antiarrhythmika Fruktose-(Dragees, Retardkapsel), Laktoseintoleranz (Dragees)
Schwangerschaft, Stillzeit	Nicht in den letzten Schwangerschaftswochen In den ersten 6 Monaten nur, wenn nicht medikamentöse Maßnahmen keinen Erfolg zeigen Geht in geringen Mengen in die Muttermilch über
WW (Auswahl)	Zentral dämpfende Arzneimittel: beider Wirkung↑ Trizyklische Antidepressiva: Wirkung↑ Monoaminoxidasehemmer, nicht Kalium sparende Diuretika, Alkohol: nicht kombinieren Antihypertonika: Wirkung↑, verstärkte Müdigkeit Bei Allergietests evtl. falsch negative Ergebnisse, 3 Tage vorher absetzen
NW (Auswahl)	Sehr häufig: Schläfrigkeit, Benommenheit, Schwindelgefühl, Muskelschwäche (auch noch am Folgetag) Häufig: Mundtrockenheit, Tachykardie, Augeninnendruck↑, Sehstörungen, Miktionsstörungen, Magen-Darm-Beschwerden, Lichtempfindlichkeit der Haut

Die zeitlich jüngere Fachinformation von Emesan-Tabletten (Dezember 2010) führt im Unterschied zu Vomex A als Kontraindikation Schwangerschaft und Stillzeit an. Embryotoxische Effekte wurden an Kaninchen und Mäusen bei den hohen Dosierungen von 15-50 mg/kg Körpergewicht beobachtet. Übliche Dosierung von Emesan-Tabletten pro Tag für einen Erwachsenen: 50-150 mg Diphenhydraminhydrochlorid.

3.3.2 Ingwerwurzel

Verhütung der Symptome der Reisekrankheit ist eine von der Kommission E positiv bewertete Indikation für die **Ingwerwurzel** (Zingiberis rhizoma). Die erforderliche Tagesdosis laut Monographie beträgt 2 g Droge.

Ingwerwurzel ist nicht geeignet für Schwangerschaftserbrechen.

Als Fertigpräparat stehen Zintona-Kapseln mit je 250 mg Ingwerwurzelstockpulver zur Verfügung. Ab 6 Jahren können Sie gegen Übelkeit und Erbrechen eingenommen werden. Nicht geeignet in Schwangerschaft und Stillzeit und bei Gallensteinleiden, wegen der cholagogen Wirkung. Die maximale Tagesdosis beträgt, entsprechend der Monografie der Kommission E, 8 Kapseln.

3.4 Magen-Homöopathika

Auch die Homöopathie bietet eine Reihe von Mitteln, die bei Beschwerden im Magenbereich empfohlen werden können. Besonders bei Kindern und Schwangeren sind dies Alternativen und werden auch nachgefragt. Die Apotheke sollte auch auf diesem Gebiet kompetente Empfehlungen geben können.

Allgemeiner Hinweis zu den Dosierungen

- Im Akutfall: Halbstündlich bis stündlich eine Dosis
- Bei Besserung: Abstand der Einnahme verlängern auf alle 2 h
- Bei weiterer Besserung: 2- bis 3-mal täglich eine Dosis
- Bei chronischen Beschwerden: 2- bis 3-mal täglich eine Dosis

---

Da es die Homöopathika in Tropfen, Tabletten und Globuli gibt, hier die Äquivalentdosen:
- 5 Globuli = 1 Tablette = 5 Tropfen für Erwachsene,
- 3 Globuli für Kleinkindern und Säuglingen
- 3 Tropfen In Wasser für Kleinkinder
- 1 Tropfen in Wasser für Säuglinge

Empfohlene Potenzen für die Selbstmedikation sind D3-D12 (Wiesenauer 2009).

Bei der Empfehlung von homöopathischen Einzelmitteln ist es wichtig, die Arzneimittelbilder zu kennen und gut auf die Aussagen der Patienten zu hören, um das passende Mittel empfehlen zu können.

◻ Tab. 3.14 zeigt eine Auswahl von Homöopathika für den Magen (Wiesenauer 2005).

◧ Tab. 3.14 Die Top Magenempfehlungen aus der Homöopathie

Beschwerden	Einzelmittel	Dosierung
Magenbeschwerden, Sodbrennen, Übelkeit, Brechreiz, Völlegefühl da zu viel gegessen, oder zu viel Stress, Hektik Zur besseren Verträglichkeit verordneter chemisch-synthetischer Arzneimittel	Nux vomica D6	Akut: 5 Globuli oder Tropfen bis zu 6-mal täglich, bei Besserung langsam reduzieren bis auf 2-mal tägl.
Brechdurchfall im Urlaub durch die Nahrungsumstellung, verdorbene Speisen Aufstoßen mit Übelkeit,	Okoubaka D3	Akut: stündlich, bei Besserung 3- bis 4-mal täglich 5 Globuli oder 1 Tablette
Reiseübelkeit, Schwindel, Brechreiz Auch für Säuglinge, Kinder und Schwangere geeignet	Cocculus D4	Akut: stündlich, bei Besserung 3- bis 4-mal täglich 5 Globuli oder 1 Tablette Kinder entsprechend weniger
Sodbrennen, saures Aufstoßen, saurer Geschmack im Mund Auch für Schwangere	Robinia pseudacacia D6	3-mal täglich 5 Globuli, bei Besserung reduzieren auf 2-mal tägl.
Nüchternübelkeit, Ekel vor Speisegerüchen, Verlangen nach Saurem Auch für Schwangere	Sepia D12	Akut: 4- bis 5-mal 5 Globuli, dann reduzieren auf 2-mal
Magenverstimmung, Erbrechen infolge von Ernährungsfehlern (zu fett, zu kalt, zu viel durcheinander) Auch für Kleinkinder geeignet	Pulsatilla D6	Akut: 4- bis 5-mal 5 Globuli, dann reduzieren auf 2-mal Kinder entsprechend weniger

3.5   Biochemie nach Dr. Schüßler für den Magen

Eine weitere zurzeit stark hinterfragte unterstützende Maßnahme bei vielen Beschwerden sind die biochemischen Produkte nach Dr. Schüßler. Die Biochemie nach Dr. Schüßler will kein homöopathisches Heilverfahren im Sinne der Hahnemannschen Ähnlichkeitsregel sein, sie gründet sich auf physiologisch-chemische Vorgänge im menschlichen Organismus.

Schüßler führt dem Körper mit seinen Salzen biochemische Funktionsmittel zu, um einen durch fehlende Mineralstoffe bedingten Mangel auszugleichen. Gemeinsam in der Herstellung homöopathischer und biochemischer Arzneimittel ist die Potenzierung. Wobei Schüßler in den tieferen Potenzen, oft D6 bis maximal D12 verbleibt. Der Hintergrund für die Potenzierung war die für Schüßler vorhandene bessere Absorption der Mineralien.

Allgemeine Hinweise zur Dosierung

- Akute Beschwerden: Erwachsene alle 5-10 min 1 Tablette lutschen
- Bei Besserung und chronischen Beschwerden: 3- bis 6-mal täglich 1-2 Tabletten lutschen
- Kinder <12 J.: akut 1- bis 2-stündlich eine Tablette lutschen
- Kinder bei Besserung und chronischen Beschwerden: 3- bis 4-mal täglich 1 Tablette

Die Tabletten sollten eine halbe Stunde vor oder nach dem Essen gelutscht werden.

◘ Tab. 3.15 Schüßler Salze bei Magen-Erkrankungen

Beschwerden	Mittel
Blähungen, rechter Oberbauch	Nr. 10 Natr. sulf. D6
Blähungskoliken kleiner Kinder	Nr. 7 Magn. phos. D6 und Nr. 10 Natr. sulf. D6
Brechdurchfall	Nr. 10 Natr. sulf. D6
Brechreiz	Nr. 7 Magn. phos. D6
Brechreiz während Schwangerschaft	Nr. 2 Calc. phos. D6 morgens sofort im Wechsel nach 2 h mit Nr. 5 Kal. phos. D6 und Nr. 3 Ferr. phos. D12
Reiseübelkeit	Nr. 9 Natr. phos. D6 im Wechsel mit Nr. 3 Ferr. phos. D12
Gastritis akut	Nr. 3 Ferr. phos. D12
Gastritis nervlich bedingt	Nr. 5 Kal. phos. D6
Sodbrennen	Nr. 9 Natr. phos. D6 im Wechsel mit Nr. 8 Natr. clor. D6 Nr. 10 Natr. sulf. D6

Zu beachten ist der Milchzucker in den Tabletten.

Empfehlungen der Biochemie bei Magen-Erkrankungen (Gräfin Wolffskeel von Reichenberg 2005) finden sich in ◘ Tab. 3.15.

3.6 Antidiarrhoika

Die Empfehlungen bzw. Behandlung bei Durchfall haben sich immer an der Ursache zu orientieren, da Durchfall keine Krankheit, sondern ein Symptom ist. Daher ist es wichtig in der Selbstmedikation genau zu hinterfragen. Die häufigsten Fälle für die Selbstmedikation bei Durchfall sind einerseits akute Diarrhöen andererseits werden oft prophylaktische Maßnahmen für einen Urlaub nachgefragt. Die meisten Sommer- oder Reisediarrhöen sind auf **enterotoxische Escherichia coli** Stämme (ETEC), also Bakterien, zurückzuführen. Sie zählen zu den **sekretorischen Diarrhöen**.

Hauptsächlich Kinder sind weiterhin gefährdet durch **enterohämorrhagische Escherichia coli** Stämme (EHEC). Sie kommen hauptsächlich in Rohmilch oder rohem Fleisch von Rindern, Ziegen, Schafen bzw. deren Kot vor. Diarrhöen im Herbst oder Winter haben häufig virale Verursacher (**Noro-, Rotaviren**). Die Ursachen im Einzelnen sind im ▶ Abschn. 2.2.1 beschrieben.

Akute infektiöse Diarrhöen haben eine hohe Selbstheilungsrate und sind oft nach wenigen Tagen vorüber. Sie sind für die Selbstmedikation geeignet. Durchfälle, die länger als einige Tage andauern, gehören auf jeden Fall in ärztliche Behandlung. **Nahrungsmittelunverträglichkeiten**, deren

Zahl ansteigt, sind häufig Ursache bei länger anhaltenden Durchfällen. Weitere Ursachen sind Arzneimittelnebenwirkungen und chronisch entzündliche Darmerkrankungen.

Hauptproblem jeder Diarrhö ist der Flüssigkeits- und Elektrolytverlust. Besonders Säuglinge, Kleinkinder und ältere Menschen sind akut von einer **Austrocknung** (Exsikkose) bedroht. **Orale Rehydratationslösungen** sind daher Mittel der ersten Wahl. Bei Säuglingen und Kleinkindern ist ein schneller Arztbesuch anzuraten. Ansonsten stehen Substanzen mit unterschiedlichen Wirkmechanismen zur Behandlung zur Verfügung.

> **Antidiarrhoika**
> - Orale Rehydratationsmittel
> - Motilitätshemmer
> - Mikroorganismen
> - Adsorbenzien
> - Adstringenzien
> - Cromoglicinsäure

3.6.1 Orale Rehydratationsmittel

Wichtigste Maßnahme bei akutem Durchfall ist der Ersatz von Flüssigkeit und Elektrolyten!

Durch den vermehrten Wasserverlust bei Durchfall verliert der Körper zugleich auch Elektrolyte und die Betroffenen fühlen sich geschwächt und ihr Kreislauf ist labil.

Um die verlorenen Elektrolyte dem Körper wieder zuzuführen empfiehlt die WHO eine Trinklösung aus Glukose, Natriumchlorid, Natriumzitrat und Kaliumchlorid (**WHO-Oral Rehydratation Solution** oder WHO-ORS). Orale Dehydratationsmittel gehen von der Annahme aus, dass auch bei akuten Durchfällen die Resorptionsmechanismen im Darm weiterhin funktionieren, auch wenn die Sekretion der Schleimhaut in den unteren Bereichen gestört ist. Glukose im molaren Verhältnis 1:1 zu Natrium erleichtert durch einen aktiven Kotransportmechanismus die Absorption von Natrium aus dem Darm in das Zellinnere. Damit verändern sich die osmotischen Verhältnisse und Wasser diffundiert aus dem Darm ins Zellinnere. K^+-Ionen in der Lösung sollen die Durchfall-bedingten Verluste ausgleichen, Zitrationen sollen einer metabolischen Azidose vorbeugen, die eine Diarrhö begleiten kann.

> **Zusammensetzung WHO-ORS für 1 Liter Wasser**
> - 13,5 g Glukose
> - 2,9 g Natriumzitrat $2H_2O$
> - 2,6 g Natriumchlorid
> - 1,5 g Kaliumchlorid

◻ Tab. 3.16 Steckbrief Oralpädon 240 Pulver (Neutral, Erdbeere-, Apfel-Banane-Geschmack)

Inhalt	NaCl: 0,47 g, KCl: 0,30 g, Glukose-Monohydrat: 3,56 g, Dinatriumhydrogenzitrat 1,5 H_2O: 0,53 g Theoretische Osmolarität der fertigen Lösung: 240 mosmol/l In den Beuteln Erdbeere und Apfel-Banane: Aspartam
Indikation	Rehydratation und Elektrolytsubstitution bei Durchfall
Dosierung	Säuglinge, Kleinkinder: 3-5 (ggf. auch mehr) Beutel in 24 h (Arzt!) Kinder: 1 Beutel nach jedem Stuhlgang Erwachsene: 1-2 Beutel nach jedem Stuhlgang 1 Beutel in 200 ml Wasser auflösen
KI, Warnhinweise (Auswahl)	Herzinsuffizienz (Volumenzufuhr) Bluthochdruck (Natrium-, Kaliumzufuhr) Cave: ACE-Hemmer, kaliumsparende Diuretika Diabetes: 1 Beutel enthält ca. 0,3 BE Erdbeer-, Apfel-Banane-Geschmack: Phenylketonurie (Aspartam)
Schwangerschaft, Stillzeit	Bei Durchfall Arzt aufsuchen
WW (Auswahl)	Herzwirksame Glykoside: Wirkung↓
NW	Kalium kann den Magen reizen, Häufigkeit unbekannt

Hinweise an den Patienten
»Dieses Arzneimittel führt Ihrem Körper Mineralstoffe, Flüssigkeit und Zucker zu und bewirkt dadurch, dass Sie sich fitter fühlen. Ihr Kreislauf wird stabiler. Die fertige Lösung ist bei Raumtemperatur 1 h haltbar, im Kühlschrank 24 h. Trinken Sie nach jedem Durchfall 1-2 in kaltem Wasser (200-400 ml) aufgelöste Beutel, max. über 36 h. In dem Arzneimittel ist Natrium, Kalium und Zucker enthalten. Diese Information ist wichtig, falls Sie an Diabetes, Herzinsuffizienz oder Bluthochdruck leiden.«

Die Osmolarität dieser **neuen WHO-ORS** beträgt 245 mosmol/l für Erwachsene und Kinder. Sie ist optimal bei infektiösen Durchfällen. Die **ältere WHO-ORS** hatte für Erwachsene eine Osmolarität von 311 mosmol/l (WHO-ORS 2011) empfohlen, die bei Cholera-bedingten Durchfällen den Elektrolytverlust sehr gut ausgleicht.

Angelehnt an diese WHO-Rehydratationslösungen gibt es Pulvermischungen am Markt zur Herstellung einnahmefertiger Lösungen (z.B. Oralpädon 240: 240 mosmol/l, Elotrans: 311 mosmol/l, Humana Elektrolyt: 230 mosmol/l).

Beispielhaft für diese oralen Rehydratationslösungen findet sich in ◻ Tab. 3.16 der Steckbrief von Oralpädon 240.

Andere Getränke (Cola, Fruchtsäfte, etc.) haben im Gegensatz zu den WHO-ORS einen im Vergleich zum Zuckergehalt zu niedrigen Elektrolytanteil und sollten daher eher nicht mehr zum Einsatz kommen, da der Elektrolytverlust nicht ausgeglichen werden kann und die Osmolarität auf Grund des Zuckers oft zu hoch ist (Stüber et al. 1998).

Die Leitlinie »Akute infektiöse Gastroenteritis« gibt eine gute Übersicht über Empfehlungen und nicht zu empfehlende Maßnahmen für Kinder. Von **selbsthergestellten Saft/Zucker-Salz-Wasser-Mischungen** zur Rehydrierung ist für Kinder <5 Jahren **streng abzuraten**, da hierbei zu viele Fehler gemacht werden (Leitlinie 068-003).

Cola und Salzstangen bei Durchfällen bei Kindern sind obsolet!

3.6.2 Loperamid

Bei Durchfällen infolge von Motilitätsstörungen und oft auch bei Reise-diarrhöen ist **Loperamid** als **Motilitätshemmer** eine häufige Wahl in der Therapie. Die Substanz bindet an periphere Opiatrezeptoren auch in der Darmwand, reduziert die Peristaltik und verlängert dadurch die intestinale Transitzeit. Durch die verlängerte Verweilzeit werden mehr Flüssigkeit und Elektrolyte aus dem Darmlumen absorbiert. Auch der Tonus des Anals-phinkters wird erhöht und evtl. Inkontinenz reduziert. Durch die effiziente Metabolisierung und die Tatsache, dass Loperamid nur in geringem Maße die Blut-Hirn-Schranke überwindet, hat es kaum zentrale Wirkung, d.h. auch die Schmerzlinderung von Opiaten fehlt dieser Substanz.

Hinweise an den Patienten

»Diese Tabletten stoppen Ihren Durchfall sehr schnell. Sie sind das richtige Mittel, wenn Sie sich heute bzw. morgen keinen Durchfall leisten können. Nehmen Sie zu Beginn 2 Tabletten und dann nach jedem ungeform-ten Stuhlgang eine. Maximal 6 am Tag, längstens 2 Tage. Drücken Sie die Tablette nicht aus dem Blister heraus; sondern entfernen Sie die Folie auf der Rückseite des Blisters. Die Tabletten zergehen sofort auf der Zunge. Sie schmecken nach Pfefferminz. Achten Sie dar-auf Ihrem Körper Flüssigkeit und Mineralien zuzuführen. Seien Sie vorsichtig mit dem Autofahren und bei der Ar-beit mit Maschinen, es kann zu Müdigkeit und Schwindel kommen.«

Tab. 3.17 Steckbrief Imodium akut lingual Schmelztabletten

Inhalt	2 mg Loperamidhydrochlorid Aspartam Pfefferminzaroma
Indikation	Symptomatische Behandlung akuter Diarrhöen, ab 12 Jahren Behandlung länger als 2 Tage nur unter ärztlicher Verordnung
Dosierung	Zu Beginn der Behandlung: Erwachsene: 2 Schmelztabletten Jugendliche ab 12 J.: 1 Schmelztablette Danach, nach jedem ungeformten Stuhl: Erwachsene und Jugendliche ab 12 J.: 1 Schmelztablette (Er-wachsene max. 6 am Tag, Jugendliche max. 4)
KI, Warnhinweise (Auswahl)	Kinder unter 12 Jahren Durchfälle mit Fieber und/oder blutigem Stuhl Durchfälle im Zusammenhang mit Antibiotikaeinnahme Bakteriell bedingte Darmentzündung, durch enteroinvasive Erreger (z.B. Salmonellen, Shigellen Campylobacter, E. coli-Varianten) Chronischer Durchfall Colitis ulcerosa mit akutem Schub Phenylketonurie (Aspartam)
Schwangerschaft, Stillzeit	Nicht einnehmen
WW (Auswahl)	P-Glykoproteininhibitoren: Erhöhung der Plasmaspiegel von Loperamid (z.B. Chinidin, Itroconazol, Gemfibrozil) Klinische Relevanz bei 2 Tagen Einnahme ist nicht geklärt, eher unwichtig
NW (Auswahl)	Häufig: Schwindel Kopfschmerzen Obstipation Mundtrockenheit Abdominelle Krämpfe Übelkeit Erbrechen

Da die Blut-Hirn-Schranke bei Kindern unter 2 Jahren noch nicht vollständig ausgebildet ist, ist es auch als rezeptpflichtiges Arzneimittel für diese Gruppe nicht zugelassen. Die ⊠ Tab. 3.17 zeigt beispielhaft den Steckbrief der Schmelztabletten des Orginators.

In Kombination mit z.B. **Verapamil, Chinidin, Chinin, Ketoconazol** kann die Blut-Hirn-Schranke überwunden werden und es kann zu zentralen Wirkungen (z.B. Atemdepression) kommen. Grund ist die Hemmung des **Transportproteins P-Glykoprotein** in der Blut-Hirn-Schranke durch diese Substanzen und als Folge davon die Anreicherung von Loperamid im Hirn an zentralen Rezeptoren. Die Relevanz dieser Wechselwirkungen bei einer zwei Tage andauernden Einnahme ist nicht geklärt.

In der Selbstmedikation soll die Einnahme nicht länger als 2 Tage erfolgen, da sonst die **Enteroinvasivität** (Eindringen in Darmzellen) von Bakterien oder Toxinen und eine Darmatonie begünstigt werden können. Auf dem Markt finden sich neben dem Originator Imodium akut zahlreiche Generika und Kombinationen mit Entschäumern und Elektrolyten.

Bei längerfristiger Verordnung von Loperamid und zusätzlicher Verordnung von P-Glykoproteininhibitoren ist ein Überschreiten der Blut-Hirn-Schranke von Loperamid möglich und eine relevante zentrale Wirkung nicht auszuschließen. Eine Zusammenstellung von weiteren Inhibitoren des Proteins außer den erwähnten ist bei Siegmund (2003) zu finden.

> Achtung vor Missbrauch der Kombination Loperamid und Hemmern des Transport P-Glykoproteins.

3.6.3 Mikroorganismen

Probiotika sind lebende Mikroorganismen, die in ausreichender Menge in aktiver Form in den Darm gelangen und dort gesundheitsfördernde Wirkung erzielen. Zur positiven Wirkung von definierten Probiotika bei infektiös bedingten Durchfällen im Kindesalter gibt es inzwischen eine Vielzahl von Studien. Ein 2010 veröffentlichter Cochrane Review bescheinigt Probiotika bei Durchfällen bei Kindern einen Nutzen (Allen et al. 2010). Die Datenlage bei antibiotikaassoziiertem Durchfall scheint auf positive Effekte hinzuweisen. Eine Zusammenstellung ist bei Radke (2010) zu finden. Da viele der Studien mit Kombinationen von Probiotika arbeiten und zum Teil methodische Mängel aufweisen, lässt sich nur schwer sagen, welcher Stamm der Probiotika bei welchen Beschwerden bevorzugt wirkt. Als Konsequenz daraus hat der Gemeinsame Bundesausschuss zu dem Thema »Antidiarrhoika – Probiotikaeinsatz bei Kindern« nur **E. coli Stamm Nissle 1917** mit mindestens 10^8 vermehrungsfähigen Zellen/Dosiseinheit neu zur Verordnungsfähigkeit für Kinder vorgeschlagen. Es fehlt an stammspezifischen Studien.

Für die Wirksamkeit von **Saccharomyces boulardii** (N.N. 2008) bei infektiöser Diarrhö bei Kindern konnte ein Effekt nachgewiesen werden (Liptay 2008). Studien bei Erwachsenen liegen kaum vor.

Die positiven Effekte bei Kindern können sehr wahrscheinlich bei Erwachsenen auch eintreten.

Zum Einsatz als Probiotika kommen u.a. folgende
Mikroorganismen

- Escherichia coli Stamm Nissle 1917
- Lactobacillus rhamnosus GG (LGG)
- Lactobacillus grasseri
- Lactobacillus fermentum
- Lactobacillus delbrueckii
- Bifidobacterium longum
- Saccharomyces cerevisiae Hansen CBS 5926 (identisch mit Saccharo-
  myces boulardii)

Die Hefe Saccharomyces, Laktobazillen, Bifidobakterien und E. coli Stamm
Nissle 1917 sollen das Mukosaimmunsystem stimulieren bzw. modulieren
und damit Einfluss auf Stuhlfrequenz und Konsistenz haben.

Als wirksame Mechanismen werden verschiedene Optionen
diskutiert:

- Verdrängen und Unterdrücken von pathogenen Mikroorga-
  nismen
- Blockade von Rezeptoren an der Zelloberfläche, und dadurch
  Verhinderung des Eindringens enterovirulenter Erreger in die
  Mukosazelle
- Absenkung des pH-Wertes durch Bildung von Milchsäure, dadurch
  Verhinderung der Vermehrung pathogener Keime
- Immunmodulatorische Effekte
  - Induzierter Anstieg bestimmter sekretorischer Immunglobuline
    wie sIgA
  - Erhöhte, nicht spezifische Phagozytosetätigkeit
  - Erhöhte Bildung bestimmter, nicht pro-inflammatorischer Zyto-
    kine
- Interaktion mit Toll-like-Rezeptoren (TLR),
- Produktion antimikrobieller Bakteriozine

Als Konsequenz aus den zusammengetragenen Daten wird der Steckbrief
des Fertigarzneimittels Perenterol forte mit Saccharomyces boulardii (re-
klassifiziert als S. cerevisiae) gezeigt (◙ Tab. 3.18).

Für die Patienten mit den immer häufiger auftretenden Zucker-In-
toleranzen oder -Malabsorptionen (z.B. Laktose-Intoleranz) gibt es Sac-
charomyces-boulardii-Präparate ohne diese Zusätze (z.B. Perocur forte,
Hefekapseln ratiopharm: laktosefrei). Laktose, ein Disaccharid aus Galaktose und Glukose, kann Personen mit Laktose-, Galaktose-Intoleranz und
Glukose-Galaktose Malabsorption Probleme bereiten.

Mutaflor, ein Fertigpräparat mit E. coli Stamm Nissle 1917 hat keine
Zulassung für die Indikation Diarrhö.

◨ Tab. 3.18 Steckbrief Perenterol forte 250 mg Kapseln	
Inhalt	250 mg Trockenhefe aus Saccharomyces cerevisiae Hansen SBS 5926 (= Saccharomyces boulardii) mind. $1{,}28{\times}10^{10}$ lebensfähige Zellen/g Lyophilisat Laktose
Indikation	Symptomatische Behandlung akuter Diarrhöen Vorbeugung und Behandlung von Reisediarrhöen und Diarrhöen unter Sondenernährung Adjuvans bei chronischer Akne
Dosierung	Akute Diarrhö: 1- bis 2-mal täglich 1 Kapsel Vorbeugung Reisediarrhö: 1- bis 2-mal täglich 1 Kapsel, Beginn: 5 Tage vor Abreise Diarrhö bei Sondenernährung: Inhalt von 3 Kapseln in 1,5 l Nährlösung Akne: 3-mal täglich 1 Kapsel Zur Entnahme Blisterfolie abziehen, Kapsel nicht durchdrücken Kapselinhalt kann in Flüssigkeit oder Speisen eingerührt werden (Kinder). Diese dürfen nicht zu heiß (>50°C) oder eisgekühlt sein Nicht mit Alkohol einnehmen
KI, Warnhinweise (Auswahl)	Überempfindlichkeit gegen Hefe Patienten mit geschwächter Immunabwehr (z.B. HIV-Infektion, Chemotherapie, lange hochdosierte Kortisonbehandlung) Kleinkinder <2 Jahren (Arzt!) Laktose-Intoleranz Vor mikrobiologischen Stuhluntersuchungen über die Einnahme informieren, da sonst falsche positive Befunde möglich sind
Schwangerschaft, Stillzeit	Wegen fehlender Daten nicht anwenden
WW (Auswahl)	Antimykotika beeinträchtigen die Wirkung
NW (Auswahl)	Keine Angaben über Häufigkeit Möglich sind: Blähungen, allergische Reaktionen von Juckreiz bis hin zu Quincke-Ödem, Atemnot

Hinweise an den Patienten
»Damit Ihr Kind den Durchfall schneller überwindet, geben Sie ihm 2-mal täglich 1 Kapsel. Sie können die Kapsel öffnen und den Inhalt in Flüssigkeit oder in Speisen einrühren. Diese sollten weder zu heiß noch eisgekühlt sein. Nach Beendigung des Durchfalls geben Sie die Kapseln noch einige Tage weiter, das unterstützt die angegriffene Darmflora. Bewahren Sie die Kapseln bei Zimmertemperatur auf, nicht in die Sonne legen. Zu hohe Temperaturen können die Inhaltstoffe inaktivieren. Zu Ihrer Information: Die Kapseln enthalten Laktose.«

InfectodiarrstopLGG, ein Fertigpräparat mit Lactobacillus rhamnosus GG (LGG), hat als Indikation Therapie der Diarrhö bei Säuglingen und Kleinkindern, hat aber keine Empfehlung zur Verordnung des Gemeinsamen Bundesausschusses, zudem gehört diese Patientengruppe bei Durchfall in die Behandlung eines Arztes.

Omniflora, ein Fertigpräparat mit Lyophilisat aus Lactobacillus grasseri und Bifidobacterium longum, ist ein traditionell angewandtes Arzneimittel zur Unterstützung der Darmfunktion bei Darmträgheit und Durchfall.

Lacteol enthält Lactobacillus fermentum und delbrueckii und beansprucht als Indikation symptomatische Behandlung von Durchfallerkrankungen nicht organischen Ursprungs.

3.6.4 Adsorbenzien

Bei akuter unspezifischer Diarrhö werden **Adsorbenzien** als altbewährte Mittel eingesetzt. Teilweise finden sich in dieser Gruppe Arzneimittel ohne Zulassung bzw. als traditionell angewandte Arzneimittel. Zu den Adsorbenzien gehören u.a.

- **Medizinische Kohle** (z.B. Kohle Compretten, Kohle-Hevert),
- **Pektine** (z.B. Aplona, Diarrhoesan) und
- **Siliziumverbindungen** (z.B. Colina 3 g, Entero-Teknosal).

Sie werden nicht vom Körper resorbiert, sondern binden Flüssigkeit und damit auch Elektrolyte und Substanzen, wie z.B. Toxine.

Das Problem bei vielen diesen Substanzen ist die schwache Datenlage. Die verschiedenen Adsorbenzien ergaben, soweit sie in kontrollierten Studien untersucht wurden, keine signifikante Wirksamkeit (Löscher u. Hoelscher 2002).

So sind die unterschiedlichen Dosierungen der **Medizinischen Kohle** bei Durchfall (4 g) und Vergiftungen (60 g) nicht nachvollziehbar. Der Schluss liegt nah, dass auch bei Diarrhö eine höhere Dosierung sinnvoll wäre (Wittig u. Rudoph 2010). Es wird eine mittlere Tagesdosis von Kaffeekohle (Carbo-Königsfeld) von 9 g empfohlen. Schwierig wird die positive Bewertung, wenn die Empfehlung als alleiniges Mittel erfolgt und die nötige orale Rehydratation mit Elektrolytgabe, als Mittel der ersten Wahl, unterbleibt.

Pektine, oft Apfelpektine, scheinen bei Kindern mit leichter Diarrhö, eine Besserung bewirken zu können. Sie haben ein hohes Wasserbindungsvermögen, sollen Toxine binden und eine antimikrobielle Wirkung haben. Sie haben neben der adsorbierenden Eigenschaft die Fähigkeit, als Quellmittel zu wirken. Dadurch kann überschüssiges Wasser aus dem Darm gebunden werden.

Auch **Flohsamen**, bzw. **Flohsamenschalen,** bzw. andere Quellmittel vermögen überschüssiges Wasser zu binden. In der Praxis finden sie bei der Behandlung der Diarrhö eher weniger Beachtung, bei Obstipation ist ihr Einsatzgebiet größer.

> Bei der Empfehlung von Adsorbenzien ist auf jeden Fall zu beachten, dass auch Arzneimittel gebunden werden können. Über eine zeitversetzte Einnahme ist zu informieren.

3.6.5 Adstringenzien

Tannin-Eiweiß

Als unterstützende symptomatische Therapie bei akuten unspezifischen Diarrhöen steht als adstringierende Substanz **Tannin-Eiweiß** (Tannalbin) zur Verfügung. Es ist eine 1:1 Verbindung von Ovalbumin (Eiweiß) mit Tannin (Gerbsäure).

Im neutralen bis alkalischen Darm wird Tannin aus der Verbindung freigesetzt und entfaltet seine adstringierende, durch Eiweißausfällung verdichtende, entzündungshemmende Wirkung. Die ausgefällten Proteine wirken wie eine Schutzschicht für die Darmmukosa. Dadurch soll die Resorption von toxischen Substanzen erschwert, die Schleimhaut geschützt

◘ Tab. 3.19 Steckbrief Tannacomp Filmtabletten

Inhalt	Tanninalbuminat 500 mg Ethacridinlactat-Monohydrat 50 mg
Indikation	Therapie akuter unspezifischer Diarrhöen Prophylaxe und Therapie von Reisediarrhöen
Dosierung	Erwachsene: 1-2 Tabletten bis zu 4-mal täglich vor oder zu den Mahlzeiten Kinder 5-14 J.: 1 Tablette bis zu 4-mal täglich Prophylaxe (Erwachsene): 1 Tablette 2-mal täglich
KI	Überempfindlichkeit gegen einen der Inhaltsstoffe
Schwangerschaft, Stillzeit	Nur unter ärztlicher Kontrolle
WW	Eisenpräparate um mehrere Stunden versetzt ein- nehmen
NW (Auswahl)	Darminhalt kann gelb gefärbt sein

und die Hypersekretion vermindert werden. Zudem wird die Darmpassage verlangsamt.

In Kombination mit **Ethacridinlactat** (Tannacomp) wird eine antiseptisch-bakteriostatisch sowie adstringierende und spasmolytische Wirkung beansprucht (◘ Tab. 3.19).

Eisenpräparate, Carbonate und Wismutverbindungen können die adstringierende Wirkung herabsetzen. Die Verfügbarkeit von Alkaloiden, herzwirksamen Glykosiden, Pepsin und Pankreatin ist vermindert. Generell soll die Absorptionsfähigkeit der Darmschleimhaut herabgesetzt sein (Braun u. Schulz 2010).

Ein reines Ethacridinpräparat mit spasmolytisch antibakterieller und adstringierender Wirkung ist Metifex 200 mg

Phytotherapeutika

Gerbstoffhaltige Drogen können auf Grund ihrer adstringierenden Wirkung auch als unterstützende Maßnahme bei Durchfall eingesetzt werden. Die ◘ Tab. 3.20 listet einige gebräuchliche Gerbstoffdrogen mit positiven Bewertungen der Kommission E auf.

In den Aufbereitungsmonografien aller Drogen wird empfohlen, wenn der Durchfall nach 3-4 Tagen noch anhält, einen Arzt aufzusuchen. Auch schwarzer und grüner Tee als gerbstoffhaltige Drogen können empfohlen werden.

Als Fertigarzneimittel ist eine weitere altbewährte Gerbstoffdroge mit positiver Monographie auf dem Markt, nämlich die Uzarawurzel in Uzara (◘ Tab. 3.21). Das Mittel steht als Saft, Tabletten und Tropfen zur Verfügung. In den Tropfen sind 36% Alkohol enthalten.

Die Uzaraglykoside sind den Digitalis-Glykosiden ähnlich. Eine Kombination ist zu vermeiden.

Hinweise an den Patienten
(will Urlaubs-Prophylaktikum)
»Damit Sie Ihren Urlaub unbeschwert genießen können, beginnen Sie bei Reiseantritt mit der Einnahme der Tabletten. Morgens und abends nehmen Sie eine Tablette vor oder zum Essen ein. Ihr Stuhl kann sich gelb färben. Eisenpräparate nehmen Sie bitte zeitversetzt um 2 h ein.«

Mit Tannacomp und Tannalbin ist die Prophylaxe einer Reisediarrhö möglich.

Bei alkoholhaltigen Arzneimitteln ist ein Hinweis auf den Alkoholgehalt wichtig.

⊠ **Tab. 3.20** Gerbstoffdrogen

Droge	Name	Cave	Mittlere Tagesdosis
Rubi fruticosi folium	Brombeer-blätter	Resorption von Alka-loiden und anderen basischen AM kann verringert sein	4,5 g als Teeaufguss
Quercus cortex	Eichenrinde	Dito	3 g als Teeaufguss
Alchemillae herba	Frauenmantel-kraut	Dito	5-10 g als Teeauf-guss
Tormentillae rhizoma	Tormentill-wurzel	Dito	4-6 g als Teeaufguss
Myrtilli fructus	Heidelbeeren	Dito Frische Beeren wir-ken laxierend	20-30 g

Hinweise an den Patienten
»Dies ist ein altbewährtes, pflanzliches Durchfallmittel1. Bitte nehmen Sie auf keinen Fall mehr ein, als in der Gebrauchsanweisung steht. Der Saft schmeckt nach Cola. Er ist nach dem Öffnen 12 Monate haltbar. Sollten Sie bemerken, dass Ihr Herz unregelmäßig schlägt, be-enden Sie die Einnahme und suchen einen Arzt auf. Das sollten Sie auch tun, wenn der Durchfall nach 2 Tagen nicht besser ist.«

⊠ **Tab. 3.21** Steckbrief Uzara Saft

Inhalt	7,56 mg Trockenextrakt aus Uzarawurzel (4,5-6,2:1) pro ml Glukose Makrogolverbindung Propylenglykol Cola-Aroma
Indikation	Unspezifische akute Durchfallerkrankung Bei Durchfällen länger als 2 Tage: Arzt aufsuchen!
Dosierung	Erwachsene, Kinder ab 12 J.: 1.Tag: 25 ml als Einzeldosis danach: 3- bis 6-mal 5 ml täglich, max. 30 ml/Tag Kinder 6-11 J.: 1.Tag 5-7 ml als Einzeldosis danach: 3- bis 6-mal täglich 3-4 ml, max. 24 ml/Tag Kinder 2-5 J.: 3- bis 5-mal täglich 1-2 ml, max. 10 ml/Tag Einnahme unabhängig von den Mahlzeiten
KI, Warnhinweise (Auswahl)	Behandlung mit Herzglykosiden Hypomagnesie Hypokaliämie Kinder unter 2 Jahren Eingeschränkte Nierenfunktion Glukose-Galaktose-Malabsorption 10 ml enthalten 0,4 BE
Schwangerschaft, Stillzeit	Nicht geeignet
WW (Auswahl)	Chinidin, Kalzium, Saluretika, Langzeittherapie mit Kortiso-nen: herzwirksame Wirkung↑ (Herzrhythmusstörungen)
NW (Auswahl)	Keine häufigen NW Häufigstes Anzeichen einer Überdosierung: Herzrhythmus-störungen

Weiter ist es wichtig die Patienten auf Anzeichen einer Überdosierung, wie Herzrhythmusstörungen oder Störungen beim Farbsehen, aufmerksam zu machen.

Eine Zusammenfassung über mögliche Maßnahmen bei Diarrhö im Bereich Phytopharmaka ist bei Kraft (2010) zu finden.

3.6.6 Cromoglicinsäure

Bei Durchfällen auf Grund von Nahrungsmittelallergien ist die Karenz natürlich der einfachste Weg, um die Beschwerden zu beenden. Je nach Nahrungsmittel kann sich dies als sehr schwierig darstellen. Ein Versuch, die Beschwerden anzugehen, kann mit dem **Mastzellenstabilisator Cromoglicinsäure** unternommen werden. Die Substanz verhindert die **Degranulation der Mastzellen** und damit die Freisetzung von Entzündungsmediatoren (Histamin, Leukotriene, Prostaglandine).

Geläufig ist Cromoglicinsäure in antiallergischen Augentropfen und Nasensprays. Der Nachteil der Substanz ist die kurze Halbwertszeit (80 min) einerseits und die damit verbundene häufige Einnahme andererseits. Zudem wird eine prophylaktische Gabe von mindestens 14 Tagen angenommen, bis eine Wirkung eintritt. Die Substanz ist nicht geeignet für die Akutbehandlung.

Die ☒ Tab. 3.22 zeigt den Steckbrief von Cromoglicinsäure-Kapseln. Weiter Fertigarzneimittel sind Allergoval Kapseln, DNCG oral pädia-Kapseln, Colimune Sachets Granulat.

☒ Tab. 3.22 Steckbrief Cromo-CT-Kapseln	
Inhalt	100 mg Natriumcromoglicat Hartkapseln
Indikation	Nahrungsmittelallergien bei denen eine Allergenkarenz nicht möglich ist (Nicht zur Behandlung akuter Anfälle geeignet!)
Dosierung	Erwachsene: 4-mal täglich 2 Kapseln (200 mg), max. Tagesdosis 2.000 mg Kinder 2-14 J: 4-mal tägl. 1 Kapsel, max. 800 mg Säuglinge, Kleinkinder: 20-40 mg/kg Körpergewicht 15-30 min vor der Mahlzeit, Kapselinhalt kann in 2-3 Esslöffel heißem Wasser gelöst werden Ein Einschleichen in die Therapie über eine Woche hat sich als sinnvoll erwiesen
KI, Warnhinweise (Auswahl)	Überempfindlichkeit gegen den Wirkstoff Nicht in den ersten zwei Lebensmonaten
Schwangerschaft, Stillzeit	Nach sorgfältiger Nutzen Risiko Abwägung
WW	Nicht bekannt
NW	Keine häufigen oder sehr häufigen

Hinweise an den Patienten
»Mit diesen Kapseln können Sie Ihren Darm unempfindlicher gegen Nahrungsmittel machen, die Sie nicht vertragen. Wichtig ist, dass Sie die Kapseln 4-mal täglich regelmäßig nehmen, ca. 30 min vor dem Essen. Sie können den Inhalt in 3-4 Esslöffel heißem Wasser lösen und trinken, dann wirken sie schon auf die Schleimhäute im Mund. Die Substanz braucht eine gewisse Zeit, bis sie ihre volle Wirkung entfaltet. Haben Sie etwas Geduld. Sie eignet sich nicht zur Behandlung des Akutfalls.«

3.7 Laxanzien

Bei dem Thema Verstopfung hat sich in den letzten Jahren einiges an Wissen geändert und einige alte Vorstellungen und Empfehlungen haben sich als nicht haltbar erwiesen. So stehen zum einen bei akuten habituellen Obstipationen, deren Ursachen sich erklären lassen (Änderung in den Lebensgewohnheiten, Reisen, Stress), zuverlässig wirkende Substanzen zur Verfügung, die für einen kurzfristigen Einsatz keinerlei Probleme in der Beratung bereiten.

Anders sieht es bei Personen aus, die häufiger Abführmittel benötigen. Hier halten sich noch viele Vorstellungen, die sich zwischenzeitlich als falsch heraus gestellt haben. In ◙ Tab. 3.23 werden einige dieser Irrtümer und die Korrekturen, begründet durch Auswertung von Studien der letzten 30 Jahre (Müller-Lissner 2010), aufgelistet (Gräfe 2010).

Unter bestimmungsgemäßem Gebrauch ist eine Anwendung zu verstehen, die zu normalem Stuhlgang führt und kein missbräuchlicher Einsatz, der zu Durchfall führt, um z.B. Gewicht zu verlieren.

Über die Sinnhaftigkeit einer generellen Empfehlung zu erhöhter bzw. hoher Wasserzufuhr auch bei Gesunden ist eine Diskussion entbrannt (Tack 2011). Es gebe keine validen wissenschaftlichen Studien in der Fachliteratur, die Empfehlungen für Trinkmengen absicherten (McCartney 2011).

Bei **bestimmungsgemä-ßem Gebrauch** entsteht **kein Gewöhnungseffekt**, der zu überhöhten Dosen führt. Es entsteht **keine Hypokaliämie.**

◙ **Tab. 3.23** Verstopfung: Mythos und Realität

Mythos	Realität
Seltener Stuhlgang führt zur Selbstvergiftung	Täglicher Stuhlgang ist medizinisch nicht nötig, Eine Selbstvergiftung bei seltenem Stuhlgang gibt es nicht
Mehr Trinken bringt Besserung	Eine Steigerung der Trinkmenge über die normalen 1,5 Liter hat keine therapeutische Wirkung
Mehr Bewegung bringt Besserung	Ein positiver Effekt auf die Obstipation lässt sich nicht nachweisen
Mehr Ballaststoffe bringen Besserung	Ballaststoffe lindern bei manchen (20%) Verstopften die Beschwerden, vielen Betroffenen helfen sie nicht
Der Körper gewöhnt sich an Laxanzien	Es gibt bei bestimmungsgemäßem Gebrauch keinen Gewöhnungseffekt
Laxanzien führen zu Elektrolytverlust	Bei bestimmungsgemäßem Gebrauch ist weder ein erhöhter Flüssigkeitsverlust noch ein relevanter Elektrolytverlust zu befürchten

---

> Bei Missbrauch von Laxanzien mit überhöhter Dosis und über eine längere Zeit kann es zu Elektrolytverlusten, dadurch zu verminderter Peristaltik kommen und damit zu dem oft beschworenen Teufelskreis: Laxanzien produzieren Laxanziennotwendigkeit.
> Laxanzien sind keine Mittel zur Gewichtsreduzierung oder zum »Entschlacken«.

Die Tatsache, dass nach Absetzen von Laxanzien bei chronischer Obstipation diese wieder vorhanden ist, ist kein Anzeichen für eine Gewöhnung. Obstipation ist nur ein Symptom einer Fehlregulation, das mit Laxanzien beseitigt wird. Die Ursache wird nicht geheilt.

Auch bei z.B. Bluthochdruck wird der Blutdruck nach Absetzen von Hypertonika wieder ansteigen, ohne dass von Gewöhnung gesprochen wird.

Es stehen, unterteilt nach Wirkprinzip, unterschiedliche Substanzgruppen zur Verfügung. Die meisten Abführmittel beruhen auf einer Volumenvergrößerung des Darminhaltes. Dadurch wird der Druck im Darm erhöht und die Peristaltik angeregt.

Laxanzien
- Ballaststoffe (Quell-, Füllstoffe)
- Osmotische Substanzen
- Darmstimulanzien
- Gleitmittel
- Probiotika

3.7.1 Quell-, Ballaststoffe

Ballaststoffe zur Beseitigung einer Obstipation sind keine allzu sichere Empfehlung. Wie von Müller-Lissner (2010) gezeigt wurde, führen sie nur bei ca. 20% der Betroffenen zum Erfolg. Dennoch sind sie eine Option für Patienten, die sich ballaststoffarm ernähren und ihre Obstipation auf »natürlichem« Weg angehen wollen.

Ballaststoffe sind unverdauliche Nahrungsbestandteile, die im Dickdarm mit Wasser quellen. Das Arzneibuch bestimmt die Qualität über die Quellungszahl. Sie gibt das Volumen in Milliliter an, das 1 g Droge nach 4 h quellen einnimmt. Die Quellungszahlen variieren von mindestens 6 bei Leinsamen, über mindestens 9 bei Indischem Flohsamen bis zu mindestens 40 bei Indischen Flohsamenschalen.

Durch die Volumenvergrößerung durch Quellung erhöhen sich die Stuhlmengen, durch den dadurch entstehenden Dehnungsreiz wird der Defäkationsreflex ausgelöst, die Passagezeit wird verkürzt. Bei einer Slow-Transit-Obstipation (► Abschn. 2.2.2) sind Ballaststoffe nicht Mittel der ersten Wahl, hier helfen motilitätssteigernde Laxanzien besser. Indiziert

Die Empfehlung mehr als »normal« (ca. 1,5 l/Tag) bei Ballaststoffeinnahme zu trinken, gehört in den Bereich der Mythen (Müller-Lissner 2009).

◻ **Tab. 3.24** Ballast- und Quellstoffe

Droge	Name	Cave	Tagesdosis
Psylii semen	Flohsamen	Stenosen in Speiseröhre Magen-Darm-Trakt	10-30 g
Plantaginis ovatae testa	Indische Floh-samenschalen	Verengung im Magen-Darm-Trakt Drohender Ileus Schwer einstellbarer Diabetes,	4-20 g
Plantaginis ovatae semen	Indische Floh-samen	Dito	12-40 g
Lini semen	Leinsamen	Ileus	2- bis 3-mal tägl. 1 Ess-löffel

Hinweise an den Patienten

»Dieses Granulat enthält Ballaststoffe, die im Darm quellen und ihn auf scho-nende Art aktivieren. Wenn Sie bisher kaum Ballaststoffe gegessen haben, so ist das eine sanfte Methode der Verstopfung beizukommen. Nehmen Sie abends 2 Mess-löffel von dem Pulver, das Sie jeweils in einem großen Glas Wasser (200 ml) auf-schlämmen. Mit aufrechtem Oberkörper trinken, nicht im Liegen. Wichtig ist, dass Sie ausreichend, d.h. 1,5 Liter Flüssigkeit täglich, trinken. Haben Sie etwas Geduld, das Mittel benötigt ein paar Tage Zeit, bis es seine volle Wirkung entfaltet. Halten Sie einen Abstand von 1 h zu anderen Arzneimitteln ein. Blähungen zu Beginn der Behandlung verschwinden oft kurzfristig. Nach Anbruch der Dose hält sich das Mittel 6 Monate.«

◻ **Tab. 3.25** Steckbrief Agiocur Granulat

Inhalt	5 g Granulat (=1 Messlöffel) enthalten 3,25 g Indische Flohsamen 0,11 g Indische Flohsamenschalen Saccharose (Succrose)
Indikation	Stuhlunregelmäßigkeiten
Dosierung	Erwachsene: abends (spätestens 1 h vor dem Zubettgehen) 2 Messlöffel bei Bedarf zusätzlich morgens vor dem Frühstück 1 Mess-löffel Heranwachsende ab 12 Jahren nehmen jeweils die Hälfte der Dosen Jede Dosis zu 5 g mit einem Glas (200 ml) Wasser einnehmen Abstand zu anderen Arzneimitteln ½ bis 1 h Täglich 1-2 Liter Flüssigkeit zuführen
KI, Warnhinweise (Auswahl)	Nicht bei Kindern unter 12 Jahren anwenden Nicht bei Schluck -oder Rachenbeschwerden Bei Schilddrüsenhormonbehandlung Dosis evtl. anpassen
Schwanger-schaft, Stillzeit	Geeignet
WW (Auswahl)	Wegen verzögerter Absorption von z.B. Mineralien, Vitamin B_{12}, Herzglykosiden, Cumarinen, Abstand von ½ bis 1 h ein-halten Wegen verzögerter Kohlenhydrataufnahme sinkt evtl. der Blutzuckerspiegel, Diabetiker müssen Insulindosis evtl. an-passen Kein Loperamid, keine Opiumtinktur: Gefahr eines Darmver-schlusses
NW (Auswahl)	Blähungen, Völlegefühl

sind sie als **prophylaktische Maßnahmen** und bei einer **habituellen Normal-Transitzeit-Obstipation**. Es stehen milde Ballast- oder Quellstoffe zur Verfügung (▢ Tab. 3.24).

Bei diesen Stoffen ist zu berücksichtigen, dass die Resorption von Medikamenten und Nahrungsbestandteilen (z.B. Zucker) verzögert sein kann. Die Insulindosis bei Diabetikern muss evtl. reduziert werden.

Als unangenehme Nebenwirkung können Blähungen auftreten. In diese Gruppe gehören auch **Weizen-** und **Haferkleie**. Als positiver Nebeneffekt bei Flohsamen und Kleie kommt es zu einer Senkung des Serum-Cholesterinspiegels. Leinsamen ist ein sehr energiereiches Produkt. Es enthält ca. 40% Öle, mit einem sehr hohen Anteil an Omega 3 -Fettsäuren. Bei übergewichtigen Personen sollte dies Berücksichtigung finden, wobei aus ungeschrotetem Leinsamen nur ein geringer Prozentsatz des Öls vom Körper aufgenommen wird (Fertigprodukt: Linusit-Gold, -Siesa, -Darmaktiv)

Stellvertretend für die Flohsamenprodukte wird der Steckbrief von Agiocur gezeigt (▢ Tab. 3.25).

Weitere Fertigpräparate mit Indischen Flohsamen sind z.B. Mucofalk, Metamucil, Flosa und Pascomucil.

3.7.2 Osmotisch wirkende Laxanzien

In dieser Gruppe finden sich Substanzen, die sich in Wasser lösen, aber vom Körper schwer absorbierbar sind und zu einer erhöhten Konzentration und damit zu einem erhöhten osmotischen Druck im Darmlumen führen. Da der Körper bestrebt ist, überall einen gleichen osmotischen Druck aufrecht zu halten, wird weniger Wasser aus dem Darm in die Zellen aufgenommen. Bei hypertonen Lösungen wird sogar Wasser in das Darmlumen abgegeben, um dieses Ziel zu erreichen. Hypertone Lösungen bergen daher die Gefahr einer Dehydratation.

Osmotisch wirkende Laxanzien wirken über die Volumenvergrößerung des Darminhaltes durch Wasserbindung. Der Dehnungsreiz regt die Peristaltik an und verkürzt die Transitzeit.

Osmotisch wirkende Laxanzien

- Salinische Laxanzien
- Zuckeralkohole, Zucker
- Macrogole

Salinische Abführmittel

Bei den **salinischen Abführmitteln** werden die **Anionen nicht** vom Körper **absorbiert** und bewirken dadurch den höheren osmotischen Druck, der durch mehr Wasser im Darminneren ausgeglichen wird. Hierzu gehören:

- Natriumsulfat (Glaubersalz)
- Magnesiumsulfat (Bittersalz)
- Natriumphosphat
- Natriumzitrat

Da die Kationen vom Körper resorbiert werden, kann es bei hohen, längeren Dosierungen zu Elektrolytstörungen kommen.

Glaubersalz und Bittersalz können Störungen im Elektrolythaushalt verursachen und bergen daher viele Risiken.

Die beiden Sulfate, Glaubersalz und Bittersalz, werden häufig zu Beginn einer Fastenkur zum Abführen und zur »Darmreinigung« verlangt. Sie sollten als isotonische Lösung eingenommen werden, das bedeutet für Magnesiumsulfat eine 3,3%ige und Natriumsulfat Decahydrat eine 4%ige Lösung. Es werden dazu ca. 10-20 g in 250 bis 500 ml Wasser gelöst. Da viele Laien mit den Salzen eine »natürliche« Darmreinigung verbinden, ist es wichtig, auf die nur kurzfristige Anwendung hinzuweisen, da durchaus gravierende Nebenwirkungen möglich sind. Zwar dürfen die Salze noch vor diagnostischen oder therapeutischen Maßnahmen zur Darmentleerung verwandt werden, in der Realität geschieht dies heute jedoch kaum noch. Die Salze sind dafür obsolet.

Glaubersalz sollte nicht angewendet werden bei Bluthochdruck, Herzinsuffizienz, entzündlichen Magen-Darm-Erkrankungen sowie Störungen des Wasser- und Elektrolythaushalts.

Es sollte während der Schwangerschaft nicht verwendet werden, da es die bestehende Neigung zur Bildung von Wasseransammlungen (Ödemen) verstärken kann.

Magnesiumsulfat (z.B. F.X. Passage SL Salz, in Karlsbader Salz) bildet mit Tetrazyklinen schwer resorbierbare Komplexe. Auf Grund erhöhter Kaliumverluste kann die Empfindlichkeit gegenüber herzwirksamen Glykosiden erhöht sein. Sollte es zu Durchfall kommen, kann die Aufnahme anderer Arzneimittel vermindert sein. Häufige Nebenwirkungen sind Blähungen, Bauchkrämpfe, Durchfall. Längerfristige Einnahme oder hohe Dosen bergen die Risiken von zentralnervösen Störungen, Muskelschwäche, Müdigkeit, Herzrhythmusstörungen.

Zuckeralkohole, Zucker

Auch Zucker bzw. Zuckeralkohole werden vom Körper nicht resorbiert, d.h. im Dünndarm durch Enzyme nicht abgebaut und gelangen in den Dickdarm. Dort binden sie osmotisch Wasser und wirken so abführend.

Vertreter der **Zuckeralkohole** sind **Sorbit, Mannit und der synthetische Zuckeraustauschstoff Lactitol** (Disaccharid aus Galaktose und Sorbit). Vertreter der **Zucker** sind die synthetische **Laktulose** (Disaccharid aus Galaktose und Fruktose) und **Laktose** (Disaccharid aus Galaktose und Glukose). Lactitol (Importal) und Laktulose (Bifiteral und viele Generikaprodukte) werden im Kolon durch dort befindliche Darmbakterien teilweise zu Säuren (z.B. Milch-, Essigsäure) abgebaut, die die Peristaltik zusätzlich anregen.

Bei Normal-Transit-Obstipation, wie sie oft bei Reizdarm vorliegt, ist Laktulose ein wirkungsvolles Laxans.

Milchzucker wird als sanftes Abführmittel für Säuglinge und Kleinkinder verwendet. Laktulose findet breiten Einsatz gerade auch bei älteren Menschen (in Altenheimen). Der Steckbrief von Lactulose STADA sei stellvertretend für die zahlreichen Generikaprodukte aufgelistet (◘ Tab. 3.26). Die Wirkung kann nach 2-10 h, bei ungenügender Dosierung auch erst nach 24-48 h eintreten.

◧ Tab. 3.26 Steckbrief Lactulose STADA 66,7 g/100 ml Sirup	
Inhalt	100 ml Sirup enthalten 66,7 g Laktulose (Disaccharid aus Galaktose und Fruktose) Laktose
Indikation (Auswahl)	Obstipation, Erkrankungen die eine erleichterte Defäkation erfordern
Dosierung	Erwachsene: 7,5-15 ml 1- bis 2-mal täglich (=5-10 g Laktulose) Kinder: 4,5-9 ml 1- bis 2-mal täglich (=3-6 g Laktulose) Unabhängig von den Mahlzeiten Einnahme mit anderen Flüssigkeiten möglich
KI, Warnhinweise (Auswahl)	Ileus (Darmverschluss) Akut-entzündliche Magen-Darm-Erkrankungen Diabetes (100 ml = 1,4 BE) Fruktose-, Laktose, Galaktose-Intoleranz Glukose-, Galaktose-Malabsorption
Schwangerschaft, Stillzeit	Geeignet
WW (Auswahl)	Kaliumverlust↑ (bei Diuretika, Kortikosteroide, Amphotericin B) Herzglykosidwirkung↑ bei Kaliumverlusten
NW (Auswahl)	Sehr häufig zu Beginn der Behandlung: Abdominale Schmerzen, Blähungen, Flatulenz Bei hoher Dosierung: Übelkeit, Erbrechen, Durchfall, Elektrolytstörungen

Hinweise an den Patienten
»Dies ist ein mildes Abführmittel. Nehmen Sie zu Beginn die höhere Dosierung, also 15 ml. Sie können bei Erfolg die Dosis reduzieren, sodass Sie normalen Stuhlgang, aber keinen Durchfall bekommen. Haben Sie etwas Geduld, es ist möglich, dass die Wirkung erst nach 1-2 Tagen eintritt. Sie können den Sirup zusammen mit anderen Flüssigkeiten einnehmen. Zu Beginn sind Bauchschmerzen oder Blähungen möglich, sie vergehen oft nach kurzer Zeit. Bei Diabetes berücksichtigen Sie bitte die Broteinheiten. Das Medikament ist nicht geeignet bei Fruktose-, Laktose- oder sonstigen Zuckerunverträglichkeiten.«

Macrogole

Macrogole sind **Polyethylenglykole** (PEG), synthetische Polymerverbindungen, die eine hohe, definierte Wasserbindungskapazität besitzen. Sie werden auf Grund ihrer großen Molekülmasse vom Körper nicht absorbiert, sondern unverändert ausgeschieden. Zur Einnahme werden sie in Wasser gelöst, binden dieses Wasser und transportieren es in den Darm. Dort erfolgen durch das gebundene Wasser eine Volumenvergrößerung und eine Aufweichung von verhärtetem Stuhl. Die Darmwand wird gedehnt und die Peristaltik angeregt. Macrogol-3350 und -4000-Präparate, bei Obstipation eingesetzt, wirken **rein physikalisch** und sind als **Medizinprodukte** zugelassen. Zugesetzt sind Natrium- und Kaliumsalze, um eine isotonische isoosmolare Lösung zu erzielen und dem Körper nicht zusätzlich Wasser oder Elektrolyte zu entziehen.

Gemäß dem Gemeinsamen Bundesausschuss (G-BA) sind Macrogol-Präparate erstattungsfähig für Erwachsene zur Behandlung der Obstipation nur in Zusammenhang mit Tumorleiden, Megakolon (mit Ausnahme des toxischen Megakolons), Divertikulose, Divertikulitis, Mukoviszidose, neurogener Darmlähmung, bei phosphatbindender Medikation bei chronischer Niereninsuffizienz, Opiat- sowie Opioidtherapie und in der Terminalphase, für Jugendliche mit Entwicklungsstörungen im Alter von

Bei Macrogolen kommt es zu keinem Nettogewinn oder -verlust von Natrium, Kalium oder Wasser

Hinweise an den Patienten
»Dies ist ein schonendes Abführmittel. Sie führen ihrem Darm Wasser zu, das der Körper nicht aufnehmen kann. Es vergrößert den Darminhalt, erweicht den harten Stuhl und beseitigt so die Verstopfung. Die Wirkung tritt nach ca. 10-12 h ein. Zu Beginn lösen Sie 3-mal täglich einen Beutel in 1/8 Liter Wasser – keine andere Flüssigkeit – auf und trinken die Lösung. Sie können nach kurzer Zeit auf 1 oder 2 Beutel täglich reduzieren. Bitte messen Sie die Wassermenge ab und trinken Sie die Lösung möglichst sofort. Sie ist 6 h im Kühlschrank haltbar. Danach bitte vernichten. Der Vorteil dieses Mittels: der Körper gewöhnt sich nicht daran.«

◪ Tab. 3.27 Steckbrief Movicol Beutel

Inhalt	Macrogol 3350 pro Beutel 13,125 g NaCl, NaHCO$_3$, KCl (um eine isotonische, isoosmolare Lösung zu erhalten)
Indikation	Chronische Obstipation
Dosierung	1- bis 3-mal täglich 1 Beutel in 125 ml (abmessen!) Wasser lösen und trinken Bei längerfristiger Einnahme kann die Einnahme auf 1- oder 2-mal täglich 1 Beutel reduziert werden Trinklösung hält 6 h, im Kühlschrank aufbewahren
KI, Warnhinweise (Auswahl)	Kinder <12 Jahren wegen fehlender Erfahrung Ileus Schwere entzündliche Darmerkrankungen
Schwangerschaft, Stillzeit	Nur nach kritischer Abwägung durch den Arzt wegen fehlender Erfahrung
WW	Keine bekannt
NW (Auswahl)	Häufig: Bauchschmerzen Blähungen Darmgeräusche Übelkeit Diarrhö

12 Jahren bis zum vollendeten 18. Lebensjahr zur Behandlung der Obstipation.

◪ Tab. 3.27 zeigt den Steckbrief von Movicol.

Für Kinder ab 2 Jahren und unter 12 Jahren gibt es das verschreibungspflichtige Movicol Junior. Es ist außer für chronische Obstipation für Koprostase (Stuhlansammlung, Kotstau) bei Kindern ab 5 Jahren zugelassen.

Weitere OTC-Fertigpräparate mit Macrogol 3350 sind Isomol, Laxatan M und einige Generika.

Macrogol 4000 ist z.B. enthalten in Dulcolax M Balance (zugelassen ab 8 Jahren) und Laxofalk. Die Produkte gibt es mit unterschiedlichen Geschmacksrichtungen.

Bei Macogolen werden weniger Blähungen und Flatulenz beobachtet als bei Einnahme von Laktulose.

3.7.3 Stimulierende Laxanzien

Zu den **Darmstimulanzien** zählen Stoffe, die die Natrium- und Wasserabsorption hemmen, d.h. **antiabsorptiv** wirken. Außerdem fördern sie die Sekretion von Na$^+$-, Cl$^-$-, K$^+$-Ionen und Wasser in das Darmlumen, d.h. sie sind **hydragog**. So vergrößern sie das Volumen des Darminhalts. Dies wiederum steigert die Motilität der Darmmuskulatur und führt zu einer stark **prokinetischen** Wirkung.

> **Wichtige Vertreter der stimulierenden Laxanzien**
> - Anthrachinone
>   - Senna
>   - Aloe
> - Diphenole
>   - Bisacodyl
>   - Natriumpicosulfat
> - Rizinusöl

Anthrachinone

Hier finden sich die pflanzlichen Abführmittel, zumeist Trockenextrakte oder Teedrogen aus z.B. Aloe, Faulbaumrinde, Kreuzdornbeeren, Sennesblätter und Rhabarber. Sie enthalten **Hydroxyanthrachinonglykoside**. Diese sind **Prodrugs**. Sie gelangen unverändert in den Dickdarm. Im Darm wird die Glykosidbindung durch Bakterien gespalten und sie werden zu den Anthronen und Anthranolen, den Wirksubstanzen, reduziert. Sie fördern die **propulsiven Kontraktionen**, hemmen die Absorption von Flüssigkeit aus dem Darmlumen in die Zellen und erhöhen die Sekretion in das Darmlumen. Die ⊠ Tab. 3.28 listet die Drogen mit Anthrachinonen auf.

In Alasenn sind neben Sennesfrüchten auch Sennesblätter enthalten, Agiolax enthält Sennesfrüchte und Indischen Flohsamen. Am besten untersucht mit Studien sind die reinen Sennespräparate. Nur sie haben als Phytopharmaka in die Empfehlungen der Gastroenterologen Eingang gefunden.

⊠ **Tab. 3.28** Pflanzliche stimulierende Laxanzien

Droge	Name	KI,Cave	Tagesdosis	Präparate
Aloe barbadensis	Aloe	Ileus, Entzündliche Darmerkrankungen Kinder <12 Jahren Schwangerschaft, Stillzeit	20-30 mg Hydroxyanthracenderivate	Kräuterlax
Frangulae cortex	Faulbaumrinde	Dito	Dito, berechnet als Glucofrangulin A	
Rhamni cathartici fructus	Kreuzdornbeeren	Dito	Dito	
Sennae fructus acutifoliae Sennae fructus angustifoliae	Alexandriner-, Tinnevelly-Sennesfrüchte	Dito	20-30 mg Hydroxyanthracenderivate berechnet als Sennosid B	Depuran Ramend Midro
Rhei radix	Rhabarberwurzel	Dito	20-30 mg Hydroxyanthracenderivate berechnet als Rhein	

Hinweise an den Patienten
»Dieses pflanzliche Abführmittel soll bei gelegentlich auftretender Verstopfung nicht länger als eine Woche eingenommen werden. Oft reicht es, zweimal in der Woche eine Dosis einzunehmen. Nehmen Sie die Dragees nach dem Abendessen ein. Die Wirkung tritt nach 6-12 h ein. Es kann eine harmlose Rotfärbung des Urins auftreten. Sollte die Verstopfung nach einer Woche nicht beseitigt sein, empfiehlt es sich auf alternative Produkte umzusteigen und einen Arzt aufzusuchen. Die Dragees enthalten Fruktose und Laktose.«

◻ **Tab. 3.29** Steckbrief Depuran Dragees

Inhalt	42,43-74,08 mg Trockenextrakt aus Alexandriner Sennesfrüchten (6-12:1) entsprechend 10 mg Hydroxyanthracenglykoside, berechnet als Sennosid B Laktose, Saccharose, Gelborange S
Indikation	Zur kurzfristigen Anwendung bei gelegentlich auftretender Obstipation
Dosierung	Erwachsene und Jugendliche ab 12 J: 1-3 Dragees (Einzeldosis=Tagesdosis) Nach dem Abendessen, unzerkaut, mit Wasser einnehmen Nicht länger als 1 Woche ohne ärztlichen Rat einnehmen
KI (Auswahl), Warnhinweis	Darmverschluss, entzündliche Darmerkrankungen Kinder <12 Jahren Laktose-, Fruktose-, Galaktose-Intoleranz
Schwangerschaft, Stillzeit	Nicht anwenden
WW(Auswahl)	Bei andauerndem Gebrauch oder Missbrauch: Kaliumverluste, dadurch Herzglykosidwirkung↑ Kaliumverlust↑ mit Diuretika, Cortison, Nebennierenrindenhormonen
NW (Auswahl)	Keine häufigen oder sehr häufigen NW bei bestimmungsgemäßem Gebrauch Reversible Pigmentierung der Darmschleimhaut Rotfärbung des Urins Allergie gegen Gelborange S (E110)

Da die Sicherheit von Anthrachinonen im Langzeitgebrauch nicht ausreichend belegt ist, wird die Anwendungsdauer vom BGA auf 1-2 Wochen beschränkt. Bei längerer Einnahme von Anthrachinonen (6-12 Monate) kommt es zu einer harmlosen, reversiblen Dunkelfärbung der Darmschleimhaut (Pseudomelanosis coli). Bei Sennesblättern und -früchten färbt sich der Urin rot. Eine tägliche Einnahme ist oft nicht nötig, es reichen 1-2 Einnahmen wöchentlich. Die **Wirkung tritt nach 6-12 h ein**. Stellvertretend für die Arzneimittel mit Sennesanthrachinonen wird der Steckbrief von Depuran aufgeführt (◻ Tab. 3.29).

Diphenole

Im Gegensatz zu den pflanzlichen Antrachinonpräparaten werden die **Diphenole** synthetisch hergestellt.

Die beiden Hauptvertreter der Diphenole sind:
- Bisacodyl
- Natriumpicosulfat

Der Wirkmechanismus ist der gleiche wie bei den Antrachinonen.
Bisacodyl wird nach oraler Einnahme schnell durch Enzyme hydrolysiert und teilweise schon im Dünndarm absorbiert. Es gelangt in die Leber

und wird dort glucuronisiert. Das Glucuronid gelangt über die Galle wieder in den Dünndarm, kann dort aber nicht resorbiert werden und wandert weiter in den Dickdarm. Dort wird das Glucoronid mikrobiell in die eigentliche Wirkform BHPM (bis-[p-hydroxyphenyl]-pyridyl-2-methan) gespalten. Diese entfaltet ihre hydragoge, antiabsorptive Wirkung und regt die Peristaltik und dadurch eine Verkürzung der Kolontransitzeit an. Eintritt der Wirkung nach ca. 6-12 h.

Um die Wirkung im Dünndarm zu minimieren wird Bisacodyl in magensaftresistenten Formen angeboten. Hier ist der Hinweis wichtig keine Milch, Antazida oder sonstigen Medikamente einzunehmen, die den Magen-pH-Wert erhöhen, da sonst der magensaftresistente Überzug zerstört wird. Es sollte mindestens ein Zeitabstand von 30 min dazu eingehalten werden.

In Zäpfchenform werden die Wirkformen des Bisacodyls durch Hydrolyse sofort im Dickdarm erzeugt. Der Umweg über die Magen-Darm-Passage und die Leber entfällt. Der Wirkung setzt nach ca. 20 min ein.

Natriumpicosulfat ist ein Schwefelsäureester des Bisacodyls. Die Wirkformen sind identisch. Da dieser Ester im Dünndarm nicht absorbiert wird, entfällt der Umweg über die Leber. Er kommt unverändert im Dickdarm an und wird dort in das BHPM gespalten. Natriumpicosulfat benötigt daher keine magensaftresistente galenische Form und kann in Tropfen, Tabletten oder Kapseln angeboten werden. Eintritt der Wirkung ist nach ca. 10-12 h. Stellvertretend für diese Gruppe findet sich der Steckbrief von Laxoberal (◘ Tab. 3.30).

◘ Tab. 3.30 Steckbrief Laxoberal Tropfen	
Inhalt	1 ml Losung (ca. 14 Tropfen) entspricht 7,5 mg Natriumpicosulfat, 450 mg Sorbitol
Indikation	Kurzfristige Anwendung bei Obstipation Erkrankungen, die eine erleichterte Defäkation erfordern
Dosierung	Erwachsene: 10-18 Tropfen Kinder ab dem 4. Lebensjahr, soweit vom Arzt verordnet: 5-9 Tropfen Am besten abends einnehmen Nicht ununterbrochen täglich oder über längere Zeit einnehmen
KI(Auswahl), Warnhinweise	Ileus Akut entzündliche Darmerkrankungen Bauchschmerzen mit Übelkeit und Erbrechen Fruktose-Intoleranz
Schwangerschaft, Stillzeit	Für Stillzeit geeignet In der Schwangerschaft nur auf ärztlichen Rat
WW (Auswahl)	Antibiotika: Laxoberalwirkung↓ wegen evtl. fehlender Bakterien Bei übermäßigem Gebrauch: Risiko für Elektrolytverschiebungen↑ bei Diuretika, Kortikosteroide Folge davon: Herzglykosidwirkung↑
NW (Auswahl)	Sehr häufig: Diarrhö Häufig: Blähungen, Bauchschmerzen, Bauchkrämpfe

Hinweise an den Patienten
»Dies ist ein bewährtes Abführmittel, das Sie individuell dosieren können. Es reicht, wenn Sie es 2- bis 3-mal in der Woche einnehmen. Dosieren Sie es so, dass Sie keinen Durchfall bekommen, da sonst Ihre übrigen Medikamente Gefahr laufen, nicht voll zu wirken. Sie müssen nicht befürchten, dass Sie sich an dieses Abführmittel bei richtigem Gebrauch gewöhnen. Nehmen Sie die Tropfen abends ein. Die Wirkung tritt nach ca. 10-12 h ein.«

Fertigarzneimittel mit Bisacodyl sind Dulcolax, Laxans AL, Laxans-ratiopharm.

Präparate mit Natriumpicosulfat sind Agiolax Pico, Dulcolax NP, Laxans-ratiopharm Pico.

Rizinusöl

Rizinusöl enthält zu ca. 80% das Triglyzerid der Rizinolsäure. Das Öl wird aus dem Samen gewonnen und enthält kein hochgiftiges Rizin mehr. Im Dünndarm wird durch Lipasen aus dem Rizinusöl die Ricinolsäure frei-gesetzt. Sie ist hydragog und hat eine teilweise stark darmstimulierende Wirkung. Wegen des Geschmacks und der zum Teil drastischen Wirkung gilt Rizinusöl heute als obsolet.

Die Dosis für Erwachsene beträgt 10 bis 30 ml, möglichst auf nüchter-nen Magen. Die **Wirkung** beginnt **nach ca. 2 bis 4 h**. Als Fertigpräparat gibt es Laxopol-Kapseln.

3.7.4 Gleitmittel

Gleitmittel, wie Paraffinöl und Docusat-Natrium gelten heute als obsolet und werden kritisch in Bezug auf die Wirkung, Wechselwirkungen bzw. Nebenwirkungen betrachtet. Bei **Paraffinöl** (z.B. Obstinol M) besteht bei längerer Anwendung die **Gefahr einer Hypovitaminose** der fettlöslichen **Vitamine A, D, E** und **K**. Es besteht die Gefahr der Aspiration und Ablage-rung in der Lunge.

3.7.5 Rektale Entleerungshilfen

Zur Auslösung des Defäkationsreflexes im Rektum können **Suppositorien** oder **Klysmen** eingesetzt werden. Als Inhaltsstoffe finden folgende Subs-tanzen Verwendung:

- Bisacodyl (Dulcolax Supp.) als stimulierendes, hydragoges, antiba-sorptives Laxans
- Mehrwertige Alkohole wie Glyzerol (Glyzerin) oder Sorbitol z.T. in Kombination mit nicht resorbierbaren Natriumsalzen binden osmo-tisch Wasser (Glycilax, Babylax, Mikroklist)
- CO_2-freisetzende Verbindungen wie $NaHCO_3$ (Lecicarbon CO_2-Laxans)

Die Suppositorien oder Miniklistiere sind geeignet, bei Obstipation das Rektum zu entleeren. Sie wirken innerhalb weniger Minuten durch Deh-nung der Rektumwand durch osmotische Wasserbindung oder Kohlendi-oxidfreisetzung und dadurch ausgelösten Defäkationsreiz.

Bei Suppositorien mit Glyzerin ist die Information angebracht, dass die Reiß-festigkeit von Kondomen herabgesetzt sein kann.

Da die Mittel nicht absorbiert werden und in den Organismus gelan-gen, sind sie für Kinder, Stillende und Schwangere geeignet. Wechsel- und Nebenwirkungen treten so gut wie nicht auf.

3.7.6 Probiotika

Über den Stand der **Probiotika**-Studien und die vermuteten Wirkmechanismen wurde im ▶ Abschn. 3.6.3 (Mikroorganismen) berichtet. Da Probiotika positive gesundheitliche Effekte im Darm erzeugen, können sie sowohl bei Diarrhö als auch bei Obstipation wirken. Dies findet seinen Niederschlag in der Leitlinie für Reizdarmsyndrom, in der auch Probiotika eine Behandlungsoption sind (Leitlinie 021-16). Viele der untersuchten Probiotika finden sich allerdings nicht in Arzneimitteln, sondern in Lebensmitteln, hauptsächlich in Joghurtzubereitungen.

Probiotika mit positivem Effekt bei Obstipation (Krammer 2011)

- Lactobacillus casei Shirota (Yakult)
- Bifidobacterium animalis ssp lactis DN-173010 (Activia)
- Escherichia coli Stamm Nissle 1917 (Mutaflor)
- Bifidobacterium bifidum MIMBb75 (Kijimea Reizdarm) (Guglielmetti et al. 2011)

Als Arzneimittel steht der Apotheke Mutaflor zur Verfügung (◻ Tab. 3.31). Zugelassene Indikation für Muatflor ist chronische Obstipation. Bei einer Empfehlung zur Verbesserung der Darmfunktion bei Diarrhö befindet man sich im »off label use«.

Kijimea Reizdarm ist ein diätetisches Lebensmittel für besondere medizinische Zwecke (bilanzierte Diät) zur Behandlung des Reizdarmsyndroms.

◻ **Tab. 3.31** Steckbrief Mutaflor Kapseln

Inhalt	Escherichia coli Stamm Nissle 1917 entsprechend 2,5- bis 25-mal 10^9 vermehrungsfähige Zellen pro magensaftresistenter Kapsel
Indikation	Chronische Obstipation Colitis ulcerosa in der Remissionsphase
Dosierung	Erwachsene und Jugendliche: Standarddosis: 1.- 4. Tag 1 Kapsel pro Tag, möglichst zum Frühstück; danach 2 Kapseln pro Tag, maximal 4 Kapseln pro Tag Bei Colitis ulcerosa: zur Rezidivprophylaxe kontinuierlich einnehmen Bei Obstipation: 6 Wochen kurmäßig, kann wiederholt werden
KI, Warnhinweise	Keine
Schwangerschaft, Stillzeit	Es sind keine Auswirkungen zu erwarten
WW	Gegen gramnegative Bakterien gerichtete Antibiotika und Sulfonamide: Mutaflor Wirkung↓
NW (Auswahl)	Initial häufig Blähungen

Hinweise an den Patienten

»In diesem Arzneimittel sind probiotische Darmbakterien, die kurmäßig 6 Wochen lang eingenommen den Darm in seiner Funktion unterstützen. Ihr Stuhlgang wird regelmäßiger und weicher. Nehmen Sie die ersten 4 Tage eine Kapsel zum Frühstück, danach 2 Stück pro Tag jeweils mit einem Glas Wasser. Dieses Einschleichen der Dosis verringert Blähungen, die zu Beginn auftreten können. Diese 6-Wochen-Kur können Sie ggf. wiederholen.«

⬛ Tab. 3.32 Übersicht über Laxanzien-Wirkeintritt	
Wirkstoff	Zeit bis zum Wirkeintritt
Quell-, Ballaststoffe	Einige Tage
Laktulose	2-10 h
Macrogole	10-12 h
Anthrachinone	6-12 h
Bisacodyl	6-12 h
Bisacodyl Suppositorien	20 min
Natriumpicosulfat	10-12 h
Rizinusöl	2-4 h
Rektale Entleerungshilfen	Wenige Minuten
Probiotika	Eine bis mehrere Woche/n

Die Zeiten bis zum Wirkeintritt der unterschiedlichen Laxanzien sind in ⬛ Tab. 3.32 abschließend aufgelistet.

3.8 Arzneimittel bei Reizdarmsyndrom

Das Reizdarmsyndrom kann sich in ganz unterschiedlichen Beschwerden äußern. Viele Patienten werden – auch bei bestätigter Arztdiagnose – ihre Symptome teilweise durch Selbstmedikation behandeln wollen.

Die zur Verfügung stehenden Mittel bei Diarrhö und Obstipation sind in ▶ Abschn. 3.6 und ▶ Abschn. 3.7 beschrieben worden. Im ▶ Abschn. 3.2.2 sind ätherische Öldrogen behandelt. In der Leitlinie zum Reizdarmsyndrom sind mit Empfehlung versehen:
- Loperamid
- Ballaststoffe
- Probiotika
- Phytotherapeutika (Pfefferminzöl in z.B. Medacalm, Kümmelöl – kombiniert in Enteroplant, Iberogast)
- Macrogole
- Osmotische und stimulierende Laxanzien
- Butylscopolaminbromid

3.8.1 Butylscopolaminbromid

Vorsicht bei der Empfehlung bei Krämpfen im Oberbauchbereich! Ein bestehender Ösophagusreflux könnte verstärkt werden.

Mit **Butylscopolamin**, Buscopan als Originator, steht der Apotheke ein chemisches Spasmolytikum für die Selbstmedikation zur Verfügung. Es vermindert den Tonus der glatten Muskulatur im Magen-Darm-Bereich

▣ **Tab. 3.33** Steckbrief Buscopan Dragees	
Inhaltsstoff	Butylscopolaminbromid 10 mg, Hilfsstoff: 41 mg Saccharose (Disaccharid aus Fructose und Glucose)
Indikation	Leichte bis mäßige Spasmen des Magen-Darm-Traktes Spastische Abdominal-(Bauch-)Beschwerden beim Reizdarmsyndrom
Dosierung	3-mal täglich 1-2 Dragees, maximal 6
KI, Warnhinweise (Auswahl)	Engwinkelglaukom Abflussbehinderungen aus der Harnblase, z.B. benigne Prostatavergrößerung Kinder < 6 J., da keine ausreichende Erfahrung Fruktose-Intoleranz
Schwangerschaft, Stillzeit	Nur nach strenger Indikationsstellung
WW (Auswahl)	Wirkung von bronchienerweiternden Asthmasprays (Tiotropium-Spiriva, Ipratropium-Atrovent) Trizyklischen Antidepressiva Antihistaminika Chinidin↑ Metoclopramidwirkung↓
NW (Auswahl)	Keine sehr häufigen oder häufigen NW

Hinweise an den Patienten
»Nehmen Sie 1-2 Dragees unzerkaut mit Wasser ein, maximal 6 am Tag. Das Arzneimittel führt zu einer spürbaren Entkrampfung und wird Ihnen Erleichterung verschaffen. Nicht anwenden bei saurem Aufstoßen, Engwinkelglaukom, Fruktose-Intoleranz (bei männlichen Patienten: nicht bei Prostatabeschwerden)«

durch Hemmung der dort sitzenden Muscarin Rezeptoren (anticholinerge Wirkung) und führt so zu einer Entkrampfung. Dics bedeutet auch, dass der Ösophagussphinkter erschlafft (▣ Tab. 3.33).

Die Substanz besitzt keine zentrale sondern ausschließlich cinc periphere Wirkung, da sie die Blut-Hirn-Schranke nicht passieren kann.

3.9   Arzneimittel gegen Meteorismus/Flatulenz

Die möglichen Ursachen von Blähungen und Flatulenz sind in ► Abschn. 2.2.4 behandelt. Krankhafte Ursachen, wie z.B. akute Enteritis, Dyspepsie, Leber- und Gallenerkrankungen, Enzymmangel durch Bauchspeicheldrüsenerkrankungen, Tumore gehören in die ärztliche Behandlung.

Sollten die Beschwerden vereinzelt auftreten nach dem Genuss blähender Speisen oder zu üppiger Mahlzeiten, so sind sie wahrscheinlich kein Anzeichen einer Erkrankung. Das Verdauungssystem ist einfach überfordert und kann die entstehenden Gase nicht absorbieren und entsorgen. In diesen Fällen kann gegen die quälenden Beschwerden in der Selbstmedikation etwas unternommen werden.

Ansonsten ist z.B. bei gesicherter Diagnose durch den Arzt eine unterstützende Medikation mit ärztlichem Wissen möglich.

3.9.1 Entschäumer – Simeticon

Simeticon ist eine Kombination aus flüssigem Polydimethylsiloxan (Dimeticon) und festen Siliziumdioxidpartikeln. Es senkt die Oberflächenspannung von Tensidlösungen und hat eine **schaumzerstörende** und **schaumverhütende Wirkung**. Die Gase, die beim Zerfallen der Gasblasen frei werden, können von der Darmwand resorbiert, sowie durch die Peristaltik eliminiert werden. Simeticon wirkt rein physikalisch, es wird nicht resorbiert und unverändert ausgeschieden. Stellvertretend für diese Fertigarzneimittel wurde der Steckbrief von sab simplex zusammengestellt (◘ Tab. 3.34).

Weitere Fertigarzneimittel sind z.B. Lefax (Kautabletten mit Glukose, Saccharose, Fenchel-, Kümmel, Pfefferminzöl), Imogas (hochdosiert mit 120 mg Simethicon pro Kapsel, zugelassen ab 14 Jahren) und Generika.

Hinweise an den Patienten
»Diese bewährten Tropfen gegen Blähungen geben Sie in jedes Fläschchen Ihres Babys. Schütteln Sie vor Gebrauch die Flasche mit dem Arzneimittel und halten Sie sie beim Tropfen senkrecht. Sab simplex beseitigt und verhindert die quälenden Blähungen und Ihrem Baby geht es nach dem Fläschchen gut. Das Mittel wird vom Körper unverändert ausgeschieden, es belastet den Körper also nicht.«

◘ Tab. 3.34 Steckbrief sab simplex Suspension

Inhalt	1 ml enthält 69,19 mg Simeticon Saccharin-Natrium Sorbinsäure Himbeer Aroma
Indikation (Auswahl)	Symptomatische Behandlung gasbedingter Magen-Darm-Beschwerden Bei verstärkter Gasbildung nach Operationen Bei Spülmittelvergiftungen
Dosierung, bei gasbedingten Beschwerden	Säuglinge (Flaschenkinder): Je Fläschchen 15 Tropfen Kleinkinder: 15 Tropfen Schulkinder: 20-30 Tropfen Erwachsene: 30-45 Tropfen alle 4-6 h, bei Bedarf mehr Zu oder nach den Mahlzeiten Flasche vor Gebrauch schütteln, senkrecht halten beim Tropfen
KI, Warnhinweise	Überempfindlichkeit gegen Bestandteile Längere Beschwerden ärztlich abklären lassen
Schwangerschaft, Stillzeit	Keine Bedenken
WW	Keine bekannt
NW	Nicht beobachtet

3.9.2 Choleretika

Eine weitere Möglichkeit, dyspeptische Beschwerden positiv zu beeinflussen, ist die Gabe von **Choleretika**. Hier stehen für die Selbstmedikation **Phytopharmaka** zur Verfügung (◘ Tab. 3.35). Bei fetten Mahlzeiten sind Gallensäuren notwendig, um die Fette zu emulgieren und die Verdauung

⊠ Tab. 3.35 Choleretische Drogen

Droge	Wirkung	Indikation	KI	Mittlere Tagesdosis
Cynarae folium Artischockenblätter	Choleretisch, leberschützend	Dyspeptische Beschwerden	Allergie gegen Korbblütler Verschluss der Gallenwege Bei Gallensteinen nur auf ärztlichen Rat	6 g Droge
Curcumae longae rhizome Kurkumawurzelstock	Choleretisch, antiphlogistisch	Dyspeptische Beschwerden	Verschluss der Gallenwege Bei Gallensteinen nur auf ärztlichen Rat	1,5 3 g Droge
Curcuma xanthorrhizae rhizomae Javanische Gelbwurz	Choleretisch	Dyspeptische Beschwerden	Verschluss der Gallenwege Bei Gallensteinen nur auf ärztlichen Rat	2 g Droge

durch die Lipasen der Bauchspeicheldrüse zu ermöglichen. Sowohl die Gallensäuren als auch die Säfte der Bauchspeicheldrüse werden in den Zwölffingerdarm, dem Ort der Verdauung, sezerniert.

Artischocke Fertigarzneimittel sind z.B. Hepar-SL forte, Cholagogum Nattermann und Generikaprodukte, mit Kurkumawurzelstock steht z.B. Curcu-Truw zur Verfügung.

3.9.3 Verdauungsenzyme

Gerade die üppigen, fettreichen Mahlzeiten bei Festtagen verlangen vom Verdauungssystem echte Höchstleistungen. Sollte es überfordert sein, können **verdauungsfördernde Enzyme** gegen Beschwerden wie Blähungen und Völlegefühl kurzfristig helfen. Die in den Fertigarzneimitteln enthaltene **Lipase** unterstützt den Körper bei seiner Arbeit. Für eine Hauptmahlzeit ist eine Dosis von 25.000 bis 40.000 Einheiten üblich (Fankhänel 2009). Kombinationspräparate von z.B. Simeticon, oder Phytopharmaka mit Verdauungsenzymen erreichen oft nicht die erforderliche Menge an Enzymen. In der ⊠ Tab. 3.36 ist stellvertretend der Steckbrief eines hochdosierten Präparates aufgelistet.

Die meisten Enzympräparate enthalten Pankreasenzyme vom Schwein (z. B. Enzym Lefax forte Pankreatin, Ozym, Pankreatan). Für Personen, die Schweineenzyme nicht nehmen möchten, bieten sich z.B. Nortase Kapseln an, die Enzyme stammen aus den Schimmelpilzen Rhizopus oryzae und Aspergillus oryzae.

Hinweise an den Patienten
»Wenn Sie bei üppigen,
fetten Mahlzeiten Probleme
mit der Verdauung haben,
können Ihnen diese Enzyme
helfen. Sie unterstützen die
Verdauung, besonders der
Fette, und beugen Be-
schwerden vor. Nehmen Sie
die Kapsel bitte zu der Mahlzeit mit einem Glas Wasser
ein. Die Kapseln sind nach
Anbruch 3 Monate haltbar.
Die Enzyme kommen vom
Schwein.«

◻ Tab. 3.36 Steckbrief Kreon 40.000 magensaftresistente Kapseln

Inhalt	1 Kapsel enthält 400 mg Pankreas-Pulver vom Schwein, ent-sprechend Lipolytische Aktivität (Lipase): 40 000 Ph. Eur.E. Amylolytische Aktivität (Trypsin): mind. 25 000 Ph. Eur.E. Proteolytische Aktivität (Amylase): mind. 1 600 Ph. Eur.E. Dimeticon
Indikation	Störungen der exokrinen Pankreasfunktion, die mit einer Mal-digestion einhergehen (Bei Mukoviszidose)
Dosierung	Üblicherweise 1 Kapsel während der Mahlzeit mit reichlich Wasser einnehmen Kapsel enthält magensaftresistente Pellets, kann geöffnet und der Inhalt unzerkaut geschluckt werden
KI, Warnhinweise	Akute Bauchspeicheldrüsenentzündung Schweinefleischallergie
Schwangerschaft, Stillzeit	Nicht einnehmen, wenn nicht unbedingt erforderlich
WW	Keine bekannt
NW (Auswahl)	Häufig: Bauchschmerzen

3.10 Arzneimittel gegen Hämorrhoidalleiden

In ▶ Abschn. 2.2.6 ist das Hämorrhoidalleiden näher erläutert und erklärt. Häufigstes Symptom sind hellrote Blutungen beim oder nach dem Stuhlgang, ansonsten sind die Beschwerden eher uncharakteristisch.

Ungenügende Ballaststoffzufuhr, sitzende Tätigkeit, zu wenig Bewegung und eine Bindegewebsschwäche begünstigen das Entstehen von Hämorrhoiden.

In der Selbstmedikation ist eine **Linderung der Beschwerden** in den Stadien 1 und 2 nach **erfolgter Arztdiagnose** möglich. Die Arztdiagnose ist deshalb wichtig, um andere Erkrankungen wie Darmkrebs, Polypen und Entzündungen auszuschließen.

Häufig anzutreffen sind
- Juckreiz, auf Grund einer Reizung der Analschleimhaut durch dünnflüssigen Stuhl
- Nässen
- Stuhlgang-abhängige Schmerzen

Die lokale Anwendung von
Salben, Suppositorien oder
Analtampons wirkt nur sym-
ptomatisch, nicht kausal.

Letztere werden oft verursacht durch gleichzeitig vorhandene kleine Fissuren.

Kausal wirkt die Stuhlregulierung durch mehr Ballaststoffe (z.B. Macrogol, Flohsamen) und Flüssigkeitszufuhr bzw. Vermeidung von Laxanzienabusus und die Verödung. In der Selbstmedikation stehen folgende topische Wirkungsmechanismen zur Verfügung (Krammer 2010):
- **Lokalanästhetika**
  - Lidocain, (Posterisan akut, LidoPosterine)

- Quinisocain (Haenal)
- **Adringenzien, Antiphlogistika**
  - Wismutverbindungen (Eulatin NH Supp., Mastu)
  - Synthetischer Gerbstoff (Tannosynt)
  - Eichenrinde
  - Hamamelis (Hametum mono, Posterine, faktu lind, Eulatin NH Salbe)
  - Kamille
- **Immunstimmulanz**
  - E. coli-Bakterienkultursuspension (Posterisan)
- **Antiadhäsivum**
  - Aloe barbadensis (HemoClin)

Für viele der topischen Arzneimittel ist die Wirksamkeit durch Studien nicht hinlänglich belegt, wobei Wirkung nicht Heilung bedeuten kann. Wirkung bedeutet bei den OTC-Arzneimitteln für Hämorrhoiden 1. oder 2. Grades Linderung der Beschwerden.

Die Lokalanästhetika blockieren die Bildung und Weiterleitung von Nervenimpulsen und lindern so den Schmerz. Es kann als Nebenwirkung zu Kontaktallergien mit Jucken und Brennen kommen.

Bei den adstringierenden Substanzen kommt es zu einer oberflächlichen Koagulation und Austrocknung der Schleimhäute. Diese Schutzbarriere lindert den Juckreiz. Zum Teil ist die adstringierende mit einer antientzündlichen Wirkung gekoppelt. Die Drogen, die sich hier finden (z.B. Eichenrinde, Kamille) können auch zu Sitzbädern verwandt werden. Anwendung zu Beginn einmal täglich später 2- bis 3-mal wöchentlich. Die Temperatur des Sitzbades sollte 30°C nicht überschreiten (Kraft 2010).

Das Produkt mit Escherichia coli-Suspension soll eine immunogene Wirkung auf entzündliche Hautveränderungen haben und einen wundheilungsfördernden Effekt besitzen.

Das Antiadhäsivum mit Aloe barbadensis-Inhaltsstoffen legt sich wie eine Schutzschicht über die gereizte Schleimhaut und verhindert so, dass sie durch Stuhl gereizt wird.

Da oft ein hoher Druck des Schließmuskels ein Pressen erfordert, ist den meisten Salben zur sanften Dehnung des Muskels ein Analdehner beigelegt.

Die Salben sind zumeist am Morgen und Abend nach dem Stuhlgang anzuwenden.

Die in den Leitlinien erwähnten Interna mit Flavonoiden (z.B. Rutoside) spielen in Deutschland beim Hämorrhoidalleiden so gut wie keine Rolle.

Um die Wirksubstanz bei innerer Anwendung unmittelbar im Hämarrhoidalbereich zu halten, eignen sich Analtampons besser als Suppositorien. Diese rutschen leicht zu hoch im Analkanal und sollen auf keinen Fall tief eingeführt werden, wie dies üblicherweise bei Suppositorien getan wird.

3.11   Darm-Homöopathika

Auch bei Beschwerden, die den Darmbereich betreffen, bietet die Homöopathie Hilfe an. Für Patienten, die solche Mittel nachfragen, sind in ▨ Tab. 3.37 häufige Empfehlungen aufgelistet.

◻ Tab. 3.37 Die Top Darmempfehlungen aus der Homöopathie

Beschwerden	Mittel	Dosierung
Völlegefühl, Verstopfung, Kopfschmerzen Zu viel gegessen, zu viel Stress, Hektik, Symptom Überforderung	Nux vomica D6	Zu Beginn: bis zu 6-mal täglich 5 Globuli oder Tropfen Bei Besserung auf 2-mal täglich reduzieren
Übel riechende Blähungen, Völlegefühl, geblähter Leib	Asa foetida D4, D6	3- bis 4-mal täglich 5 Globuli
Akuter Durchfall mit Blähungen, danach Verstopfung Nahrungsmittelunverträglichkeit, Verdorbene Speisen im Urlaub	Okoubaka D3	Akut: stündlich, bei Besserung 3- bis 4-mal tägl. 5 Globuli oder 1 Tablette
Durchfälle mit Krämpfen durch Ärger, Aufregung, beim Zahnen	Chamomilla D6	3-mal täglich 5 Globuli
Verstopfung durch Ernährungsfehler, zu wenig Flüssigkeitszufuhr Harter Stuhl	Alumina D6	3-mal täglich 5 Globuli
Verstopfung dauert Tage an, aufgetriebener Leib, Bei Bettlägerigkeit, Säuglingen, Kleinkindern	Opium D12	2-mal täglich 5 Globuli
Hämorrhoiden, Entzündungen, Schmerz nach hartem Stuhlgang	Acidum nitricum D12	2-mal täglich 5 Globuli
Blähungen, Flatulenz nach üppigem, fetten Essen, Aufstoßen bringt Besserung	Carbo vegetabilis D6	3-mal täglich 5 Globuli Im Akutfall stündlich
Blähungen, Trommelbauch, nach kleiner Mahlzeit, bei Säuglingen und Kleinkindern, Dreimonatskolik	Lycopodium D6	3-mal täglich 3-5 Globuli Im Akutfall stündlich

3.12 Biochemie nach Dr. Schüßler für den Darm

Bei den Schüßler Salzen zeigt das Kation den Funktionsort, das Anion die Wirkweise.

- Kalium: intrazellulär
- Natrium: extrazellulär
- Kalzium: an der Zellmembran
- Silicea: im Bindegewebe
- Magnesium: an der Zellmembran, Nerven
- Phosphat: Energiegeber
- Sulfat: Reinigung
- Chlorid: Transport

Gewisse Kationen wirken antagonistisch und sollten daher nicht miteinander sondern im Abstand von 2 h gelutscht werden. Ausnahme: der Akutfall (Gräfin Wolffskeel von Reichenberg 2005).

Antagonistische Kationen

- Eisen → Zink
- Kalium → Kalzium, Magnesium
- Kalzium → Eisen, Kalium, Zink
- Natrium → Kalium

◼ Tab. 3.38 listet Schüßler Salze für den Darm-Bereich auf.

◼ Tab. 3.38 Schüßler Salze für den Darmbereich	
Durchfall	Nr. 3 Ferr. phos. D12 und Nr. 8 Natr. chlor. D6
Verstopfung	Nr. 3 Ferr. phos. D12
Verstopfung, Völlegefühl, Druck	Nr. 6 Kal. sulf. D6
Verstopfung, Anregung der Peristaltik	Nr. 2 Calc. phos. D6
Blähungen	Nr. 7 Magn. phos. D6 (Heiße Sieben)
Blähungskoliken kleiner Kinder	Nr. 7 Magn. phos. D6 und Nr. 10 Natr. sulf. D6
Hämorrhoiden	Nr. 1 Calc. fluor. D12
Hämorrhoiden, juckend	Nr. 7 Magn. phos. D6 (Heiße Sieben)

Allgemeine Hinweise zur Dosierung der Schüßler Salze

- Akute Beschwerden: Erwachsene alle 5-10 min 1 Tablette lutschen
- Bei Besserung und chronischen Beschwerden: 3- bis 6-mal täglich 1-2 Tabletten lutschen
- Kinder <12 Jahren: akut 1- bis 2-stündlich eine Tablette lutschen
- Kinder bei Besserung und chronischen Beschwerden: 3- bis 4-mal täglich 1 Tablette
- Die Tabletten sollten eine halbe Stunde vor oder nach dem Essen gelutscht werden.

Beratungsgespräch

4

Beratungsleitlinien

Mit den Leitlinien zur Qualitätssicherung wollen die Apotheker als Leistungserbringer im Gesundheitswesen die Qualität der Beratung dem Stand der wissenschaftlichen Erkenntnisse anpassen (ABDA 2008). Zumal die Beratung in den Apotheken im Fokus der Öffentlichkeit und der Presse steht. Bevor das Beratungsgespräch mit seinen kommunikativen Facetten betrachtet wird, werden die Beratungsleitlinien im Rahmen der Selbstmedikation behandelt. Sie dienen als Grundlage zur Beratung der Patienten. Das Schema der Leitlinien ist immer identisch (◘ Abb. 4.1).

Im Folgenden wird diese Leitlinie auf die unterschiedlichen Beschwerdebilder, mit denen die Patienten in der Selbstmedikation im Magen-Darm-Bereich in die Apotheke kommen, angewandt. Sätze, die direkt im Gespräch mit dem Kunden gesagt werden können, sind zur leichteren Erkennbarkeit blau gesetzt.

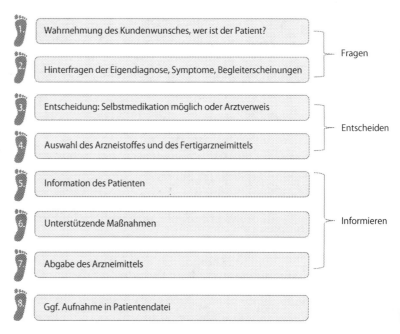

◘ **Abb. 4.1** Aufbau der Leitlinie Information und Beratung des Patienten bei der Abgabe von Arzneimitteln-Selbstmedikation

 4.1   Magenbeschwerden, inkl. Sodbrennen

4.1.1 Patient, Kundenwunsch

Kommt ein Kunde mit der Eigendiagnose Magenbeschwerden, bzw. Sodbrennen in die Apotheke, so ist zunächst zu klären, wer der Patient ist.
- »Wer hat die Beschwerden?« (Erwachsener, Jugendlicher, Kind)
- »Wie alt ist das Kind?« (Kinder unter 7 Jahre sollten zum Arzt verwiesen werden)

> »Sind Sie selbst der Patient?« oder »Haben Sie die Beschwerden?«
> »Liegt eine Schwangerschaft vor, oder wird gestillt?«

Es empfiehlt sich, die letzte Frage zu begründen, um nicht neugierig zu erscheinen: »Um die richtigen Arzneimittel auswählen zu können, benötige ich die Information ob eine Schwangerschaft vorliegt oder gestillt wird.«

Auch wenn die Patientin nicht selbst in die Apotheke kommt, ist an diese Frage zu denken.

4.1.2 Hinterfragen der Eigendiagnose, Symptome, Begleiterscheinungen

Im zweiten Schritt werden die Eigendiagnose überprüft und die Symptome hinterfragt. Die vier offenen **Standardfragen** reichen allein für eine genaue Überprüfung nicht aus:

> »Welche Beschwerden liegen vor?«
> »Wie lange bestehen die Beschwerden?«
> »Was wurde schon dagegen unternommen?«
> »Welche anderen Medikamente nehmen Sie noch ein?«

Der Patient kommt mit Symptomen in die Apotheke und es gilt, diese und ihre Begleiterscheinungen genau zu hinterfragen, um eine mögliche Eigendiagnose des Kunden zu überprüfen und Grenzen der Selbstmedikation zu erkennen.

Folgende Fragen können das **Beschwerdebild verdeutlichen** und eingrenzen, wobei es nicht immer nötig sein wird, alle Fragen zu stellen:

> »Welche Beschwerden liegen vor?« (dumpfe, stechende oder krampfartige Schmerzen, Druck, Völlegefühl, saures Aufstoßen, Sodbrennen)
> »Seit wann und wie häufig treten die Schmerzen auf?« (akut, erstmalig, chronisch, rezidivierend)
> »Wann genau treten die Schmerzen auf?« (nüchtern, nachts, nach dem Essen, nach bestimmten Speisen, nach Ärger, Stress)
> »Wo genau treten die Schmerzen auf?« (rechts, links, Oberbauch, Unterbauch, Speiseröhre)
> »Welche weiteren Begleiterscheinungen haben Sie? »(Übelkeit, Erbrechen, Durchfall, Verstopfung, Schluckbeschwerden, Husten, unbeabsichtigter Gewichtsverlust, Fieber, Appetitverlust, frühes Sättigungsgefühl)
> »Wurden die Beschwerden schon vom Arzt abgeklärt?«
> »Welche Arzneimittel wurde schon eingenommen, haben sie geholfen?«
> »Welche Grunderkrankungen liegen vor?« (Diabetes, Gallenwegerkrankung)
> »Welche Arzneimittel nehmen Sie zurzeit regelmäßig ein?« (Rx/SM, UAW, z.B. durch NSAR, ASS, Glukokortikoide, Digitalisglykoside, Eisensalze, Antibiotika, Opioide, ACE-Hemmer, Sartane, Antidepressiva, Antiarrhythmika, Nebenschilddrüsenhormone, Antimykotika, Virustatika, Immunsuppressiva, Zytostatika)

Die letzte Frage wird von einigen Kunden nicht beantwortet werden können, da sie den Namen ihrer Arzneimittel nicht behalten. Bei Stammkunden mit Kundenkarte kann man in der Kundendatei nachzusehen. Ansonsten empfiehlt es sich die häufigsten relevanten Indikationen zu nennen. Zum Beispiel: »Nehmen Sie Arzneimittel gegen Schmerzen oder mit Kortison ein?«

4.1.3 Grenzen der Selbstmedikation

Wenn die Symptome und die Begleiterscheinungen bekannt sind, gilt es, sich aus diesen einzelnen Puzzleteilen ein Gesamtbild zu verschaffen.

Die Entscheidung, ob eine Selbstmedikation möglich oder ein Arztbesuch angeraten ist, muss getroffen werden. Bei gelegentlichem **Sodbrennen**, das als bekannte Ursache die zugeführte Nahrung (zu viel, zu fett, zu süß, zu scharf) hat, ist eine Selbstmedikation möglich. Bei einer plötzlich auftretenden **akuten Gastritis** kann die Apotheke Arzneimittel in der Selbstmedikation empfehlen, mit dem Hinweis auf einen Arztbesuch, wenn innerhalb von 2 Wochen keine Besserung eintritt. Auch **Schwangeren und Stillenden** kann bei Sodbrennen in der Selbstmedikation akut und kurzfristig geholfen werden, mit dem Hinweis den Arzt über die Beschwerden und die Medikation zu informieren.

Wichtig ist auch die Kombination vorhandener Beschwerden abzuklären, da diese z.B. auf einen **Reizmagen** (funktionelle Dyspepsie) hindeuten können und somit eine Selbstmedikation verbieten. Kriterien, die eine Selbstmedikation ausschließen und einen Arztverweis erfordern, sind in der folgenden Übersicht aufgelistet.

K.o.-Kriterien für die Selbstmedikation

- Intensive akute Schmerzen (Gallenkolik, Gallenblasenentzündung, Appendizitis)
- Schmerzen, die in Rücken oder Arm reichen (Herzinfarkt, Angina pectoris, Pankreatitis)
- Schmerzen länger als zwei Wochen und mehrmals die Woche (chronisch)
- Ständiger Schmerz (nüchtern, nachts, nach dem Essen)
- Schluckbeschwerden, Heiserkeit, Husten (Reflux, Refluxösophagitis)
- Appetitlosigkeit in Verbindung mit Schmerzen
- Frühes Sättigungsgefühl gekoppelt mit Schmerzen
- Beschwerdewechsel (Funktionelle Dyspepsie)
- Übelkeit, Erbrechen, Bluterbrechen (Ulkus)
- Gewichtsverlust >3 kg oder >10% des Körpergewichts innerhalb kurzer Zeit
- Blut im/auf dem Stuhl (gastrointestinale Blutung)
- Patient >50-55 Jahre mit erstmaligen Beschwerden (Magenkarzinom)

▼

- Verdacht auf Arzneimittel-bedingte Magenbeschwerden
- Grunderkrankungen (Diabetes, Gallenwegerkrankung, Ulkus, Helico bacter pylori)
- Psychische Faktoren (Depression)
- Kinder, Jugendliche (Zulassung der AM beachten)

Wird ein Kunde zum Arzt verwiesen und kann kurzfristig keinen Termin bekommen (z.B. Schmerzen treten samstags auf), so kann es, je nach Symptomschilderung, angebracht sein, ein Arzneimittel zur Überbrückung mit zugegeben.

 Zu Bedenken ist, dass Patienten, die Schmerzmittel einnehmen, die echte Intensität der Schmerzen nicht wahrnehmen!

4.1.4 Auswahl des Arzneistoffes und des Fertigarzneimittels

Nach den Erkenntnissen der Befragung ist zu entscheiden, ob ein Antazidum, mit schneller Wirkung, oder bei länger andauernden auch nächtlichen Schmerzen ein Protonenpumpenhemmer empfohlen werden soll. Für die H_2-Antihistaminika gibt es so gut wie keine Indikation in der Selbstmedikation mehr. Sie sind in den OTC-Darreichungen unterdosiert und mit den PPIs stehen wirkungsvollere Substanzen mit längerer Wirkdauer zur Verfügung.

Auch Motilitäts-beeinflussende Arzneimittel könnten Linderung bringen. Die möglichen Substanzen und Drogen sind in den ▸ Abschn. 3.1 und ▸ Abschn. 3.2 erläutert worden. Es gilt vor der Empfehlung die Altersgrenzen, die Kontraindikationen und Wechselwirkungen zu berücksichtigen. In Rücksprache mit dem Patienten gilt es, die für ihn optimale Arzneiform zu finden.

4.1.5 Information des Patienten

Es gilt, dem Patienten die nötigen Informationen zu dem empfohlenen Medikament mitzugeben (s. Übersicht »Informationen zum Arzneimittel«).

Informationen zum Arzneimittel
- Dosierung
- Altersbegrenzung (Kinder, Jugendliche)
- Tageshöchstdosis
- Anwendung

▼

- Dauer
- Lagerung (Temperatur, Licht, Luftfeuchtigkeit)
- Alkoholgehalt bei Flüssigkeiten
- Laktose-, Fruktose-Gehalt
- Zeitlicher Abstand zu anderen Medikamenten
- Häufige Nebenwirkung
- Relevante unerwünschte Arzneimittelwirkung

Daneben ist es wichtig, dem Patienten zu erläutern, wann diese Selbstmedikation ihre Grenzen hat und ein Arztbesuch nötig wird; z.B. »Wenn sich Ihre Beschwerden nach 14 Tagen nicht gebessert haben, suchen Sie bitte einen Arzt zur Abklärung auf.«

4.1.6 Unterstützende Maßnahmen

Nach der Auswahl und Empfehlung eines Medikamentes kann der Patient über unterstützende Maßnahmen informiert werden. Zu unterscheiden sind hier die **Therapieergänzungen** von den **kostenlosen Tipps**. Unter Therapieergänzungen sind Informationen über weitere medikamentöse Maßnahmen zu verstehen, die die Beschwerden positiv beeinflussen und die der Patient unterstützend durchführen kann. Es ist eine Information der Apotheke über eine Optimalversorgung.

Mögliche Therapieergänzungen bei »Magenbeschwerden«
- Entschäumer
- Motilitätsbeeinflussende Arzneimittel
- Krampflösende Arzneimittel
- Phytopharmaka (Auswahl)
  - Kamille
  - Fenchel, Anis, Kümmel
  - Leinsamen
  - Melisse
  - Schafgarbe
  - Süßholzwurzel
  - Baldrian, Hopfen, Passionsblume
  - Johanniskraut (Cave: Omeprazol)
- Homöopathika
  - Nux vomica D6
  - Sepia D12
  - Robinia pseudacacia D6
  - Pulsatilla D6
- Schüßler Salze (Nr. 9, 8,10 im Wechsel, Nr. 3, Nr. 5)

Fertigarzneimittel zu diesen Therapieergänzungen sind in ▶ Kap. 3 besprochen.

Die kostenlosen Tipps sind Informationen jeder Art, die dem Patienten nützen können. Hierzu zählen Verhaltensempfehlungen, Broschüren zu dem Thema Magenbeschwerden, ein Hinweis auf Aktivitäten der Apotheke zu diesem Thema (Handzettel, Vortrag, Seminar) u.v.a.

Kostenlose Tipps bei »Magenbeschwerden«

- 5-6 kleine Mahlzeiten (groß wie eine Faust)
- Zu vermeiden bzw. zu reduzieren sind
  - Alkohol
  - Kaffee
  - Saure Fruchtsäfte
  - Fettreiches Essen
  - Süßes (Marmelade, Schokolade)
  - Scharfe Gewürze
  - Zitrusfrüchte
- Jeden Bissen gut kauen
- In Ruhe essen
- Keine üppige, späte Mahlzeit
- Mit erhöhtem Oberkörper nachts schlafen (bei Reflux)
- Stressfaktoren reduzieren
- Entspannungsübungen (z.B. autogenes Training)
- Keine beengende Kleidung tragen
- Feine Haferflocken kauen (bei Sodbrennen)
- Übergewicht reduzieren
- Aktivitäten der Apotheke (Vorträge, Handzettel, usw.)

Bei den Getränken sind hier zwar saure Fruchtsäfte, aber kein Kohlensäure-haltiger Sprudel aufgeführt. Er scheint zumindest bei der gastroösophagealen Refluxkrankheit keine negativen Einflüsse (GERD) zu haben (N.N. 2010).

4.1.7 Abgabe des Arzneimittels

Hat sich der Patient entschieden, bleibt als Letztes noch die Aufforderung an den Patienten eventuelle Unklarheiten bzw. Fragen zu äußern und ihn auf die Möglichkeit der Kontaktaufnahme hinzuweisen:

»Wenn Sie später noch Rückfragen haben sollten, können Sie dies gerne auch telefonisch tun. Unsere Telefonnummer finden Sie auf dem Kassenzettel.«

Die Speicherung der Einkäufe in die Kundendatei ist für viele wegen steuerlicher Aspekte wichtig und sollte nicht vergessen werden. Auch zur Überprüfung möglicher Wechselwirkungen ist die Speicherung aller Abverkäufe bei Stammkunden wichtig. Ist der Kunde noch nicht erfasst, sollte ihm eine Kundenkarte angeboten werden.

4.2   Erbrechen

4.2.1 Patient, Kundenwunsch

Kommt ein Kunde mit dem Wunsch nach einem Arzneimittel gegen Erbrechen, so ist wieder erst zu klären, wer der Patient ist.

- »Wer hat die Beschwerden?« (Erwachsener, Kind, Baby)
- »Wie alt ist die Person?« (Kinder unter 2 Jahren sollten zum Arzt verwiesen werden)
- »Sind Sie selbst der Patient?« oder »Haben Sie die Beschwerden?«
- »Liegt eine Schwangerschaft vor, oder wird gestillt?«

4.2.2 Hinterfragen der Eigendiagnose, Symptome, Begleiterscheinungen

Da in der Selbstmedikation gegen Übelkeit und Erbrechen nur wenige Alternativen zur Verfügung stehen (Dimenhydrinat, Diphenhydramin, Zintona, orale Rehydratationslösungen), diese aber unterschiedliche Zulassungsbereiche haben, ist es nötig, die Beschwerden genau zu hinterfragen.

Folgende Fragen können das **Beschwerdebild verdeutlichen** und eingrenzen:

- »Ist das Arzneimittel für einen Akutfall oder zur Vorbeugung?« (z.B. wegen Bewegungsschwindel bei Reisekrankheit)
- »Wie oft am Tag erbrechen Sie?«
- »Wie viel Zeit liegt zwischen Nahrungsaufnahme und Erbrechen?«
- »Seit wann treten die Beschwerden auf?« (akut, erstmalig, chronisch seit mehr als 3 Tagen)
- »Welche weiteren Begleitsymptome gibt es?« (Fieber, Krämpfe, Schmerzen, Migräne, Schwangerschaft, Durchfall)
- »Wurden die Beschwerden schon vom Arzt abgeklärt?«
- »Kann ein Zusammenhang mit Nahrungsmitteln bestehen?« (Alkohol, Nahrungsmittelunverträglichkeit)
- »Welche Arzneimittel wurde schon eingenommen, haben sie geholfen?«
- »Welche Grunderkrankungen liegen vor?« (Infektionen, Ulkus, Diabetes, Tumorbehandlung, Gallenerkrankung)
- »Welche Arzneimittel nehmen Sie zurzeit ein?« (Chemotherapeutika, Antibiotika, Digitalis, Opiate)

Bei dem Symptom Erbrechen in den Sommermonaten, zumal wenn es mit Durchfall verbunden ist und sich die Nachfragen nach Antiemetika häufen, ist an eine oft sich selbst limitierende Infektion mit akuter Gastroenteritis zu denken (Näheres ▶ Abschn. 2.1.5).

Tritt das Erbrechen unmittelbar nach der Nahrungsaufnahme auf, so ist ein Ulkus oder eine psychogene Ursache in Betracht zu ziehen.

Bei Zeiten von einer Stunde und mehr zwischen Essen und Erbrechen sind eine Magenentleerungsstörung oder eine diabetische Gastroparese wahrscheinlich.

Morgendliches Erbrechen findet sich bei Schwangerschaft und Alkoholabusus (Stiefelhagen 2004).

4.2.3 Grenzen der Selbstmedikation

Vom Erbrechen zu unterscheiden ist das passive Zurückfließen von Nahrung in den Mund, die **Regurgitation**. Ursache ist eine ungenügende Funktion des Ösophagus Sphinkters. Bei 50-70% der Babys kommt es durch die Unreife dieses Schließmuskels zum Rückfluss der Nahrung und sie »spucken«. Dies ist nicht behandlungsbedürftig. Ist das Spucken gekoppelt mit Schreien und Unruhe ist eine ärztliche Konsultation nötig. Häufig liegt eine Kuhmilchallergie zugrunde. Deshalb hat nach einem aktuellen Konsens der Pädiater diese Abklärung Priorität (Speth 2010).

Beim älteren Menschen kommt es durch eine Erschlaffung des Ösophagus-Sphinkters zu dem Phänomen der Regurgitation.

Für die **Selbstmedikation** eignen sich nur einige wenige Fälle des akut auftretenden Erbrechens, für das eine Erklärung vonseiten des Patienten nahe liegt:

- Akute, komplikationslose infektiöse Gastroenteritis
- Akutes Erbrechen, auf Nahrung oder Alkohol zurückzuführen
- Begleitsymptom bei Migräne
- Begleitsymptom bei der Menstruation
- Bekannte Reaktion bei nervlicher Anspannung
- Reisekrankheit (Kinetose)

In der folgenden Übersicht werden die Kriterien aufgelistet, die eine ärztliche Überprüfung bei Erbrechen erfordern.

K.o.-Kriterien für die Selbstmedikation beim Symptom »Erbrechen«

- Babys, Kleinkinder ältere Menschen (Gefahr der Dehydrierung)
- Erbrechen länger als 3 Tage oder chronisch (Infektionen, Nahrungsmittelunverträglichkeit, Magenausgangsstenose, Tumor)
- Akutes intensives oder häufiges Erbrechen (Intoxikationen, Infektionen, Ileus, Herzinfarkt, Glaukom-Anfall, Gehirnerschütterung, akute Gallenwegentzündung, akute Hepatitis, akute Blinddarmentzündung)
- Grunderkrankungen wie Ulkus, Diabetes, Gallenwegerkrankung, Tumor, Hyperthyreose
- Blut im Erbrochenen (Hellrot, Kaffeesatz-artig)
- Verdacht auf Arzneimittel-bedingte Ursache (z.B. ASS, NSAR, Cortison, Antikoagulanzien, Digitalis, Chemotherapeutika, Antibiotika, Opiate, Antihypertensiva, Antiparkinson-Mittel, Nikotin)
- Schwangerschaft
- ZNS-Ursachen (Migräne, Meningitis, Epilepsien, Morbus Menière)
- Psychische Erkrankungen (Depression, Essstörung, Angststörung)

4.2.4 Auswahl des Arzneistoffes und des Fertigarzneimittels

Die sedierenden H1-Antihistaminika **Diphenhydramin** und dessen Salz (8-Chlortheophyllinat), das **Dimenhydrinat**, werden als Antiemetika in vielen Fällen sinnvoller Weise als Suppositorien angeboten.

Bei Reiseübelkeit eignen sich Kaugummipräparate, da sie schnell resorbiert werden und auch von Kindern leicht akzeptiert werden.

Das Ingwerpräparat Zintona kann auch zur Prophylaxe der Reiseübelkeit ab einem Alter von 6 Jahren empfohlen werden.

Bei bestehenden Beschwerden vor allem bei Verbindung mit Durchfall ist der Einsatz von oralen Dehydratationslösungen Mittel der ersten Wahl.

4.2.5 Information des Patienten

Bei den **H1-Antihistaminika** ist auf die **verminderte Reaktionsfähigkeit** bis hin zu Schläfrigkeit hinzuweisen:

»Bitte beachten Sie, dass dieses Mittel müde macht und Sie nicht Auto fahren oder Maschinen bedienen dürfen. Auch nicht am Folgetag. Da Ihre Haut auf Sonne empfindlicher reagieren kann, vermeiden Sie starke Sonneneinstrahlung oder verwenden ein Sonnenmittel mit sehr hohem Lichtschutzfaktor. Trinken Sie keinen Alkohol zu diesem Arzneimittel«

Die übrigen Hinweise, die zu beachten sind, sind in ▶ Abschn. 4.1.5 zu finden.

4.2.6 Unterstützende Maßnahmen

Die nachstehende Übersicht zeigt eine Auswahl an möglichen zusätzlichen Empfehlungen zu den in ▶ Abschn. 4.2.4 genannten Mitteln der ersten Wahl.

Mögliche Therapieergänzungen bei Erbrechen

- Pflanzliche Prokinetika (z.B. Iberogast)
- Pflanzliche Sedativa (bei nervösem Erbrechen)
- Spasmolytika
- Mittel zur Empfängnisverhütung (bei Pille Anwenderinnen)
- Magnesiumsalze (kann Migräneanfälle in Zahl und Schwere reduzieren und damit auch Übelkeit und Erbrechen)
- Homöopathika
  - Nux vomica D6
  - Okoubaka D3
  - Cocculus D4
  - Pulsatilla D6

- Schüßler Salze (Nr. 7, Nr. 10)
- Desinfektionsmittel (wenn mit Durchfall gekoppelt, infektiöse Ursache wahrscheinlich)

Weitere Fertigarzneimittel zu diesen Therapieergänzungen sind im pharmazeutischen Teil ▸ Kap. 3 besprochen.

Die folgende Übersicht zählt mögliche Verhaltensanweisungen, die dem Patienten nützen können, auf.

Kostenlose Tipps bei Erbrechen
- Ausreichend trinken (am besten eine Elektrolytlösung, zusätzlich noch Kamillentee, Ingwertee)
- Magen nicht belasten mit normalem Essen, Schonkost
- Kleine Mahlzeiten (Faustgroß)
- Bei Verdacht auf Infektion (z.B. »Norovirus«) auf Hygiene achten, Wäsche mindestens bei 60°C waschen
- Während der Reise nicht lesen, einen Punkt in der Ferne fixieren
- Am Tag vor der Reise keine schweren Mahlzeiten, kein Alkohol
- Bei Nahrungsmittel als Auslöser, vermutete Substanz aus Speisezettel entfernen (Stichpunkt: Nahrungsmittelunverträglichkeit), Tagebuch führen
- Aktivitäten der Apotheke (Ernährungsberatung, Handzettel usw.)

4.3 Diarrhö

4.3.1 Patient, Kundenwunsch

Kommt ein Kunde mit dem Wunsch nach einem Arzneimittel gegen Durchfall in die Apotheke, so ist wieder erst zu klären, wer der Patient ist.
- »Wer hat die Beschwerden?« (Erwachsener, älterer Mensch, Kleinkind, Baby)
- »Wie alt ist die Person?« (Kinder unter 2 Jahren gehören in ärztliche Behandlung)
- »Sind Sie selbst der Patient?« oder »Haben Sie die Beschwerden?«
- »Liegt eine Schwangerschaft vor, oder wird gestillt?«

4.3.2 Hinterfragen der Eigendiagnose, Symptome, Begleiterscheinungen

Hier sind Fragen wichtig, die die Ursache und die Intensität des Durchfalls abklären können. Denn wie Erbrechen ist auch Durchfall nur ein Symptom.

Mittel der ersten Wahl sind immer die oralen Rehydratationslösungen. Durch Rückfragen ist zu klären, ob die Empfehlung von Loperamid gerechtfertigt ist oder nicht. Eine Übersicht über Antidiarrhoika wird in ▶ Abschn. 3.6 gegeben.

Die folgenden Fragen helfen, sich ein **genaueres Bild der Beschwerden** zu verschaffen:

- »Ist das Mittel für einen Akutfall oder zur Vorbeugung gedacht?« (Urlaubprophylaxe)
- »Wie oft am Tag haben Sie Durchfall?« (>3-mal täglich)
- »Wie ist die Konsistenz?« (breiig, wässrig, gemischt mit Blut)
- »Seit wann haben Sie den Durchfall?« (akut, chronisch)
- »Wann oder seit wann genau tritt der Durchfall auf?«
  - »Akut nach Nahrungsmitteln?«
  - »Virale Infektion?« (z.B. Noro-, Rotaviren)
  - »Bakterielle Infektion?« (z.B. EHEC, ETEC, Campylobacter, Salmonellen, Shigellen)
  - »Neu eingenommene Arzneimittel?«
  - »Psychische Belastungen?«
- »Welche anderen Beschwerden kommen noch hinzu?« (Fieber, Krämpfe, Schmerzen, Erbrechen, allgemeine Schwäche, Schwindel)
- »Wie viel Gewicht haben Sie verloren?«
- »Wechseln die Beschwerden zwischen Durchfall und Verstopfung?« (Reizdarm)
- »Waren Sie schon beim Arzt mit diesen Beschwerden?«
- »Was haben Sie in der Vergangenheit dagegen unternommen und hat es geholfen?«
- »Welche chronische Erkrankungen haben Sie?« (z.B. Chronische Darmerkrankungen, Ulkus, Malabsorption, Nahrungsintoleranz, Diabetes, Hyperthyreose)
- »Welche Arzneimittel nehmen Sie zurzeit ein?« (Rx und SM, Pille, UAW z.B. durch Laxanzien, Antibiotika, Acarbose, motilitätsfördernde Mittel, ACE-Hemmer, Lipidsenker, Parkinsonmittel, Immunsuppressiva)
- »Haben Sie verstärkt Nahrungsmittel oder Süßigkeiten mit Süßstoff statt Zucker gegessen?« (Sorbitol)
- »Waren Sie in der letzten Zeit im Ausland z.B. in den Tropen im Urlaub?« (In den vergangenen drei Monaten)

Eine ausführliche Auflistung der Medikamente, die eine Diarrhö verursachen können, findet sich bei Braun u. Schulz 2010.

Die häufigste Ursache bei Durchfällen ist die **virale Infektion**. So wurden den Gesundheitsämtern im Jahr 2010 allein 169.246 Noro- und 53.320 Rotavirusinfektionen gemeldet (▶ Abb. 4.2).

Campylobacter- und Salmonellenarten sind die häufigsten Erreger **bakterieller Infektionen**. Im Jahr 2010 wurden 64.911 Fälle von Campylobacter Enteritis und 25.015 Fälle von Salmonellose gemeldet. Die im Jahr 2011 aufgetretenen Fälle von EHEC-Erkrankungen, teilweise gekoppelt mit der Komplikation hämolytisch-urämisches Syndrom (HUS), sind in ihrer Häufigkeit (3.842 Fälle) und Schwere eher untypisch.

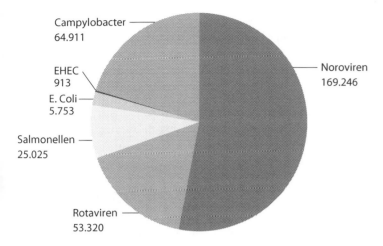

Campylobacter
64.911

EHEC
913

E. Coli
5.753

Salmonellen
25.025

Noroviren
169.246

Rotaviren
53.320

■ **Abb. 4.2** Diarrhö-Ursachen 2010 in Deutschland (Quelle: Robert Koch Institut)

Wichtig für die Beratung ist die Tatsache, dass die Ausscheidung der Erreger, nach Abklingen der Symptome, noch bis zu 4 Wochen andauern kann. Hier ist der Hinweis auf eine gute Hygiene wichtig.

4.3.3 Grenzen der Selbstmedikation

Während in den meisten Fällen akute Diarrhöen durch bakterielle oder virale Infektionen nach wenigen Tagen überstanden sind, gilt es die weniger häufigen Fälle, die sich nicht für die Selbstmedikation eignen, herauszufiltern. Wie wichtig dies sein kann, zeigt der EHEC/HUS-Ausbruch im Mai/Juni 2011 in Deutschland. Hier wäre die Empfehlung eines Loperamidpräparates kontraindiziert gewesen, da das Shigatoxin aufgrund der längeren Verweilzeit im Darm diesen stärker schädigt und die Krankheitsdauer verlängert (S1-Leitlinie EHEC/HUS). Die folgende Liste zeigt Kriterien, die eine Selbstmedikation nicht zulassen.

K.o.-Kriterien für die Selbstmedikation bei Diarrhö
- Säuglinge, Kleinkinder <2 Jahre (Gefahr der Dehydrierung)
- Abwehrgeschwächte und ältere Personen >70 Jahre (Gefahr der Dehydrierung und gravierenden Verschlimmerung)
- Gewichtsverlust >5% (Gefahr der Dehydrierung)
- Diarrhö länger als 2-3 Tage (chronische Erkrankung, Verdacht auf Malabsorption, Maldigestion)
- Blutiger Stuhl (Schädigung der Darmschleimhaut, Tumor)
- Schleimiger Stuhl
- Fieber >39°C

▼

- Kolik-artige Schmerzen
- Wechsel von Diarrhö und Obstipation (Reizdarm)
- Schwangerschaft, Stillzeit
- Aufenthalt im Ausland/Tropen (Infektionen mit in Deutschland untypischen Erregern)
- Verdacht auf Intoxikation (Schwermetalle, Digitalis)
- Grunderkrankungen wie Diabetes, Ulkus, Morbus Crohn, Colitis ulcerosa, Reizdarm, funktionelle Dyspepsie
- Verdacht auf Infektion mit schwerem Verlauf (Virale und bakterielle Infektionen sind meldepflichtig!)
- Einnahme von Arzneimitteln, die bei der Hinterfragung der Eigendiagnose in ▶ Abschn. 4.3.2 genannt wurden
- Personen, die in der Lebensmittelindustrie oder im Gesundheitswesen arbeiten

4.3.4 Auswahl des Arzneistoffes und des Fertigarzneimittels

Die Arzneistoffe, die der Apotheke in der Selbstmedikation zur Verfügung stehen, wurden in ▶ Abschn. 3.6 näher besprochen. Es sind:
- Orale Rehydratationslösungen (ORS)
- Loperamid
- Mikroorganismen
- Adstringenzien
- Adsorbenzien
- Cromoglycinsäure

Da die Datenlage zu den einzelnen Präparaten sehr unterschiedlich ist, ist die Apotheke angehalten, sicher wirkende Arzneimittel zu empfehlen.

Es sind die Kontraindikationen bezüglich des Alters (Kinder, Kleinkinder) zu beachten.

Loperamid für den Urlaub ist verständlich, da der Durchfall schnell stoppt, aber bei Toxin-induzierten Durchfällen (z.B. ETEC) oder bei Infektionen mit z.B. Shigellen oder Salmonellen fördert die Ruhigstellung des Darms die Erkrankung. Das Berliner Centrum für Reise- und Tropenmedizin empfiehlt lieber **Tannalbuminat-Präparate** (Wolf 2011).

4.3.5 Information des Patienten

Die Hinweise, die zu beachten sind, sind in ▶ Abschn. 4.1.5 zu finden.

Eine wichtige Information bei Diarrhö ist:

»Wenn sich Ihr Durchfall nach 2, spätestens 3 Tagen nicht gebessert hat oder wieder einsetzt, nachdem Sie Ihr Arzneimittel nicht mehr einnehmen, suchen Sie bitte unverzüglich einen Arzt auf.«

Aufgrund der EHEC-Erkrankungen 2011 in Deutschland wird diskutiert zunächst nur ORS zu empfehlen und erst nach 2 Tagen, wenn der Stuhl unblutig bleibt, Motilitätshemmer mitzugeben. Dies dient dazu, die schweren Verlaufsfälle nicht durch eine unangebrachte Empfehlung zu verschlimmern.

Hauptsächlich zur Prophylaxe der **Reisediarrhöen**, vor allem, wenn Kinder mitreisen, kann nach den ORS auch Saccharomyces boulardii empfohlen werden. Für Erwachsene empfiehlt das Berliner Centrum für Reise- und Tropenmedizin Adstringenzien mit Tanninalbuminat. Loperamid bietet sich lediglich für die Heimreise an (Wolf 2011).

4.3.6 Unterstützende Maßnahmen

Zunächst werden die Therapieergänzungen, die zu einer Optimalversorgung führen, aufgelistet.

Mögliche Therapieergänzungen bei Diarrhö

- Desinfektionsmittel
- Getrocknete Heidelbeeren, frische Heidelbeeren wirken laxierend
- Tees
  - Anis-Fenchel-Kümmel
  - Brombeerblätter
  - Frauenmantelkraut
  - Eichenrinde
  - Tormentillwurzel
- Einmalhandtücher
- Einmalhandschuhe
- Zusätzliche Empfängnisverhütung (bei der Anwendung der Pille)
- Probiotika (Prophylaxe der Reisediarrhö, »Aufbau der Darmflora«)
- Spasmolytika
  - Pfefferminzöl in Kapseln
  - Iberogast
- Homöopathika
  - Arsenicum album D12
  - Okoubaka D3
  - Chamomilla D6
- Schüßler Salze (Nr. 3, Nr. 8)

Probiotika sind nicht geeignet für Menschen mit geschwächtem Immunsystem. Es besteht die Gefahr des unkontrollierten Wachstums der Pilze oder Bakterien.

In der nächsten Liste wird eine Auswahl an kostenlosen Tipps gegeben, die den Patienten nützen können.

Zu Hygienemaßnahmen bei erkrankten Kindern gibt es Informationen von der Bundeszentrale für gesundheitliche Aufklärung (BZgA 2011). Eine zentrale Rolle spielt die Händehygiene bei infektiösen Diarrhöen.

4

Kostenlose Tipps bei Diarrhö

- Auf die Hygiene achten
  - Getrennte Handtücher für Erkrankte
  - Wäsche mindestens bei 60°C waschen
- Hände gründlich waschen (gerade wenn Kinder krank sind)
  - Bevor Sie das Essen zubereiten,
  - Vor dem Essen,
  - Bevor Sie Ihrem Kind Nahrung geben,
  - Bevor Sie ihrem Kind ein Medikament verabreichen,
  - Bevor Sie eine Verletzung versorgen,
  - Nach dem Toilettengang oder nachdem Sie Ihrem Kind auf der Toilette geholfen haben,
  - Nach dem Wechseln der Windeln,
  - Nach der Pflege Ihres kranken Kindes oder eines anderen erkrankten Familienmitglieds,
  - Nach dem Naseputzen,
  - Nach Kontakt mit Tieren,
  - Nachdem Sie von draußen heimgekehrt sind.
- Geeignete Lebensmittel:
  - Reis, Bananen, Kartoffeln
  - Karottensuppe nach Moro
  - Karotten-Reisschleim Nahrungen für Säuglinge und Kleinkinder
  - Geriebene, geschälte Äpfel, die an der Luft braun wurden
- Wärme gegen Krämpfe
- Auf Reisen in südliche oder tropische Länder:
  - Hände oft waschen bzw. desinfizieren
  - »Cook it, boil it, peel it or forget it«
  - Kein Leitungswasser trinken, auch nicht zum Zähneputzen verwenden
  - Getränke nur aus verschlossenen Flaschen oder Dosen
  - Vorsicht bei Eiswürfeln, Speiseeis
- Ausreichend Flüssigkeit zuführen (keine Cola, keine Fruchtsäfte: zu viel Zucker, wenig Natrium, kaum Kalium, zu hohe Osmolarität)
- Hinweis auf Rotaviren-Impfung bei Säuglingen
- Hinweis auf Cholera-Impfung (z.B. bei Indien- oder Ägyptenreise)
- Bei Verdacht auf Nahrungsunverträglichkeit: Tagebuch führen, vermutete Nahrung weglassen
- Aktivitäten der Apotheke (Ernährungsberatung, Handzettel usw.)

Praxistipp

Moro-Karottensuppe

500 g geschälte Karotten in 1 l Wasser eine Stunde kochen, dann durch ein Sieb drücken oder im Mixer pürieren, mit gekochtem Wasser wieder auf einen Liter auffüllen und drei Gramm Kochsalz zugeben.
Beim Kochen entstehen saure Oligogalakturonide, die den Rezeptoren des Darmepithels ähneln und an pathogene Darmkeime andocken (N.N. 2011).

Die Expertenkommission der Weltgesundheitsorganisation (WHO: Strategic Advisory Group of Experts, SAGE) hat 2009 die Aufnahme einer generellen Rotavirus-Impfung von Säuglingen in die nationalen Impfprogramme weltweit empfohlen (WHO SAGE 2009). In Deutschland haben bis zum Juni 2011 vier Bundesländer (Sachsen, Brandenburg, Mecklenburg-Vorpommern und Thüringen) die Rotavirus-Impfung in ihre öffentlichen Empfehlungen aufgenommen.

4.4 Obstipation

4.4.1 Patient, Kundenwunsch

Wie bei jedem Wunsch in der Selbstmedikation ist auch bei dem Thema Verstopfung zunächst zu klären, wer der Patient ist.
- »Wer hat die Beschwerden?«
- »Wie alt ist die Person?«
- »Sind Sie selbst der Patient?« oder »Haben Sie die Beschwerden?«
- »Liegt eine Schwangerschaft vor, oder wird gestillt?«

4.4.2 Hinterfragen der Eigendiagnose, Symptome, Begleiterscheinungen

Bei dem Thema Verstopfung ist es deshalb besonders wichtig die Eigendiagnose zu hinterfragen, da viele Menschen völlig falsche Vorstellungen davon haben, was eine normale Stuhlfrequenz ist. Vielfach herrscht die irrige Meinung vor: wer nicht jeden Tag Stuhlgang hat, leidet unter Verstopfung. Es ist daher zu unterscheiden zwischen subjektivem Empfinden und objektiver Einschätzung.

Folgende Fragen können gestellt werden.
- »Wie häufig ist der Stuhlgang?«
- »Wie ist der Stuhl beschaffen?« (hart, weich, klumpig, blutig, schleimig)
- »Seit wann besteht die Verstopfung?« (chronisch, akut)
- »Wann treten die Beschwerden auf?« (Ortswechsel, Stress, Hektik, geringere Bewegung)
- »Welche weiteren Symptome gibt es?« (Schmerzen, heftiges Pressen, Gefühl der unvollständigen Entleerung, Völlegefühl, Blähungen, Krämpfe)
- »Waren Sie mit den Beschwerden schon beim Arzt?«
- »Welche Abführmittel haben Sie schon genommen, haben sie geholfen?« oder »Welche Erfahrungen haben Sie mit Abführmittel?«
- »Welche anderen Erkrankungen haben Sie?« (z.B. Diabetes, Parkinson, Hypothyreose, Hämorrhoiden Analfissuren, entzündliche Darmerkrankungen, Gallenwegerkrankung, neurologische Erkrankungen)
- »Welche Arzneimittel nehmen Sie zurzeit regelmäßig ein?« (z.B. Al-, Ca-, Fe-, Salze, Anionenaustauscher, Antidepressiva, Antihypertonika, Antiparkinsonmittel, Kalziumantagonisten, Diuretika, Lipidsenker, Opiate, Loperamid, Verapamil)

Das Thema **Laxanzien** ist für viele Apotheken ein sehr sensibles Thema. Gibt es doch immer wieder Kunden, die die Laxanzien missbräuchlich und irrtümlich zur Gewichtsreduktion verwenden, falsche Vorstellungen von normaler Stuhlfrequenz haben und keiner Beratung zugänglich sind. Doch hat sich gerade in den letzten Jahren die Beratung dadurch vereinfacht, dass sich einige Befürchtungen bezüglich der Nebenwirkungen von Laxanzien als unhaltbar erwiesen haben. Bei bestimmungsgemäßem Gebrauch sind bei vielen Laxanzien keine Gewöhnung und kein Kaliumverlust zu befürchten.

4.4.3 Grenzen der Selbstmedikation

Trotz der neuen Erkenntnisse bezüglich der Laxanzien, gibt es auch bei dieser Indikation Fälle, die nicht für die Selbstmedikation geeignet sind und einer ärztlichen Diagnostik bedürfen.

> **K.o.-Kriterien für die Selbstmedikation bei Verstopfung**
> - Chronische Obstipation (Kinder, Schwangere, Stillende, Reizdarm, anorektale oder kologene Ursachen ◼ Abb. 2.8 und 2.9 in ▶ Abschn. 2.2.2)
> - Blut oder Schleim im Stuhl, Teerstuhl (Hämorrhoiden, Tumor, schwere Infektionen durch Bakterien, entzündliche Darmerkrankungen, Analfissuren, Divertikulose)
> - Akuter Abdominalschmerz, Krämpfe, Übelkeit (Akutes Abdomen, Ileus, Exsikkose, Stenose)
> - Wechsel von Obstipation und Diarrhö (Reizdarm)
> - Verdacht auf Arzneimittel-bedingte Obstipation (▶ Abschn. 4.4.2)
> - Verdacht auf Laxansabusus

Bei Kindern, Schwangeren und Stillenden ist eine Selbstmedikation bei einer passageren Obstipation im Rahmen einer ärztlichen Betreuung möglich.

4.4.4 Auswahl des Arzneistoffes und des Fertigarzneimittels

Da nicht nur Erwachsene, sondern auch Säuglinge und Kinder unter einer passageren Obstipation leiden können, ist bei der Empfehlung darauf zu achten, ab welchem Alter die Arzneimittel zugelassen sind.

Für diese junge Patientengruppe eigenen sich Zäpfchen oder Klysmen am besten.

Auch die Erfahrungen der Patienten sollten berücksichtigt werden. Nicht jedem helfen z.B. Ballaststoffe. Die zur Verfügung stehenden Arzneimittel sind in ▶ Abschn. 3.7 zu finden. Bei der Auswahl des Fertigarzneimittels kann auch die Zeit bis zum Wirkeintritt eine Rolle spielen:

»Wünschen Sie ein Mittel, das sofort oder über Nacht wirkt?«

Auch der Wunsch einer speziellen Darreichungsform sollte hinterfragt werden:

»Bevorzugen Sie Tabletten, Tropfen oder Zäpfchen?«

Ein Statement von Professor Müller–Lissner zum Thema Laxanzien: »Das günstigste Verhältnis von Wirkung zu Nebenwirkung haben derzeit die stimulierenden Laxanzien und der Wirkstoff Macrogol.« (Müller Lissner 2009)

4.4.5 Information des Patienten

Neben den Erläuterungen aus ▸ Abschn. 4.1.5 kann der Patient über Mythen in Bezug auf den Stuhlgang informiert werden (◻ Tab. 3.23, ▸ Abschn. 3.7). Hier können

- Stuhlhäufigkeit,
- Gefahr der »Selbstvergiftung«,
- Gefahrlosigkeit bei bestimmungsgemäßem Gebrauch

thematisiert werden. Wichtig ist der Hinweis auf die begrenzte Einnahmedauer. Bei vielen Laxanzien ist keine tägliche Einnahme nötig, es reicht eine Einnahme jeden zweiten Tag. Stuhlgang jeden zweiten oder dritten Tag gilt als völlig normal.

Bei Miniklistieren ist der Hinweis angebracht, dass beim Entfernen des Klistiers aus dem After nach Applikation, dieses weiter zusammengedrückt bleibt, da sonst der Inhalt wieder in das Klistier zurückgesaugt wird.

4.4.6 Unterstützende Maßnahmen

Folgende Therapieergänzungen können empfohlen werden.

Mögliche Therapieergänzungen bei Obstipation

- Quell-, Ballaststoffe (helfen bei 20% der Patienten)
- Probiotika (z.B. Mutaflor)
- Spasmolytika
- Homöopathika
    - Alumina D6
    - Opium D12
- Schüßler Salze (Nr. 3, Nr.6, Nr.2)
- Literatur zu Ballaststoffen

Probiotika sollten bei Menschen mit Immunsuppressiva oder einem Immundefizit nicht empfohlen werden. Es besteht die Gefahr einer übermäßigen Vermehrung der Pilze oder Bakterien.

Kostenlose Tipps beim Thema Obstipation betreffen hauptsächlich die Lebensführung. Obwohl die Empfehlung, dass mehr Bewegung und mehr

Trinken Besserung brächte, in den Bereich der Mythen fällt, ist ein Hinweis darauf dennoch angebracht. Viele Menschen trinken nicht die empfohlene Menge von 1,5 Liter und vermeiden jeden überflüssigen Schritt.

Kostenlose Tipps bei Obstipation

- Täglich 1,5 Liter Flüssigkeit trinken
- Auf ausreichend Bewegung achten
- Auch leichtem Stuhldrang nachgeben, nicht unterdrücken
- Nahrungsmittel, die die Darmaktivität fördern können:
  - Feigen
  - Pflaumen
  - Traubensaft (Cave Zuckergehalt bei Diabetikern)
  - Sauerkraut
  - Probiotischer Joghurt
  - Kohlenhydratreiche Ernährung mit Vollkornprodukten (Bründl 2008), Eiweiß reduzieren
- Vor dem Frühstück nüchtern ein Glas Wasser trinken (gastrokolischer Reflex löst Defäkationsreiz aus)
- Zeit nehmen für den Stuhlgang
- Kreisende Bauchmassage Richtung Unterleib
- Laxanzien sind keine Mittel zum Abnehmen
- Aktivitäten der Apotheke (Ernährungsberatung, Handzettel usw.)

4.5   Hämorrhoiden

4.5.1 Patient, Kundenwunsch

Erster Schritt ist, wie immer, die Klärung, wer der Patient ist.

- »Wer hat die Beschwerden?«
- »Wie alt ist die Person?« (Kinder, Jugendliche mit dieser Eigendiagnose gehören immer zum Arzt)
- »Sind Sie selbst der Patient?« oder »Haben Sie die Beschwerden?«
- »Liegt oder lag eine Schwangerschaft vor, oder wird gestillt?« (Hämorrhoiden treten auch in der Schwangerschaft oder nach einer Entbindung auf)

4.5.2 Hinterfragen der Eigendiagnose, Symptome, Begleiterscheinungen

Hämorrhoiden sind ein heikles Thema in der Selbstmedikation. Viele Kunden haben Hemmungen das Wort auszusprechen und werden mit Symptomschilderungen in die Apotheke kommen. Da es im Analbereich einige Erkrankungen gibt, die ähnliche Symptome verursachen (z.B. Tumor, perianale Thrombose, Analfissur, Ekzem, Mykose, Wurmbefall) ist eine Selbstmedikation nur kurze Zeit bis zur Arztdiagnose oder nach gestellter Arztdiagnose sinnvoll. Zur Abklärung und Überprüfung **der Eigendiagnose** bieten sich folgende Fragen an (nach Braun u. Schulz 2010):

- »Welche Beschwerden liegen vor?« (Juckreiz, Nässen, Bluten, Schmerzen, Fremdkörpergefühl, Prolaps)
- »Wie lange bestehen die Beschwerden schon?« (akut, chronisch)
- »Wie sind die Schmerzen?« (stechende Schmerzen nach oder beim Stuhlgang = Verdacht auf Analfissur)
- »Wann genau treten die Beschwerden auf?« (beim Stuhlgang, unabhängig davon =Verdacht auf Tumor)
- »Welche Begleitbeschwerden gibt es?« (Verstopfung, chronische Diarrhö)
- »Waren Sie damit schon beim Arzt?«
- »Welche Darmerkrankungen haben oder hatten Sie in der Vergangenheit?«
- »Welche Arzneimittel haben Sie schon angewandt und haben sie geholfen?«

4.5.3 Grenzen der Selbstmedikation

Die Grenzen der Selbstmedikation sind hier eng gesteckt, da bei einer längeren Selbstbehandlung ohne ärztliche Diagnosestellung Erkrankungen verschleppt werden, die dringend einer ärztlichen Behandlung bedürften.

K.o.-Kriterien für die Selbstmedikation

- Erstmaliges Auftreten der Beschwerden
- Chronische Beschwerden
- Blut im, auf dem Stuhl
- Fremdkörpergefühl im Analbereich
- Schmerzen
- Inkontinenz als Begleitsymptom
- Verdacht auf andere Erkrankungen (▶ Abschn. 4.5.2)
- Schmerzende Knoten im Analbereich
- Schwangerschaft
- Säuglinge bis Jugendliche

Blut im, auf dem Stuhl oder am Toilettenpapier können Zeichen von Hämorrhoiden sein. Weitere Ursache könnten aber auch Divertikelblutungen, chronisch-entzündliche Darmerkrankungen, ischämische Kolitis, NSAR-Einnahme oder infektiöse Darmentzündungen sein (Lehmann u. Stallmach 2010). Teerstuhl dagegen sind Anzeichen von gastrointestinalen Blutungen.

4.5.4 Auswahl des Arzneistoffes und des Fertigarzneimittels

Welche lokalen Mittel bei Hämorrhoiden auch empfohlen werden, sie alle beseitigen nicht die Ursache, sondern behandeln die Symptome. Sie können die Begleiterscheinungen, wie entzündliche oder ödematöse Prozesse, lindern.

Zur Wahl stehen Lokalanästhetika, Adstringenzien, Antiphlogistika, Immunstimulanzien und Antiadhäsiva (▶ Abschn. 3.10). Als Darreichungsformen bieten sich Analtampons und Salben an.

4.5.5 Information des Patienten

Außer den üblichen Informationen wie in ▶ Abschn. 4.1.5 aufgelistet, empfiehlt es sich die Besonderheiten und Vorteile der Analtampons zu erklären.

Zäpfchen sind nicht Mittel der ersten Wahl, da sie im Analkanal hochrutschen und nicht dort wirken, wo sie gebraucht werden.

Bei der rektalen Anwendung von Salben mit Applikatoren, sollte dieser ohne Druck in den After eingeführt und beim Herausziehen ein leichter Druck auf die Salbentube ausgeübt werden.

4.5.6 Unterstützende Maßnahmen

Die nachfolgende Übersicht zeigt Therapieergänzungen beim Hämorrhoidalleiden auf.

Mögliche Therapieergänzungen bei Hämorrhoidalleiden

- Quellmittel (Leinsamen, Indischer Flohsamen/Flohsamenschalen)
- Sitzbäder (Eichenrinde, Hamamelis, Kamille, max. 30°C)
- Wund- und Heilsalbe
- Zinkpaste
- Analvorlagen
- Analdehner (Zur Lockerung der verkrampften inneren Schließmuskeln)
- Schüßler Salze (Nr. 1, Nr. 7)

Laxanzien sind kurzzeitig angebracht bei sehr hartem Stuhl, um starkes Pressen zu vermeiden, sind aber ungeeignet als »Begleittherapie«, da zu weicher Stuhl die Sphinktermuskeln nicht trainiert und leicht zu Inkontinenzerscheinungen mit Reizungen der Analhaut führen kann.

Die kostenlosen Tipps bieten wieder viele Hinweise zu Verhaltensmaßnahmen. Hier sind für viele Patienten schriftliche Informationen sicherlich sehr hilfreich, da das sensible Thema nicht ausführlich besprochen werden muss, womöglich bei voller Offizin, ohne Diskretionsabstand zu anderen Kunden. Die Deutsche Gesellschaft für Koloproktologie hat eine Patienteninformation herausgegeben (Leitlinie 081-007p).

Kostenlose Tipps bei Hämorrhoiden

- Ballaststoffmenge in der Nahrung erhöhen (Ziel ist ein weicher, geformter Stuhl, nicht dünnflüssig)
- Täglich ca. 1,5–2 Liter Flüssigkeit trinken
- Nicht scharf würzen, wenig Zitrusfrüchte und Säfte (um Reizungen der Analhaut zu vermeiden)
- Blähende, stopfende Lebensmittel vermeiden (z.B. Kohlarten, Hülsenfrüchte, Schokolade)
- Beim Stuhlgang nicht pressen
- Stuhldrang nicht unterdrücken
- Keine feuchten Toilettentücher bei Juckreiz (zu viele nicht deklarierte Inhaltsstoffe) (Bischoff 2011)
- Analbereich nach dem Stuhlgang mit kaltem Wasser reinigen, trocken tupfen
- Schließmuskeltraining (auf einen Stuhl setzen und versuchen im Sitzen zu wachsen)
- Übergewicht reduzieren
- Bewegung aktivieren (Treppen steigen, anstatt den Lift zu benutzen; bei kurzen Wegen öfter mal das Auto stehen lassen; folgende Sportarten sind gut: Wandern, Schwimmen, Gymnastik, schlecht sind: Joggen, Tennis wegen großer Belastung des Beckenbodens.)
- Aktivitäten der Apotheke (Ernährungsberatung, Handzettel usw.)

4.6 Meteorismus

4.6.1 Patient, Kundenwunsch

Erster Schritt ist, wie immer, die Klärung, wer der Patient ist:
- »Wer hat die Beschwerden?«
- »Wie alt ist die Person?« (Baby, Kind, Erwachsener)
- »Sind Sie selbst der Patient?« oder »Haben Sie die Beschwerden?«
- »Liegt oder lag eine Schwangerschaft vor, oder wird gestillt?«

4.6.2 Hinterfragen der Eigendiagnose, Symptome, Begleiterscheinungen

Personen mit Blähungen können einen hohen Leidensdruck entwickeln, wenn sie lange Zeit trotz aufwendiger Diagnostik keinen Therapieerfolg erzielen.

Nicht nur Erwachsene haben diese Beschwerden, auch Säuglinge leiden häufig unter Blähungen.

- »Welche Beschwerden liegen vor?«
- »Wie lange bestehen die Beschwerden schon?« (akut, chronisch)
- »Wann genau treten die Beschwerden auf?« (unmittelbar nach dem Essen, Stunden später, nach welchen Nahrungsmitteln, bei Stress)
- »Welche Begleitbeschwerden gibt es?« (Schmerzen, Krämpfe, Verstopfung, Diarrhö, Luftaufstoßen)
- »Waren Sie damit schon beim Arzt?«
- »Welche anderen Erkrankungen haben Sie?« (Diabetes, CED, Reizdarm, Nahrungsmittelunverträglichkeiten, Sprue, Zöliakie überstandene Gastroenteritis)
- »Hatten Sie eine Operation an den Verdauungsorganen?« (Gallenoperation, Magen-, Darmerkrankungen)
- »Welche Arzneimittel haben Sie schon angewandt und haben sie geholfen?«
- »Welche Medikamente nehmen Sie zurzeit ein?« (z.B. Akarbose, Metformin, Lipidsenker, Antibiotika, Laktulose)

4.6.3 Grenzen der Selbstmedikation

Bei einem akuten Fall von Beschwerden durch Blähungen aufgrund von Nahrung, kann in der Selbstmedikation geholfen werden. Der Verdauungsapparat ist durch ein Zuviel an blähender Nahrung schlicht überfordert.

Bei Blähungen, die immer wieder quälen, scheitern diagnostische Untersuchungen zum Teil, weil die eigentliche Ursache nicht untersucht wird. Hierzu zählen u.a. die zunehmenden Nahrungsunverträglichkeiten. Der Patient erhält die Diagnose: Reizdarm. Diese Diagnose ist dann kein Fall mehr für die Selbstmedikation, es können in der Beratung aber Hinweise auf mögliche Ursachen gegeben werden, die evtl. noch nicht untersucht wurden.

> **K.o.-Kriterien für die Selbstmedikation bei Meteorismus**
> - Akute starke, schmerzende Blähungen unbekannter Ursache (z.B. akutes Abdomen, Darmverschluss, Pankreatitis)
> - Chronische Beschwerden ohne Arztdiagnose
> - Bekannte Grunderkrankungen wie Diabetes, Reizdarm, Galle-, Leber-, Pankreaserkrankung, entzündliche Darmerkrankungen, Darmtumor
> - Durch Medikamente verursachte Beschwerden

4.6.4 Auswahl des Arzneistoffes und des Fertigarzneimittels

Mittel der ersten Wahl wird oft ein Entschäumer sein. Die Darreichungsform wird sich nach den Vorlieben bzw. dem Alter der Patienten richten.

Bei der Diagnose Reizdarmsyndrom sind in der neuen Leitlinie zu dieser Erkrankung (Leitlinie 021-16) einige Therapieansätze zu finden, die der Arzt nicht auf Rezept verordnen kann: Probiotika, Phytotherapeutika wie Pfefferminzöl, Kümmelöl –kombiniert in Enteroplant, Kombinationen wie z.B. in Carminativum Hetterich, Iberogast. Hier kann die Apotheke beratend einspringen.

4.6.5 Information des Patienten

Zu den Informationen für den Patienten siehe die Auflistung ▶ Abschn. 4.1.5.

4.6.6 Unterstützende Maßnahmen

Wurde als Mittel der ersten Wahl ein Entschäumer empfohlen, können je nach geschilderten Beschwerden folgende Therapieergänzungen vorgeschlagen werden ▶ Abschn. 3.9).

Mögliche Therapieergänzungen bei Blähungen

- Phytotherapeutika
  - Anis, Fenchel, Kümmel
  - Pfefferminz
  - Iberogast
  - Artischocke
  - Kurkuma
  - Japanische Gelbwurz
  - Baldrian, Hopfen, Melisse
  - Johanniskraut
  - Wermut
  - Enzian
- Probiotika
- Enzyme (Pankreasenzyme, Laktase, Tilactase)
- Spasmolytika
- Prokinetika
- Homöopathika
  - Okoubaka D3
  - Carbo vegetabilis D6
  - Lycopodium D6
- Schüßler Salze (Nr. 7, Nr. 10)

Folgende kostenlose Tipps können den Patienten weiter helfen.

Kostenlose Tipps bei Blähungen

- In Ruhe essen, gut kauen
- Mehrere kleine Mahlzeiten statt wenige große
- Blähende Speisen reduzieren (ballaststoffreiche Vollkornprodukte, Müsli, Rohkost, Kohlarten, Hülsenfrüchte, Sorbitol)
- Nahrungsmittelunverträglichkeiten überprüfen (z.B. Laktose, Fruktose, Gluten)
- Wärme (Wärmflasche, warme Wickel)
- Bewegung aktivieren, sie fördert die Magen-Darm-Peristaltik
- Stress reduzieren
- Bauchmassage im Uhrzeigersinn
- Aktivitäten der Apotheke (Ernährungsberatung, Handzettel usw.)
- Adresse Selbsthilfegruppe Reizdarm

Bei Kindern und Säuglingen ist zu 70% eine Kuhmilchunverträglichkeit der Grund für gastrointestinale Beschwerden. Da die Nahrungsmittelunverträglichkeiten und -allergien zunehmen, müssen verpackte Lebensmittel Stoffe wie z.B. Gluten, Laktose, Soja oder Nüsse deklarieren. Der einfachste Weg, um Unverträglichkeiten zu überprüfen, ist das Entfernen dieser Substanzen von dem Speisezettel.

5

Kommunikation

Phasen des Beratungsgesprächs
1. Einstieg
2. Kundenwunsch
3. Therapieergänzung, Empfehlungspaket
4. Einwände-Vorwände
5. Kostenloser Tipp
6. Verabschiedung

Im folgenden Kapitel geht es um eine gelungene Kommunikation mit den Kunden. Dazu ist nicht nur fachliches Wissen wie in ▶ Kap. 4 besprochen nötig, sondern auch kommunikative Kompetenz. Hierzu zählen viele sogenannte »weiche Faktoren« wie innere Einstellung, Empathie, Sozialkompetenz, Wissen um Körpersprache, Kundenbedürfnisse und sprachliche Fähigkeiten.

Das Beratungsgespräch wird mit seinen verschiedenen Phasen und dabei wichtigen Punkten sehr praxisbezogen erörtert. Diese Phasen strukturieren das Beratungsgespräch und geben quasi einen roten Faden zum Ablauf.

5.1 Der freundliche Einstieg

Schon wenn ein Kunde die Apotheke betritt, kann es sich entscheiden, ob er sich wohl fühlt oder nicht. Wie verhält sich die HV-Kraft ihm gegenüber? Nimmt sie ihn sofort wahr oder muss er sich durch Räuspern bemerkbar machen? Wird er begrüßt oder nur mit einem fragenden »Bitte« angeschaut.

5.1.1 Körpersprache

Abb. 5.1 ([M] Copyright LaCatrina/Fotolia.com)

Die **Körpersprache** spielt hier eine entscheidende Rolle. Es ist wichtig, sich klar zu machen, dass jede Kommunikation über verschiedene Kanäle läuft. Dies sind:
- Worte,
- Modulation der Stimme und
- Körpersprache.

Die besten Argumente werden beim Kunden nicht überzeugend wirken, wenn sie ohne Begeisterung in Stimme, Gestik und Mimik übermittelt werden. Was drückt z.B. die Körpersprache der HV-Kraft aus, wenn ein Kunde die Apotheke betritt: Aufmerksamkeit, Zuwendung, Zuneigung (im wörtlichen Sinn) oder Desinteresse, Lustlosigkeit? Ist sie am Sichtwahlregal beschäftigt und unterbricht diese Arbeit nicht und wendet der Kundin den Rücken zu? Ihr Körper sendet das eindeutige Signal an die Kundin:

»Du bist jetzt nicht so wichtig, meine Arbeit am Regal ist wichtiger.«

Schlechte Voraussetzungen für einen guten Start. Möchte die HV-Kraft eine Aufgabe zu Ende bringen, bevor sie die Kundin bedient, so ist ein Kommentar hilfreich, um die Situation zu entspannen:

»Guten Tag, wenn Sie erlauben, bearbeite ich dies schnell zu Ende und bin dann voll für Sie da.«

Die folgenden Punkte geben Hinweise für einen guten Einstieg:

Das wichtigste körpersprachliche Signal im Kundengespräch ist der Blickkontakt.

Wenn der Kunde die Apotheke betritt, ist es wichtig, dass die HV-Kraft **Blickkontakt** mit ihm aufnimmt.

Zur Entspannung trägt bei, wenn der Kunde die leeren, **offenen Hände** der HV-Kraft sehen kann. Bitte keinen Kugelschreiber in der Hand halten und sich daran festhalten oder nervös damit spielen. Hände hinterm Rücken, wie ein Pinguin, oder verschränkt vor der Brust, garantieren keinen optimalen Einstieg. Der Kunde könnte es als Inaktivität interpretieren. Eine gute Körperhaltung ist dem Kunden zugewandt. Ein positives Signal an den Kunden ist ein **Lächeln** im Gesicht.

Lächeln wird auf der ganzen Welt gleich interpretiert und verstanden. Dass eine freundliche Hinwendung zum Kunden bei diesem eine positive Grundstimmung erzeugen kann, lässt sich mit den **Spiegelneuronen** erklären. Das sind Nervenzellen, die im eigenen Körper ein bestimmtes Programm (z.B. Lächeln) realisieren können, die aber auch dann aktiv werden, wenn man beobachtet, wie eine andere Person dieses Programm in die Tat umsetzt (Bauer 2005).

Ohne die Ursache zu kennen, kannten die Menschen dieses Phänomen schon früher. Das Sprichwort »Wie es in den Wald hineinruft, schallt es zurück« beschreibt exakt diese Tatsache. Im HV kann man mit diesem Wissen die Grundlage für eine positive Stimmung legen. Mit Spiegelneuronen lässt sich auch erklären, wieso an manchen Tagen scheinbar nur schwierige Kunden, an anderen nur freundliche in die Apotheke kommen. Vielleicht »spiegeln« sie nur die momentane Stimmung der HV-Kraft.

Denn es gilt der Kommunikationsgrundsatz von Watzlawick: »Man kann nicht nicht kommunizieren«. Der Kunde versteht die Signale, die die HV-Kraft durch Körpersprache und Mimik aussendet sehr gut. Schon das leicht genervte kurze Augenbrauenhochziehen beim Entgegennehmen einer komplizierten Rezeptur weiß der Kunde gut zu deuten. Genauso wie er das wirkliche Interesse an seinen Wünschen spürt. Was sich hier zwischen Kunde und HV-Kraft abspielt, läuft nicht auf der Sachebene ab, sondern auf der emotionalen Ebene. Bei guter Beziehungsebene zum Kunden laufen Gespräche entspannt und locker und selbst kleine Pannen werden gerne verziehen.

Eine HV-Kraft mit einer guten **Körpersprache** achtet darauf, dass sie immer auf **gleicher Augenhöhe**, im wörtlichen Sinne verstanden, wie der Kunde ist. Das bedeutet bei Rollstuhlfahrern, bei Kindern, bei Älteren, die sich auf einen Stuhl gesetzt haben, beim Messen von Blutdruck oder Blutwerten, dass sich die HV-Kraft in solchen Fällen niederbeugt, in die Hocke geht oder sich auch hinsetzt. Andernfalls ist der Kunde gezwungen zur HV-Kraft aufzublicken. Im übertragenen Sinn heißt dies, dass das pharmazeutische Personal weder besserwisserisch noch belehrend wirken sollte. Hier ist ein Gespräch zwischen zwei Erwachsenen gefragt und nicht zwischen Schüler und Lehrer.

Ein weiteres Beispiel für eine Situation, in der **Körpersprache** mehr sagt als Worte, ist das **Unterbrechen eines Beratungsgesprächs** durch eine dritte Person. Im Apothekenalltag zeigen Apotheker/innen im Praktikum und auch PTA-Praktikantinnen vor der Abgabe verordneter Medikamente diese einer Approbierten zur Kontrolle. Geschieht diese Hinwendung der Approbierten zur Praktikantin ohne Einverständnis des Kunden, den sie gerade bedient, so signalisiert die Körpersprache der Approbierten:

»Nummer eins in meiner Aufmerksamkeit ist jetzt die Praktikantin, Du Kunde bist mir im Moment nicht so wichtig.«

Ein chinesisches Sprichwort lautet: »Wenn Du nicht lächeln kannst, mache keinen Laden auf.«

Entscheidend für das Klima eines Gesprächs ist die Beziehungsebene und nicht die Sachebene.

Bei einer Unterbrechung des Beratungsgesprächs durch eine Kollegin ist immer die Kundin die Person, die dazu ihre Erlaubnis geben muss.

Dies schafft eine schlechte Voraussetzung für ein entspanntes weiteres Gespräch von Seiten des Kunden. Wie sieht ein gutes Vorgehen aus? Die Praktikantin wendet sich an die Kundin der Approbierten und bittet um Erlaubnis stören zu dürfen:

> »Entschuldigung, erlauben Sie, dass ich kurz störe?«

Wenn die Kundin ihr Einverständnis gegeben hat, kann die Approbierte einen kontrollierenden Blick auf die Medikamente werden.

Bei dem Thema Körpersprache gibt es zwei wichtige Aspekte:
1. Sich bewusst machen, welche Zeichen die eigene Körpersprache sendet und diese zu kontrollieren.
2. Die Körpersprache des Kunden genau wahrzunehmen und zu reagieren.

So spiegeln sich z.B. Menschen, die sich gut kennen und in einem vertrauten Gespräch sind, in ihrer Körpersprache (◘ Abb. 5.2).

5.1.2 Eröffnungssätze

Nach der Begrüßung, dabei Stammkunden bitte mit Namen ansprechen, sollte ein Eröffnungssatz zum Kunden gesagt werden. Nur das »Bitte« mit fragend erhobenen Augenbrauen, ist zu wenig. Nicht nur der Körper sollte fragende Signale aussenden, es ist besser die Frage zu formulieren.

Mögliche **Eröffnungssätze** bei unbekannten Personen:

- »Bitte sehr, was darf es sein?«
- »Was kann ich für Sie tun?«
- »Womit (Wie) kann ich Ihnen helfen?«
- »Womit kann ich Ihnen dienen?«
- »Sie wünschen bitte?«

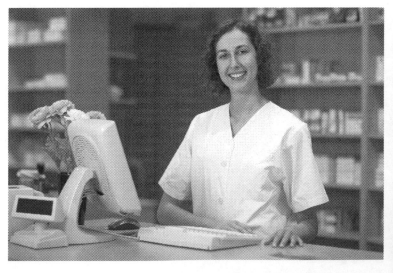

◘ **Abb. 5.2** Apothekerin, offen und dem Kunden zugewandt (Copyright Robert Kneschke/ Fotolia.com)

Bei Stammkunden:
- »Herr/Frau xy, was führt Sie zu uns?«
- »Schön Sie zu sehen, was kann ich heute für Sie tun?«

Zu dem Satz »Womit kann ich Ihnen helfen« eine Anmerkung: Bei vielen älteren Menschen ist dieser Satz sicher willkommen. Jüngere Kunden könnten gegen das Wort »helfen« einen inneren Widerstand verspüren. Bei dieser Kundengruppe ist es angebracht, einen anderen Eröffnungssatz zu verwenden.

Anschließend bitte volle Konzentration auf den Kunden, damit das, was er sagt, auch wirklich gehört und aufgenommen wird.

Der freundliche Einstieg
- Lächeln
- Blickkontakt
- Begrüßung (Stammkunden mit Namen)
- Sichtbare Hände
- Zugewandte Körpersprache
- Konzentration aufs Gespräch
- Eröffnungssatz

5.2 Der Kundenwunsch

Nach der Begrüßung wird der Kunde seinen Wunsch äußern. Beim Selbstmedikationskunden lassen sich zwei Kundentypen unterscheiden.
1. Der Indikationskunde
2. Der Markenkunde

Beim Indikationskunden fällt es leicht die Beschwerden genauer zu hinterfragen und zu beraten, da er mit einem unbestimmten Präparatewunsch kommt und offen ist für eine Beratung.

Der Markenkunde hat zum Teil keine Zeit und möchte die Apotheke schnell wieder verlassen. Seine Eigendiagnose zu hinterfragen und ihn zu beraten, erfordert Mut und geschickte Formulierungen.

Abb. 5.3 ([M] Copyright LaCatrina/Fotolia.com)

> Der selbstsicher geäußerte Wunsch nach einem Fertigarzneimittel ist keine Garantie dafür, dass dieses Medikament das richtige für den Patienten ist.

Im Folgenden werden für jeden Kundentyp erprobte Vorgehensweisen vorgeschlagen, um **eine gute Beziehungsebene** aufzubauen und **optimal beraten** zu können. Grundvoraussetzungen sind Interesse am Patienten, Einfühlungsvermögen, ungeteilte Aufmerksamkeit und Konzentration auf den Kunden und Gespür für das, was zwischen den Zeilen oder nebenbei gesagt wird.

Der **Indikationskunde** möchte z.B. etwas gegen Sodbrennen. Der **Markenkunde** nennt den Namen eines Präparates, das er möchte.

5.2.1 Markenkunde

Da Markenkunden überzeugt sind, das für sie Richtige zu verlangen, braucht es Fingerspitzengefühl beim Hinterfragen der Diagnose. Es darf beim Kunden nicht der Eindruck entstehen, dass eine belehrende Beratung von oben herab erfolgt bzw. sein Wissen in Frage gestellt wird. Eine Kommunikation auf gleicher Augenhöhe ist wichtig, daher ist besondere Aufmerksamkeit auf die Formulierungen zu legen. Markenkunden möchten oft eine kurze Beratung.

Bevor das gewünschte Präparat einem Markenkunden ausgehändigt wird, ist zunächst zu klären, für wen das Präparat sein soll. Diese Frage

Die erste Frage an den Markenkunden lautet: »Für wen ist das Arzneimittel?«

Mit der Frage nach den
Beschwerden wird aus
einem Markenkunden ein Indikationskunde, der leichter
zu beraten ist. Ohne diese
Frage fehlen Informationen,
um zu beraten.

Der Markenkunde
1. »Für wen ist das Arzneimittel?«
2. Arzneimittel holen, Indikation nennen, positive
   Aussage
3. Körpersignale beachten
   (Blickkontakt)
4. Kunde will keine Be-
   ratung: Hinweise zum
   Arzneimittel geben
5. Bei offenem Kunden:
   »Gegen welche Beschwerden genau brauchen Sie
   das Arzneimittel?«
6. Weitere Leitlinienfragen
7. Übergang zur Therapie-
   ergänzung: »Wenn Sie
   möchten, zeige ich Ihnen
   gerne…«

nach dem Patienten ist auf jeden Fall zu stellen, auch wenn viele Markenkunden nicht groß ausgefragt werden möchten. Durch diese Frage erfährt
die HV-Kraft, ob der Patient ein Kind oder ein Erwachsener ist, und kann
so die richtige Stärke und Darreichungsform des Arzneimittels auswählen.

Steht der Patient selbst in der Apotheke, wird das verlangte Arzneimittel geholt. Jetzt ist eine positive Bemerkung zu dem Präparat wünschens-
wert. Zum Beispiel: »Dies ist ein sehr bewährtes Arzneimittel gegen xy (Indikation nennen).« Diese Anmerkung führt bei vielen Kunden innerlich
zu einer Entspannung, vor allem bei Präparaten, bei denen in Apotheken
gern warnende Worte gesagt werden, wie z.B. bei Abführmitteln. Sie sind
dann offener für weitere Fragen. Der erhobene Zeigefinger führt eher zu
einer inneren Abwehrhaltung.

Jetzt entscheidet sich, ob das Gespräch ein Abgabe- oder ein Beratungsgespräch wird.

Wird die verlangte Packung abgegeben und lediglich der Preis kassiert,
so wurde die Chance für eine Beratung vertan. Beim Beratungsgespräch
wird jetzt mit geschickten Formulierungen Näheres zu den Beschwerden
hinterfragt. »Darf ich fragen gegen welche Beschwerden genau Sie das
Medikament xy benötigen?« oder »Leiden Sie schon länger unter den Beschwerden oder sind sie akut?« Viele Markenkunden werden diese Fragen
beantworten und jetzt steht plötzlich ein Indikationskunde da, der nach
den Leitlinien befragt werden kann.

Sendet der Markenkunde deutliche Signale, dass er nicht antworten
möchte, so ist dies zu akzeptieren. Der Kunde bzw. Patient ist ein erwachsener Mensch und kein unmündiges Kind, das belehrt werden muss.
Abwehrsignale können auch auf der Ebene der Körpersprache gesendet
werden: der Kunde hält keinen Blickkontakt mehr oder er sucht schon
nach Geld zum Bezahlen.

Jetzt sind nur noch Informationen allgemeiner Art zu dem Medikament
möglich. Dazu gehören auf jeden Fall die Dosierung, die Tageshöchstdosis,
die Dauer der Anwendung, evtl. Hinweis auf Alkoholgehalt, Kontraindikationen und ein Arztverweis, wenn angebracht. Vielleicht gelingt es mit
Formulierungen, die neugierig machen oder Verständnis signalisieren, die
Gesprächsbereitschaft des Markenkunden zu erlangen.

Steht ein Markenkunde in der Offizin, der offen für eine umfassendere
Beratung zu sein scheint, so empfiehlt es sich vor dem Beraten mit einem
zusätzlichen Arzneimittel (eine Therapieergänzung) oder einem Empfehlungspaket das Kunden-Okay dafür einzuholen: »Wenn Sie möchten, zeige
ich Ihnen gerne, was Sie noch tun können, um schneller gesund (fit) zu
werden.«

5.2.2 Indikationskunde

Der **Indikationskunde**, der in die Apotheke kommt und sagt: »Ich brauche
etwas gegen Sodbrennen«, ist offen für eine Beratung. Meist hat er auch
mehr Zeit als der Markenkunde. Bei ihm geht es darum, einfühlsam Fragen zu stellen, um Klarheit über die Beschwerden, mögliche Ursachen und

die Möglichkeit der Selbstmedikation oder die Notwendigkeit des Arztverweises zu erlangen. Die Leitlinien geben hierzu Empfehlungen (▶ Kap. 4).

An der **Körpersprache** des Kunden ist zu erkennen, ob ihm seine Beschwerden evtl. peinlich sind. Beugt er sich weiter über den HV-Tisch, um den Abstand zur HV-Kraft zu verringern und senkt auch noch die Stimme, so möchte er nicht, dass Andere etwas von dem Gespräch mitbekommen können. Bei Einzelbedienerplätzen bietet es sich an, dass die HV-Kraft etwas um den Tisch herum geht, sodass sie im Winkel von 90 Grad nah neben dem Kunden steht. Diese Position ermöglicht eine leise Unterhaltung, ohne dass sich der Kunde in seiner Intimsphäre gestört fühlt.

Es ist auch wichtig, genau hinzuhören, da der Patient neben den Beschwerden auch seine Bedürfnisse formuliert, z.B.: »Und morgen habe ich einen wichtigen Termin« oder »Meine Tochter lässt mich seit Tagen nachts nicht mehr schlafen«. Das Aufgreifen dieser Bedürfnisse beim Argumentieren für die ausgewählten Arzneimittel ist ein wichtiges Mittel, um den Patienten zu überzeugen.

Da die Fragen in diesem Teil des Beratungsgesprächs die wesentliche Rolle spielen, werden im Folgenden wichtige **Fragetypen** besprochen.

Fragen

▪ Geschlossene Fragen

Diese Fragen können nur mit Ja, Nein oder einem Wort beantwortet werden. Beispiele:
- »Kennen Sie das Medikament?«
- »Nehmen Sie ein Mittel zur Blutverdünnung ein?«

Mit diesen Fragen können präzise Informationen eingeholt werden. Sie sind dann wichtig, wenn es um die Klärung von Sachverhalten geht. Der Nachteil: Werden viele geschlossene Fragen hintereinander gestellt, bekommt das Gespräch leicht den Charakter einer Fragebogenaktion und der Kunde fühlt sich ausgefragt. Erfahrene HV-Kräfte setzen geschlossene Fragen gezielt und überlegt ein. Beim Erfragen von Beschwerden wird mit geschlossenen Fragen viel Zeit vertan, offene W-Fragen führen hier schneller an Ziel.

Beispiel:
- Der Kunde kommt und möchte etwas gegen Magenbeschwerden.
- HV-Kraft fragt: »Haben Sie Sodbrennen?«
- Kunde antwortet: »Nein.«
- HV-Kraft fragt weiter: »Haben Sie Verdauungsbeschwerden?«
- Kunde sagt: »Nein.«
- HV-Kraft fragt weiter: »Ist Ihnen übel?«

Hätte die HV-Kraft eine offene Frage gestellt: »Welche Beschwerden haben Sie?« wäre sie schneller am Ziel gewesen.

▪ Offene Fragen

Diese Fragen, auch W-Fragen genannt, kann der Kunde nur mit einer Erklärung beantworten. Beispiele:

▔ »Wie äußern sich Ihre Beschwerden?« oder

▔ »Wie nehmen Sie Ihr Medikament ein?«

Bei der Frage nach der Dosierung immer eine W-Frage verwenden.

Diese Fragen kann der Patient nicht mit nur einem Wort beantworten, er wird nähere Details berichten. Bei der zuletzt erwähnten Frage nach der Einnahme wird im HV oft eine geschlossene Frage verwandt.

Beispiel: HV-Kraft fragt den Patienten: »Kennen Sie die Dosierung?« Wenn der Kunde jetzt mit Ja antwortet, befindet sich die HV-Kraft in einem Dilemma. Fragt sie weiter »Wie nehmen Sie es denn«, kann der Patient das als unnötige Kontrolle empfinden. Fragt sie nicht weiter, kann sie nicht sicher sein, dass der Patient die richtige Einnahme kennt.

Daher ist es sinnvoll, die richtigen Fragetechniken einzusetzen. Wichtig ist es, sich darüber im Klaren zu sein, dass der Patient mit jeder offenen Frage zum Erzählen aufgefordert wird.

Vorsicht mit W-Fragen bei Stammkunden, die gerne viel und lange reden, wenn die Offizin voll ist.

■ Interpretationsfragen

Sie dienen zum einen dazu, das zusammenzufassen, was die HV-Kraft verstanden hat und zum anderen, der Kontrolle, dass sie alles richtig interpretiert hat. Bei Fehlinterpretationen kann der Patient hier intervenieren und seine Aussage klar stellen.

Beispiel: »Verstehe ich Sie richtig, dass Ihnen Ihre Arbeit keine Zeit für geregelte Mahlzeiten lässt und Sie deshalb Ihren Vitaminbedarf mit entsprechenden Brausetabletten sicher stellen wollen?«

Wenn hierbei der emotionale Teil der Aussage (Ärger, Wut, Angst) ausgeklammert wird und rein der Sachinhalt wiedergegeben wird, spricht man von Paraphrasierung.

■ Alternativfragen

Sie lassen dem Patienten die Wahl zwischen zwei Angeboten. Dadurch liegt die Entscheidungsgewalt beim Kunden. Bei z.B. Terminvergaben kann die HV-Kraft zwei ihr passende Termine vorgeben und der Kunde hat immer noch das Empfinden der Wahlfreiheit.

Beispiel: »Möchten Sie zur Ernährungsberatung am Dienstag um 10:00 Uhr oder am Mittwoch um 17:00 Uhr kommen?«

■ Kontrollfragen

Kontrollfragen dienen dazu, bestimmte Sachverhalte zu überprüfen. Eine direkte Frage: »Haben Sie alles verstanden?« kann den Kunden verprellen und verbietet sich daher. Nach dem Erklären eines Messgerätes ist ein guter Weg zur Kontrolle, den Kunden zu fragen: »Möchten Sie es selbst einmal ausprobieren?« Beim Beobachten des Kunden, kann dann die Handhabung kontrolliert werden. Bei Älteren und Rheumatikern ist z.B. die Frage angebracht: »Werden Sie den kindergesicherten Verschluss öffnen können?«

* Reflexionsfragen

Reflexion meint das Nachdenken über etwas. In der Apotheke ist damit die Wiederholung einer Kundenaussage gemeint, als Frage formuliert, so als denke die HV-Kraft über das Gehörte nach.

Beispiel: Kunde sagt: »Ich habe gegen meine Magenbeschwerden schon alles versucht.« HV-Kraft wiederholt: »Sie haben schon alles versucht?«

Viele Kunden werden die fragende Antwort als Aufforderung zum Erzählen auffassen und erklären, was sie schon alles getan haben. Diese Frage verschafft zudem eine kurze Pause zum Nachdenken.

* Lösungsfragen

Kommt ein Kunde mit einem Problem in die Apotheke: »Immer morgens vergesse ich meine Tabletten einzunehmen«, so gibt es außer Kritik zu üben: »Die Tabletten müssen Sie unbedingt morgens nehmen« oder eine Lösung anzubieten: »Legen Sie sich die Tabletten doch auf den Frühstückstisch.« mit einer Lösungsfrage eine andere Alternative. »Wie könnten Sie denn verhindern, dass das noch einmal geschieht?«

Lösungen, die der Kunde selbst findet, sind für ihn besser, als von der Apotheke vorgeschlagene.

Zurück zum Indikationskunden

Zunächst wird die HV-Kraft beim Indikationskunden die Art der Beschwerden, die Begleitumstände, und evtl. Kontraindikationen für mögliche Arzneimittelempfehlungen durch gezielte Fragen klären. Soll das Beratungsgespräch dem Patienten die Optimalversorgung aufzeigen und nicht nur die Minimalversorgung mit einem Arzneimittel bieten, so ist im Gespräch jetzt der rhetorische Übergang zum Zeigen eines Empfehlungspaketes gefragt. Die HV-Kraft hat sich in ihrem Inneren für ein Arzneimittel gegen die Hauptbeschwerden und ergänzende Produkte für eine Optimalversorgung entschieden. Noch hat der Patient keine Empfehlung eines Arzneimittels erhalten, die Leitlinienfragen wurden bis jetzt abgehandelt. Der Übergang zum Zeigen der Optimalversorgung mit mehreren Medikamenten könnte lauten: »Einen kleinen Moment bitte, ich stelle Ihnen etwas Spezielles (Passendes) zusammen.«

Der Indikationskunde
1. Wer hat die Beschwerden?
2. Leitlinienfragen einfühlsam stellen
3. Entscheidung für Hauptarzneimittel
4. Entscheidung für Optimalversorgung
5. Überleitung zum Empfehlungspaket

5.3 Therapieergänzung, Empfehlungspaket

Bei dem Thema **Therapieergänzung** mit einem zusätzlichen Arzneimittel als unterstützende Maßnahme oder dem **Empfehlungspaket** geht es nicht primär um das Verkaufen.

Es geht darum, dem Patienten die Möglichkeiten zu seiner optimalen Rundumversorgung aufzuzeigen. Die HV-Kraft macht sozusagen ein allumfassendes Angebot in Sachen Gesundheit. Der Patient kann aus diesem Angebot das wählen, was ihm zusagt.

Bei dem Wort Zusatzverkauf drängt sich bei einigen HV-Kräften das Bild auf, dass es primär um gute Verkaufszahlen gehe. Diese Sicht ver-

Abb. 5.4 (Copyright LaCatrina/Fotolia.com)

5

Im Mittelpunkt bei The-
rapieergänzung steht die
Gesundheit des Patienten.

ursacht innere Widerstände. Dieser Ansatz der Therapieergänzungen ist ethischer motiviert. Es geht darum, dass Fachleute ihr Wissen um Gesundheitsthemen an Laien zu deren Vorteil aktiv und ungefragt weitergeben, im Dienst der Gesundheit.

Damit **Therapieergänzungen** gut gelingen, gibt es einige wichtige **Voraussetzungen**:

- Erkenntnis, dass ein hochwertiges Angebot Gesundheit gemacht wird (keine andere Einkaufstätte hat diese Kompetenz)
- Dieses Angebot steht jedem zu, unabhängig vom sozialen Status (keine 2-Klassen-Beratung)
- Lust zum Beraten, Spaß an den Aufgaben des Berufs
- Mut, die Kunden aktiv anzusprechen
- Fachliches Wissen
- Indikationsempfehlungspakete, zusammengestellt im Team
  - Enthalten sind A-Empfehlungen und Zusatzempfehlungen für die jeweilige Indikation
  - Einigkeit in der Empfehlung im Team (optimiert das Außenbild der Apotheke und reduziert intern die Einkaufskosten)
  - Arzneimittel für unterschiedliche Bedürfnisse (Erwachsene, Kinder, Schwangere oder chemisch, pflanzlich, homöopathisch)
  - Optimierung nach pharmazeutischen und betriebswirtschaftlichen Gesichtspunkten (Zusammenarbeit zwischen Pharmazeuten und den Einkäufer/innen im Team)
  - Das Team kennt zu diesen Arzneimitteln Dosierung, wichtige NW und WW und – ganz wichtig – Nutzenargumente
- Kommunikative Kompetenz
- Fähigkeit, ein Nein des Kunden nicht persönlich zu nehmen (Der Grund der Ablehnung liegt immer beim Kunden, nicht bei der HV-Kraft, z.B. kein Geld dabei, keine Zeit, Kunde muss eine Nacht über das Angebot schlafen)
- Verantwortliche im Team für einzelne Indikationen, die dafür sorgen, dass die Empfehlungspakete gepackt werden

Vorteile von
Empfehlungspaketen
- Leichteres aktives
  Beraten
- Höhere Beratungs-
  qualität
- Zufriedenere Kunden
- Bessere Kundenbindung
- Weniger Beratungsstress
- Höhere Effektivität
- Mehr Kompetenz
- Mehr Spaß im HV

Mit geschickt zusammengestellten Empfehlungspakten lassen sich sicherlich über 80% der Kunden mit den gängigsten Indikationen in der Selbstmedikation optimal beraten. Ein kleiner Kundenkreis wird weiterhin eine davon abweichende, sehr individuelle Arzneimittelauswahl benötigen.

Um allen im Team das Beraten mit den Empfehlungspaketen zu erleichtern, empfiehlt es sich, die ausgewählten Produkte pro Indikation auf einem Foto festzuhalten und diese Fotos an leicht einsehbarer Stelle im Back-office zu platzieren (Foto-Beratungswahl). Wenn dann die Produkte noch in der Sichtwahl stehen, bieten sich viele Vorteile für das Team beim Beraten.

Im Folgenden wird eine Technik vorgestellt, mit der das Empfehlen von Rundum-gut-versorgt-Paketen leicht gelingt. Es handelt sich um die **RedLine A4-Methode**.

> **Die RedLine A4-Methode**
> - **A1** = **A**nschlusssatz (Alle Fragen sind gestellt)
> - **A2** = **A**rzneimittel zeigen (Erst holen, dann reden!!)
> - **A3** = **A**rgumentation (Eigenschaft, Wirkung, Nutzen)
> - Pause machen!!!
> - **A4** = **A**bschlussfrage

5.3.1 RedLine A4-Methode beim Markenkunden

Beim **Markenkunden**, wenn **eine** zusätzliche, sinnvolle Empfehlung gegeben werden soll, kommt der **A1-Anschlusssatz,** nachdem der Kunde sein Einverständnis für eine weitere Beratung gegeben hat.

HV-Kraft: »Wenn Sie möchten zeige ich Ihnen gerne, was Sie noch unterstützend tun können.«

Kunde: »Ja, was denn?«

HV-Kraft holt eine Packung und sagt einen **A1**-Satz. Formulierungsvorschläge für einen Anschlusssatz:
- »Ich empfehle Ihnen …«
- »Meine persönliche Empfehlung für Sie…«
- »Gute Erfahrungen haben wir mit…«
- »Sie selbst können noch etwas tun.«

In diesem Satz darf kein Konjunktiv (würde, könnte, sollte) und kein Weichmacher (vielleicht, eigentlich) oder sonst eine Formulierung stecken, die Sicherheit aus der Empfehlung nimmt. Zu vermeiden sind Sätze wie: »Ich würde Ihnen empfehlen…« oder »Sie könnten ja vielleicht mal probieren…« Damit ist kein Kunde zu überzeugen.

Mit dem A1-Anschlusssatz legt die HV-Kraft die Packung zum Kunden = **A2** und nennt Argumente für dieses Präparat = **A3**.

Ein Fehler, der in der Praxis leicht geschieht, ist das Reden von der Therapieergänzung, ohne dass die Packung vor dem Kunden liegt. Der Kunde erkennt Arzneimittel über die Packung, nicht über den Namen oder den Inhaltsstoff

Therapieergänzungen erst holen, dann darüber reden!

Wichtig ist nach der Argumentation eine Pause einzulegen. In Gedanken bis drei zählen. Der Kunde benötigt jetzt Zeit, um die Argumente im Inneren für sich zu überprüfen. Nach der Pause erfolgt bei zögernden Kunden, die keine Entscheidung treffen, die **Abschlussfrage** = **A4**. Formulierungsvorschläge für die **A4-Abschlussfrage**:
- »Ist das was für Sie?«
- »Möchten Sie das mitnehmen?«
- »Kommt das für Sie in Frage?«
- »Möchten Sie Ihre Genesung damit unterstützen?«

Diese Abschlussfrage ist absolut wichtig, wenn kein Ja oder Nein des Kunden erfolgt. Sie verlangt nach dem Angebot einer Therapieergänzung

eine sofortige Entscheidung des Kunden und verkürzt so jedes Beratungsgespräch.

Es ist wenig sinnvoll die Argumentation nochmal zu wiederholen, da
man danach wieder in der gleichen Situation ankommt: Der Kunde muss
sich entscheiden.

Sagt der Kunde zu der empfohlenen Packung: »Nein«, dann die Packung zur Seite legen und mit einem Lächeln im Gesicht »Ja, gerne« sagen.
Wird die Packung aus dem Blick des Kunden entfernt, übt sie keinen Kauf-
druck mehr aus.

Eine andere Strategie ist, **nach dem Nein des Kunden** -auf keinen Fall
früher- zu sagen: »Sie können es sich zu Hause noch mal überlegen. Ich
notiere Ihnen den Namen auf einen Zettel.«

Der Beleg für eine Beratung ist ein Ja oder Nein des Kunden zum Angebot.

5.3.2 RedLine A4-Methode beim Indikationskunden

Die gleiche RedLine A4-Methode wird beim **Indikationskunde**n verwandt, dem ein Rundum-Versorgungspaket vorgestellt wird. Mit dem
Unterschied, dass nach Klärung der Beschwerden, nachdem alle nötigen
Leitlinienfragen gestellt sind, immer ein ähnlich lautender **A1-Satz** gesagt
wird:

»Einen kleinen Moment bitte, ich stelle Ihnen etwas Spezielles (Passendes) zusammen.«

Die Arzneimittelpackungen werden nach Wichtigkeit im Kopf sortiert!

Es werden keinerlei Hinweise gegeben oder Namen genannt. Der
Kunde soll neugierig werden. Nun wird ein Arzneimittelpaket zusam-
mengestellt aus A-Empfehlungen und sinnvollen Zusatzempfehlungen (=
Therapieergänzungskonzept). Das gesamte, individuell für den Kunden
aus der Beratungswahl ausgewählte Arzneimittelpaket wird mit zum
Kunden genommen und zunächst etwas seitlich hingelegt. Sollte der
Kunde überrascht wirken, wenn die HV-Kraft mit 3 oder 4 Arzneimit-
telpackungen zu ihm kommt, kann folgender Satz hilfreich sein: »Zu
Ihrer Information habe ich Ihnen Einiges zusammengesellt, was Ihre
Beschwerden schnell bessert. Sie entscheiden, was Sie davon mitnehmen
möchten.«

Und nun beginnt **A2 = Arzneimittelempfehlungen zeigen**. Die Packungen werden eine nach der anderen dem Kunden vorgestellt.

Das wichtigste Arzneimittel wird vorne zum Kunden hingelegt. Vorne
bedeutet an die Kante des HV-Tisches beim Kunden. Es beginnt die **A3
= Argumentation** für dieses Arzneimittel. Danach werden die weiteren
Empfehlungen jeweils mit Argumentation vorgestellt. Diese weiteren Arzneimittel werden schräg hintereinander auf den HV-Tisch gelegt, nicht ne-
beneinander. So entsteht schon durch die Anordnung der Arzneimittel für
den Kunden erkennbar eine Wertung. Das Wichtigste liegt direkt vor ihm.
Beispiel für eine **A3-Argumentation** eines Empfehlungspaketes:
1. Wichtigstes Produkt zur Symptomerleichterung vorstellen
   »Erstens brauchen Sie...« (Wirkung und Nutzen nennen)
2. Therapieergänzung vorstellen
   »Wichtig ist weiterhin für Sie...« (Wirkung und Nutzen nennen)

3. Therapieergänzung vorstellen
   »Optimal versorgt sind Sie mit…« (Wirkung und Nutzen nennen)
4. Schlussaussage
   »So sind Sie bestens versorgt.«

Jetzt folgt eine **Pause**, innerlich bis fünf zählen. Der Kunde braucht Zeit um das Gehörte zu verarbeiten.

Blickkontakt halten und anschließend **die A4-Abschlussfrage** stellen: »Ist das was für Sie?«

Nicht gewünschte Packungen werden zur Seite gelegt. Wenn der Kunde in der Pause vor der Abschlussfrage wissen will: »Was kostet das denn?«, die Preise nennen und den Gesamtpreis immer mit dem Nutzen verbinden: »Das kostet insgesamt ….und ist die optimale Rundumversorgung. So sind Sie schnell wieder fit.«

Beim Vorstellen des Empfehlungspaketes höchstens zum wichtigsten, ersten Präparat etwas zur Einnahme sagen. Hinweise zur Einnahme der übrigen Arzneimittel werden erst gegeben, nachdem der Kunde sich entschieden hat, was er mitnehmen möchte.

Beim Zeigen des Empfehlungspaketes ist es wichtig, den Kunden nicht aus den Augen zu verlieren. Sollte die HV-Kraft das Gefühl haben, der Kunde wird unruhig, hält keinen Blickkontakt mehr, nachdem sie z.B. zwei Präparate vorgestellt hat, ist es günstig, dieses Gefühl zu artikulieren bzw. sich zu vergewissern, dass der Kunde alles hören möchte: »Ich habe hier noch zwei weitere Arzneimittel, die Ihnen helfen können, schnell wieder fit zu werden. Möchten Sie, dass ich sie Ihnen noch vorstelle?« Der Kunde erhält die Möglichkeit die Beratung abzubrechen und zu verkürzen, wenn er dies möchte.

Argumentation

Bei der **A3-Argumentation** eines Empfehlungspaketes ist es zunächst wichtig die Unterschiede zwischen Eigenschaft, Wirkung und Nutzen eines Präparates zu kennen, denn in der Argumentation überzeugen Nutzenargumente den Kunden. Wenn eine Tablette teilbar ist, so ist dies eine Eigenschaft, der Nutzen ist die leichte Einnahme. Wenn ein Präparat entzündungshemmend wirkt, so wird damit die Wirkung angesprochen, aber nicht der Nutzen. Der Nutzen könnte sein: »Sie können sich wieder besser bewegen.« Beim Argumentieren nach Nennung einer Eigenschaft oder der Wirkung immer mit einem Nutzenargument enden. Es gibt zwei unterschiedliche Arten von Nutzenargumenten, durch die sich Menschen motivieren lassen.

1. **Negativer Motivationstyp**
   Diese Menschen wollen weg von etwas Schlechtem, sie wollen negative Konsequenzen abwenden. Druck und Angst sind hier die motivierenden Kräfte. In der Apotheke ist die ganz häufige Motivation: weg von Schmerzen
   »Wenn Sie diese Tablette einnehmen, werden Sie bald keine Schmerzen mehr haben.«
   Beispiel: Diese Menschen werden aktiv, nachdem sie einen Herzinfarkt hatten, weil sie keinen weiteren erleiden wollen.

2. Positiver Motivationstyp

Diese Menschen wollen hin zu attraktiven Zielen bzw. positive Zustände erhalten. Lebensfreude und Angenehmes sind hier die motivierenden Kräfte.

»Wenn Sie diese Tabletten regelmäßig einnehmen, können Sie sich wieder besser bewegen und aktiv am Leben teilnehmen.«

Beispiel: Diese Menschen sind aktiv, bevor sie einen Herzinfarkt haben, weil sie gesund alt werden möchten.

Gute Nutzenargumente bedienen beide Motivationstypen, damit sich der Kunde auf jeden Fall von einem Argument angesprochen fühlt: »Wenn Sie diese Kalziumtabletten regelmäßig einnehmen, bekommen Sie keine Osteoporose und sorgen für gesunde Knochen bis ins hohe Alter.«

In vielen Fällen werden die Menschen vom **negativen Motivationstyp** in der Apotheke gut bedient. Alle Aussagen wie

- »…schmerzfrei…«
- »…keine Schmerzen mehr…«
- »Der Magen tut nicht mehr weh.«

erzeugen im Kopf die Bilder von Schmerz, da der Teil des Gehirns, der für Bilder zuständig ist, keine Verneinung kennt. Es geht also um die Abwendung von etwas Negativem.

Die Menschen vom **positiven Motivationstyp** brauchen positive Aussagen und Bilder. Statt der negativen Formulierung: »Sie werden bald keine Schmerzen mehr haben.« **besser** »Ihr Magen beruhigt sich und Sie können Ihr Essen wieder genießen.«

Hilfreiche Redewendungen, um zu positiven Formulierungen zu gelangen sind:

- »Die Tabletten unterstützen….«
- »Die Tabletten helfen…«
- »Sie unterstützen damit nachhaltig…«
- »Das bedeutet für Sie, dass…«

Wichtig ist bei der Vorstellung eines Empfehlungspaketes, dass die Argumente kurz, klar und knapp sind. Bei langatmigen Erklärungen wird die Konzentration und Aufmerksamkeit des Kunden schnell nachlassen.

Attraktive Ziele für ältere Menschen sind z.B. bessere Lebensqualität, aktiv am Leben teilnehmen, das Leben genießen.

Gute Nutzenargumente malen mit Worten Bilder und sprechen damit den visuellen Kanal der Kunden an. Dieser Kanal ist bei der Mehrzahl der Kunden der Hauptwahrnehmungskanal.

Bedürfnisse

Gute Argumente greifen die Bedürfnisse der Menschen auf. Teilweise erfährt man sie, wenn man den Kunden genau zuhört. In den Klagen und dem Schildern der Beschwerden klingen oft die Bedürfnisse an. Die neuere Gehirnforschung hat sich ebenfalls mit Kundenbedürfnissen beschäftigt. Dabei werden die physiologischen Vitalbedürfnisse wie Nahrung, Schlaf, Atmung nicht weiter untersucht. Daneben gibt es drei sogenannte Emotionssysteme im Gehirn, die die Menschen motivieren (Häusel 2007) (◘ Abb. 5.5):

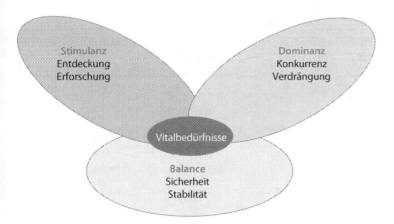

⚙ Abb. 5.5 Die drei wichtigsten Emotionssysteme im menschlichen Gehirn

▬ Das Balance-System
▬ Das Dominanz-System
▬ Das Stimulanz-System

Menschen handeln um ihre Bedürfnisse, die aus diesen drei Systemen herrühren, zu befriedigen. Die individuellen Gewichtungen dieser drei Systeme sind bei allen Menschen unterschiedlich.
▬ Zum **Balance**-System gehören Bedürfnisse wie Sicherheit, Konstanz, Stabilität, Freunde, Verlässlichkeit, Sparsamkeit, Familie, Treue, Nostalgie, Natur, Naturheilkunde und – ganz wichtig – auch **Gesundheit**. Hier sind eher konservative Elemente zu finden wie auch Geborgenheit und Gemütlichkeit.
▬ Zum **Dominanz**-System gehören Bedürfnisse wie Freiheit, Ehre, Elite, Sieg, Kampf, Leistung, Mut, Ehrgeiz, Fitness aber auch Kontrolle, Disziplin
▬ Zum **Stimulanz**-System gehören Bedürfnisse wie Spaß, Kunst, Neugier, Kreativität, Abwechslung, Genuss, Wellness, Fun.

Je älter Menschen werden, umso mehr tendieren sie zum **Balance-System**. So sind bei Menschen über 60 mehr als die Hälfte (58%) sogenannte Bewahrer, denen Werte des Balance-Systems wichtig sind.
Hier finden sich die treuen Apotheken-Stammkunden.

Da Gesundheit per se im Balance-Bereich liegt, ist die weit größte Zahl der Kunden in der Apotheke für Argumente aus dem Balance-Bereich zugänglich.

Argumente für Menschen aus dem Balance-Bereich
▬ Altbewährt, erprobt
▬ Sicher
▬ Pflanzlich
▬ Viele gute Rückmeldungen
▬ Mit der Familie/Freunden zusammen sein können

▼

> ▬ Natur erleben können
> ▬ Die HV-Kraft des Vertrauens bedient
> Im Balance-System werden vermieden: Angst, Furcht, Unsicherheit, Machtkämpfe.

Im **Dominanz-System** finden sich mehr Männer als Frauen, was mit der Evolution und dem »Dominanzhormon« Testosteron erklärt wird (Häusel 2000). Die Gesundheit dient hier dazu autonom zu bleiben, Zeit zu sparen, die Arbeit – sprich Karriere – nicht zu unterbrechen, Termine wahrnehmen zu können. Ältere Menschen finden sich hier nur noch zu einem sehr geringen Prozentsatz.

> **Argumente aus dem Dominanz-Bereich**
> ▬ Wirkt schnell wie ein Rennwagen
> ▬ Spart Zeit
> ▬ Erspart Arztbesuch
> ▬ Fit für die nächste Besprechung/Sitzung
> ▬ Beste Qualität
> ▬ Gutes Preis/Leistungsverhältnis
> Im Dominanz-System werden vermieden: Niederlagen, Vorschriften, Unzufriedenheit über eigenen Status.

Es empfiehlt sich nicht mit Dominanz-Kunden in einer Diskussion Recht behalten zu wollen.

Im **Stimulanz-System** finden sich die kreativen Menschen, die offen für Neues sind und auch immer neue Anregungen und den Genuss suchen. Sie wechseln die Apotheke und sind keineswegs die treuen Stammkunden. Bei den älteren Kunden findet sich hier die zweitgrößte Gruppe.

> **Argumente aus dem Stimulanz-Bereich**
> ▬ Leichte, unkomplizierte Einnahme
> ▬ Neues Produkt
> ▬ Neuer Ansatz in der Behandlung
> ▬ Innovative Packung
> ▬ Produkt macht Spaß
> ▬ Genuss: z.B. Sie können das Essen wieder genießen
> Im Stimulanz-System werden vermieden: alt Bekanntes, Langeweile, komplizierte Vorgänge, Beachtung von Details.

Das Wissen um die Bedürfnisse dieser drei Emotionssysteme erleichtert gutes Argumentieren.

Gesundheitsfragen stehen bei dieser Gruppe nicht im Vordergrund. Hier geht es um Wohlfühlen, um Produkte mit Wellnessversprechen. Gesundheit wird mit optimistischer Sicht nicht sehr wichtig genommen.

5.4 Einwände – Vorwände

Zwischen einem Einwand und einem Vorwand gibt es einen entscheiden-
den Unterschied. **Vorwände** sind vorgeschobene Gründe: »Ich habe kein
Geld dabei« oder »Mein Bus geht gleich«. Sie sind ein nett verpacktes Nein.
Vorwände sind ohne Nachfragen zu akzeptieren, damit der Kunde sein
Gesicht wahren kann. **Einwände** sind Zeichen von Interesse. Der Kunde
möchte Näheres wissen.

Tipps zur Einwandbehandlung
1. Hören Sie konzentriert zu.
2. Nehmen Sie jeden Einwand ernst.
3. Bleiben Sie ruhig und sachlich.
4. Fühlen Sie sich nicht angegriffen
5. Geben Sie immer eine positive Rückmeldung
   - »Gut, dass Sie das ansprechen.«
   - »Das ist ein wichtiger Punkt.«
   - »Das ist eine berechtigte Frage.«
6. Gleichen Sie Einwände durch positive Nutzenargumente aus.
7. Fragen Sie bei unklaren Einwänden nach.
8. Belehren Sie nicht, erläutern Sie auf gleicher Augenhöhe.
9. Betrachten Sie Einwände als völlig normal

Abb. 5.6 ([M] Copyright LaCatrina/Fotolia.com)

Vorwände sind zu akzeptieren, Einwände sind freundlich und sicher zu behandeln.

5.5 Kostenloser Tipp

Es ist günstig dem kostenlosen Tipp einen Platz kurz vor der Verabschiedung zu geben und ihn nicht in die Therapieergänzungen mit einfließen
zu lassen. Der kostenlose Tipp ist sozusagen das Sahnehäubchen der Beratung. Er dient zur positiven Ankerung beim Kunden, da er nützliche,
kostenlose Informationen gibt. Der Kunde gewinnt den Eindruck, dass der
HV-Kraft sein Wohlergehen wichtig ist. Mögliche kostenlose Tipps sind in
▶ Kap. 4 bei den einzelnen Beschwerdebildern aufgelistet.

Abb. 5.7 ([M] Copyright LaCatrina/Fotolia.com)

5.6 Verabschiedung

Zum Abschluss des Beratungsgesprächs ist es wichtig, den Kunden in einer
freundlichen, entspannten Atmosphäre aus dem Gespräch zu entlassen.
Für eine Frage nach weiteren Wünschen ist jetzt der richtige Zeitpunkt.
Beim Abkassieren den Preis mit einem Bitte nennen. Und auch jetzt ist
ein Konjunktiv nicht angebracht. »Das wären 7,80 Euro« ist schlicht falsch.
Der Preis beträgt wirklich so viel. Auch am Ende des Beratungsgesprächs
ist es wichtig den Kunden mit ganzen Sätzen anzusprechen. Worte wie
»Tüte, Quittung?« sind zu kurz gegriffen.

Die Verabschiedung, verbunden mit guten Wünschen, bei Stammkunden mit Namensnennung, ist selbstverständlich. Schön, wenn dies mit

Abb. 5.8 ([M] Copyright LaCatrina/Fotolia.com)

Blickkontakt und einem Lächeln geschieht. Hat sich der Kunde für eine oder sogar mehrere Therapieergänzungen entschieden, so kann die HV-Kraft diesen Entschluss zum Kauf positiv quittieren. »Herr Müller, gut, dass Sie sich für xy entschieden haben, Sie sind so bestens versorgt und sicherlich bald wieder auf den Beinen.« Wenn es passt, so kann als Letztes eine Bitte um eine Rückmeldung an den Kunden gerichtet werden. »Sagen Sie mir doch das nächste Mal, wie es Ihnen geholfen hat.« Rückmeldungen sind wichtig für das Team. Positive Rückmeldungen der Kunden verleihen dem Apothekenteam mehr Sicherheit beim Empfehlen.

Verabschiedung
1. Frage nach weiteren Wünschen
2. Hinter den Preis gehört ein »Bitte«
3. In ganzen Sätzen reden
4. Lob der Kundenentscheidung für Empfehlung
5. Blickkontakt
6. Kunde beim Namen nennen
7. Verabschiedung
8. Gute Wünsche
9. Feedback erbitten

5.7 Überblick

Die folgende Tabelle zeigt einen zusammenfassenden Überblick über den Ablauf des Beratungsgesprächs

◨ **Tab. 5.1** Übersicht über das RedLine HV-Konzept

Markenkunde	Indikationskunde
Einstieg Lächeln, Blickkontakt, Eröffnungssatz	Einstieg Lächeln, Blickkontakt, Eröffnungssatz
Kundenwunsch 1. »Ist das Arzneimittel für Sie?« Marke holen + positive Bemerkung zum Präparat Wenn möglich folgende Fragen 2. »Darf ich fragen, wogegen wollen Sie das AM einnehmen?« 3. »Wie lange haben Sie die Beschwerden schon?« 4. »Was nehmen Sie sonst noch ein?« Kunden-Okay einholen 5. »Wenn Sie möchten, zeige ich Ihnen gerne, was Sie noch tun können um schneller gesund (fit) zu werden.«	Kundenwunsch Immer eine Handvoll Fragen 1. »Für wen ist das Medikament?« 2. »Was haben Sie genau für Beschwerden?« (Begleitumstände klären) 3. »Wie lange haben Sie die Beschwerden schon?« 4. »Was haben Sie schon dagegen unternommen und mit welchem Erfolg?« 5. »Welche anderen Medikamente nehmen Sie sonst noch ein?«
Therapieergänzung mit RedLine A4-Methode A1 = Anschlusssatz: »Ich empfehle Ihnen…« A2 = Arzneimittel zeigen A3 = Argumentation Pause! A4 = Abschlussfrage: »Ist das was für Sie?«	Empfehlungspaket mit RedLine A4-Methode A1 = Anschlusssatz: »Ich stelle Ihnen etwas Spezielles zusammen.« A2 = Arzneimittel zeigen A3 = Argumentation Pause!!! A4 = Abschlussfrage: »Ist das was für Sie?«
Evtl. Einwand	Evtl. Einwand
Kostenloser Tipp	Kostenloser Tipp
Verabschiedung	Verabschiedung

5.8   Rhetorik im HV

Die folgende Tabelle listet eine Reihe verbesserungsfähiger Formulierungen (1) auf und schlägt erfolgreichere Formulierungen (2) vor

Tab. 5.2 Rhetorik im HV

Formulierung 1	Formulierung 2
»Ich würde eigentlich noch zusätzlich empfehlen…«	»Ich empfehle Ihnen…«
»Sie könnten ja vielleicht mal probieren…«	»Ich empfehle Ihnen…«
Vielleicht, eigentlich	Solche Weichmacher weglassen
Fachchinesisch, wie z.B. orales Antirheumatikum	Stattdessen lieber Tabletten gegen Schmerzen und Entzündungen
Zur Prophylaxe Analgetikum Laxans	Zur Vorbeugung Schmerzmittel Abführmittel
»Ihr AM kommt morgen im Verbund.«	»Ihr AM ist morgen ab 9:00 Uhr abholbereit.«
»Wir nehmen das Medikament an Lager.«	»Wir haben das Medikament in Zukunft für Sie vorrätig.«
»Das muss ich Ihnen leider bestellen.«	»Ihr AM bestelle ich gerne, es ist ab 16:00 Uhr für Sie da.« oder »Ihr AM ist ab 16:00 Uhr für Sie abholbereit. Sie können es holen, wann es Ihnen passt.«
»Die Tabletten müssen Sie abends einnehmen.«	»Es ist ganz wichtig, dass die Tabletten abends eingenommen werden.«
»Die Salbe müssen wir herstellen.«	»Die Salbe fertigen wir frisch (eigens, speziell) für Sie an.«
»Die Dosierung kennen Sie ja.«	»Wie nehmen Sie das Arzneimittel ein?«
»Tüte?« »Quittung?«	»Benötigen (möchten) Sie eine Tüte?« »Möchten Sie die Quittung mitnehmen?«
Müssen, sollen, nicht dürfen	Ersetzen, da diese Formulierungen Druck erzeugen z.B. es ist wichtig, dass
»Das habe ich nicht gemacht.«	»Ich kümmere mich darum.«
»Das weiß ich auch nicht.«	»Ich kümmere mich darum.«
»Der Chef ist nicht da.«	»Herr Meier ist zurzeit in einer Besprechung. Darf er Sie zurückrufen?«
Aber	Ersatzlos streichen

Eine Rhetorik, die Sicherheit vermittelt, enthält keine Konjunktive und keine Weichmacher. Sie stärkt das Vertrauen der Patienten in die Empfehlungen. Mit einer Sprache, die die Bedürfnisse der Kunden aufgreift und diese argumentativ nutzt, wird die Adhärenz der Kunden erhöht. Letztlich kann dadurch auch ein gewisser Placeboeffekt verstärkt werden, der die Heilung bzw. Genesung fördert (Schersch 2011). Hier ist nicht an die Abgabe eines Placebos gedacht, sondern an die Tatsache, dass der Glaube an die Wirkung Selbstheilungskräfte aktivieren kann. Diesen Glauben an die Wirkung kann die HV-Kraft durch ihre sichere Rhetorik, ihre Körpersprache, die Überzeugung und Sicherheit vermittelt, aktiv fördern.

Eine Beratung wird dann gelingen, wenn die HV-Kraft wertschätzend und auf gleicher Augenhöhe mit dem Kunden kommuniziert. Es macht wenig Sinn belehrend oder mit erhobenem Zeigefinger beraten zu wollen. Der Kunde fühlt sich in die Enge getrieben und wird sich einem Gespräch entziehen. Nur in einem Gespräch, in dem der Patient das Gefühl hat mit seinem Problem ernst genommen zu werden, besteht die Möglichkeit ihn über Alternativen oder mögliche bessere Behandlungen durch einen Arzt aufzuklären.

Fallbeispiele

Fallbeispiele

In den folgenden Kapiteln werden Fallbeispiele aus der Praxis wiedergegeben. Während der Dialog zwischen Kunden und HV-Kräften im Text-
block zu lesen ist, werden in der Randspalte die Gedanken der HV-Kraft
formuliert. Vieles was den HV-Kräften durch den Kopf geht und in die
Beratung einfließt, wird ein Kunde nie zu hören bekommen. Es ist ein
schrittweises Abarbeiten und Einhalten einer Struktur, wovon der Kunde
nichts bemerkt. Im Anschluss an das Gespräch findet sich eine kurze Ma-
növerkritik.

6.1 Magenbeschwerden – Wenn Stress sauer macht

6.1.1 Beratungsgespräch

Stammkundin (2 Kinder, 6 und 9 Jahre) kommt außer Atem in die Apotheke und klagt: »Geben sie mir bitte etwas schnell wirkendes gegen meine Magenschmerzen.«

PTA (mit Blickkontakt, mitfühlend) »Frau Miller, was ist denn los mit Ihnen? Sie klingen ganz abgehetzt. Seit wann haben Sie denn Magenbeschwerden?«

Kundin (genervt): »Wir, mein Mann und die Kinder, waren gerade erst in Urlaub. Aber die Rückreise war ein einziger Stress. Stundenlanger Stau auf der Autobahn in der Hitze, die Kinder nörgelig und jetzt zuhause geht es gleich mit viel Arbeit und Hetze weiter. Die Schule hat angefangen, die Kleine geht in die erste Klasse und es gefällt ihr nicht in der Schule, alle Bücher und Hefte müssen besorgt werden und das alles zusätzlich zu meiner Arbeit. Ich weiß nicht wo mir der Kopf steht. Und seit ein paar Tagen habe ich jetzt auch noch diese Magenschmerzen«.

»Sie klingt ganz aufgeregt und scheint viel um die Ohren zu haben. Erholt wirkt sie nicht. Ich weiß bis jetzt, es geht um sie. Sie hat Magenbeschwerden seit 2 Tagen und ist frisch aus dem Urlaub zurück. Hat sie eine Infektion aus dem Urlaub oder reagiert der Magen überempfindlich auf Stress?«

PTA: »Hatten Sie schon vor dem Urlaub mit solchen Beschwerden zu tun?«

Kundin: »Ab und zu, aber eher selten. Meist, wenn ich zu viel Kaffee getrunken habe und es sehr stressig zuging.«

PTA: »Beschreiben Sie mir Ihre Beschwerden doch bitte etwas genauer. Wo tut es genau weh und wann und gibt es außer Schmerzen noch andere Beschwerden?«

Kundin (hält die Hand unter das Brustbein): »Ich habe hier oben Schmerzen und ein Druckgefühl. Ich muss sauer aufstoßen, besonders wenn ich etwas Falsches gegessen habe.«

»Klingt nach gereizter Magenschleimhaut mit Sodbrennen, vielleicht war der Urlaub auch stressig. Bei Bakterientoxinen müssten noch Erbrechen oder Übelkeit vorhanden sein, evtl. auch Durchfall. Die Kundendatenbank sagt mir, dass die Kundin keine NSAR nimmt, nur die Pille.«

PTA: »Das klingt nach einer Reizung der Magenschleimhaut mit Sodbrennen. Ursache kann der Stress sein. Wichtig ist es dennoch auszuschließen, dass es ein Urlaubsandenken ist. Wo waren Sie denn in Urlaub?«

Kundin: »Wir waren an der Ostsee.«

PTA: »Hat sonst jemand aus der Familie auch solche Beschwerden?«

Kundin: »Nein, den anderen geht es gut.«

»Also ist es keine infektiöse, ansteckende Angelegenheit. Und Ostsee ist ja auch nicht typisch dafür.«

PTA: »Was haben Sie denn schon versucht dagegen zu unternehmen?«

Kundin: »Ich schaue, dass ich nichts Scharfes oder sehr Fettes esse. Aber so richtig geholfen hat das nicht. Abends trinke ich mit meinem Mann zur Entspannung einen Rotwein.«

»Oh, Alkohol auf die angegriffene Schleimhaut, das geht gar nicht. Werde erst mal loben und dann den Wein ansprechen. Und was ist mit dem Kaffee? Medikamentös hat sie noch nichts gemacht. Habe also freie Auswahl.«

PTA (lobend): »Das ist sehr sinnvoll, dass Sie darauf schauen, was Sie essen. Wenn Sie jetzt auch noch Ihren Kaffeekonsum einschränken könnten, sind das hilfreiche Maßnahmen, um Ihren Magen zu schonen. Der Entspannungswein abends tut Ihrem Magen zurzeit wahrscheinlich gar nicht gut. Das ist so, wie wenn Sie eine Schürfwunde mit Alkohol beträufeln. Das brennt ganz heftig. Ein Magentee ist hilfreicher. Auf Grund des Stresses scheint Ihr Magen zu viel Säure zu produzieren und die bereitet Ihnen Probleme. Ich zeige Ihnen, was Sie alles für Ihren Magen tun können.«

»Werde ein Empfehlungspaket packen mit Hydrotalcid für die schnelle Wirkung. Die Neutralisationskapazität ist ausreichend. Zusätzlich den Allrounder Iberogast. Außerdem packe ich noch Tee rein. Mache die A4-Methode.«

PTA (kommt mit einem Empfehlungspaket zurück): »Für die Akuthilfe empfehle ich Ihnen eine schnell wirkende Kautablette, die die überschüssige Säure sofort entfernt. Sie bewirkt, dass der Magen nicht mehr schmerzt und sich beruhigt. Zusätzlich würde ich Ihnen Iberogast empfehlen. Ein pflanzliches Arzneimittel mit breiter Wirkung auf dem Magen. Es schützt die Schleimhaut, wirkt krampflösend und regt die Verdauungstätigkeit des Magens an. Für die gute Rundumversorgung habe ich Ihnen zwei Tees mitgebracht: einen zur Entspannung, den anderen zur Magenschonung.«

»Pause machen!!! In Gedanken bis fünf zählen. Eins, zwei, drei, vier, fünf. Abschlussfrage stellen.«

PTA (mit Blickkontakt zur Kundin): »Ist das was für Sie?«
Kundin: »Ich nehme diese Magentabletten und die pflanzlichen Tropfen. Entspannungstee hört sich gut an. Den nehme ich auch. Einen Magentee habe ich zuhause.«
PTA (legt den Magen Tee zur Seite, deutet auf Iberogast): »Frau Miller, hiervon nehmen Sie bitte dreimal täglich 20 Topfen vor oder zum Essen.«

»Jetzt noch ein kostenloser Tipp und die Verabschiedung.«

PTA: »Wenn die Beschwerden in den nächsten zwei Wochen nicht aufhören, lassen Sie bitte von einem Arzt die Ursache klären. Und denken Sie daran, die Mahlzeiten gut zu kauen und mehrere kleine Mahlzeiten zu essen.«
PTA kassiert und verabschiedet sich von der Kundin.

6.1.2 Fallanalyse

Fallzusammenfassung
- Indikationskunde, Magenbeschwerden, Sodbrennen, stressbedingt
- **Für wen:** Mutter zweier Kinder
- **Begleiterscheinungen:** keine
- **Sonstige Medikamente:** Pille
- **Empfehlung:** Hydrotalcid, Iberogast, Magen- und Entspannungstee, kostenloser Tipp

Fazit
Was lief gut?
- PTA zeigt Empathie
- Sie nennt die Kundin beim Namen
- Sie klärt schnell die Standardfragen und schließt eine infektiöse Ursache aus
- PTA lobt die Maßnahmen der Kundin beim Essen
- Bildhafte Sprache bei Erläuterung, wieso Alkohol in dieser Situation schlecht ist
- PTA empfiehlt eine Komplettversorgung
- RedLine-A4-Methode inkl. A4-Abschlussfrage und der Pause davor
- PTA gibt kostenlose Tipps
- Sie informiert über evtl. nötigen Arztbesuch, falls die Beschwerden andauern

Was ist verbesserungsfähig?
- Informationen zu Dosierung der Magentablette, zu Tageshöchstmenge, dem Abstand zu anderen Arzneimitteln fehlen

▬ Da die Wirkung der Magentablette nur 2 h anhält, wäre die Empfehlung eines länger wirkenden PPIs in Erwägung zu ziehen
▬ Iberogast-Empfehlung:
  – keinen Konjunktiv verwenden
  – Information, die Tropfen vor Gebrauch zu schütteln, fehlt
  – Hinweis auf Haltbarkeit nach Anbruch fehlt
  – Hinweis auf Alkoholgehalt der Tropfen fehlt
  – In der Argumentation nur Wirkungen genannt, keinen Nutzen
▬ Im Empfehlungspaket den Entspannungstee evtl. ersetzen oder ergänzen durch Baldrian, Hopfen, Melisse, Passionsblume, Kombinationen dieser Pflanzen oder homöopathische Mittel (z.B. Neurexan)
▬ Zusätzlicher Tipp: Entspannungstechnik (z.B. autogenes Training) erlernen

Das Beispiel ist angelehnt an eine Veröffentlichung der Autorin zum Beratungsfall des Monats in der Zeitschrift »Apotheke + Marketing« (Hartmann 2010,8).

6.2 Sodbrennen – Wenn die Schwangerschaft auf den Magen schlägt

6.2.1 Beratungsgespräch

Kundin, hochschwanger, betritt die Apotheke.
PTA (Blickkontakt, lächelnd): »Guten Tag, was kann ich für Sie tun?«
Kundin: »Mein Baby braucht immer mehr Platz und tritt auch gegen den Magen und die Rippen. Ich habe seit einigen Tagen häufig Sodbrennen. Gibt es etwas, das ich dagegen nehmen kann und wirklich unschädlich ist?«

»Oh, Schwangerschaft und Sodbrennen, jetzt muss ich genau überlegen, was ich ihr empfehle. Aber erst brauche ich noch mehr Infos.«

PTA: »Hatten Sie schon vor der Schwangerschaft Magenbeschwerden bzw. Sodbrennen?«
Kundin: »Nein, das ist das erste Mal überhaupt.«

»Scheint ja wirklich nur Sodbrennen durch die Schwangerschaft zu sein. Ich beruhige die Kundin erst mal.«

PTA: »Dass gegen Ende der Schwangerschaft Sodbrennen auftritt, ist eher die Norm und nicht ungewöhnlich. Verantwortlich ist einmal die immer größer werdende Gebärmutter, die den Magen hochdrückt und auch die Hormonumstellung im Körper, die den Muskel am Mageneingang etwas erschlaffen lässt. Er kann daher nicht mehr so gut verhindern, dass die Magensäure in die Speiseröhre hochsteigt. Haben Sie selbst schon etwas dagegen unternommen?«
Kundin: »Nein, ich bin mir unsicher, was ich nehmen kann und was nicht. Deshalb komme ich hierher.«

»Ich will kein Mittel mit Aluminium nehmen. Es ist zwar eine kurzfristige Anwendung möglich, aber es gibt Alternativen. Es bleiben die Karbonate (z.B. Rennie) und das Alginat-Präparat (Gaviscon). Ich entscheide mich für das Alginat, weil es unverändert ausgeschieden wird.«

PTA: »Gut, dass Sie sich beraten lassen, es gibt wirklich Unterschiede in den Mitteln gegen Sodbrennen. Nicht alle sind optimal in der Schwangerschaft. Das trifft auch auf manche alten Hausmittel zu. Einen kleinen Moment bitte, ich zeige Ihnen, was Sie tun können.«

»Hm? Was kann ich empfehlen zur Optimalversorgung? Werde noch einen Vorschlag aus der Homöopathie machen. Mehr packe ich nicht in das Empfehlungspaket. Mache kleine A4-Methode. Da ich nicht weiß, ob die Kundin ein Fan von Homöopathie ist, hole ich mir das »Kunden-Okay« ein.«

PTA kommt von der Sichtwahl zurück, legt erstes Produkt vor die Schwangere: »Dieses Mittel gegen Sodbrennen können Sie unbesorgt nehmen. Der Inhaltsstoff – übrigens aus einer Alge gewonnen – bildet mit der Magensäure einen neutralen zähen Schaum, der oben auf dem Mageninhalt schwimmt. So kommt keine Säure mehr in die Speiseröhre und diese Begleiterscheinung der Schwangerschaft können Sie vergessen. Der Schaum wird nicht vom Körper aufgenommen, sondern unverändert ausgeschieden. Sie nehmen einen Beutel nach den Mahlzeiten und vor dem Schlafengehen. Das Mittel wirkt in Minuten. Ich habe hier noch ein Mittel aus der Homöopathie mitgebracht. Wenn Sie möchten zeige ich Ihnen das gerne.«

Kundin, freudig: »Homöopathie ist gut. Das ist doch bestimmt ungefährlich. Ich wusste nicht, dass es etwas gegen mein Sodbrennen gibt.«

PTA, legt die Globuli vor die Kundin: »Ich empfehle Ihnen diese Globuli (Robinia pseudacacia D6). Davon lassen Sie täglich 3-mal 5 Globuli im Mund zergehen.«

»Und jetzt Pause machen und die Abschlussfrage stellen. Eins, zwei, drei……«

Kundin, während die PTA sie wartend anschaut: »Ich nehme beides. Ich werde erst mal die Kügelchen nehmen und wenn die nicht helfen, habe ich das andere in Reserve zu Hause.«

PTA: »Damit sind Sie auf der sicheren Seite, bekommen Ihre Beschwerden in den Griff und können sich unbeschwert auf Ihr Baby freuen. Informieren Sie beim nächsten Besuch ihren Arzt über Ihr Sodbrennen und über die Einnahme der Mittel.«

»Die Abschlussfrage hat sich erübrigt. Jetzt noch den kostenlosen Tipp vor dem Abkassieren.«

PTA: »Sie können selbst Einiges tun, um Sodbrennen vorzubeugen. Essen Sie nur kleine, d.h. faustgroße Mahlzeiten, die Sie gut kauen. Essen Sie nicht nach 18:00 Uhr. Meiden Sie Fettes und Scharfes. Schlafen Sie mit erhöhtem Oberkörper. Wenn Sie sich tagsüber zum Ausruhen hinlegen, achten Sie auch darauf, dass der Oberkörper erhöht liegt.«

Kundin: »Das ist eine gute Idee mit dem erhöhten Oberkörper. Das werde ich gleich austesten.«

PTA, kassiert ab, gibt eine Babyzeitung in die Tüte: »Auf Wiedersehen, ich wünsche Ihnen und dem Baby alles Gute.«

6.2.2 Fallanalyse

Fallzusammenfassung

- Indikationskunde, Sodbrennen
- **Für wen:** Schwangere
- **Begleiterscheinungen:** keine
- **Sonstige Medikamente:** unbekannt
- **Empfehlung:** Natriumalginat, Homöopathie, kostenloser Tipp

Fazit

Was lief gut?

- PTA zeigt Empathie
- Sie erläutert, wieso Sodbrennen »normal« in der Schwangerschaft ist
- Sie lobt die Kundin wegen des Entschlusses, sich Rat in der Apotheke zu holen
- PTA holt sich das »Kunden-Okay« für die homöopathische Alternative ein
- PTA gibt kostenlose Tipps
- Sie weist darauf hin, den Arzt beim nächsten Termin über Medikation zu informieren
- In die positive Verabschiedung das Baby mit einbezogen

Was ist verbesserungsfähig?

- Es fehlten Fragen zu
  - Schwangerschaft im wievielten Monat, wegen der zu erwartenden Einnahmedauer der Medikamente
  - Einnahme anderer Medikamente
  - Lebensumstände (berufstätig, Stress)
- Evtl. Entspannungstee empfehlen
- Weitere Wünsche wurden nicht abgefragt
- Chance zur Kundenbindung wurde vertan (Kundenkarte, Hinweis auf besonderes Mutter-Kind-Sortiment, Verleih Milchpumpe, Babywaage)
- Babyzeitung ohne Kommentar eingepackt

6.3   Magenbeschwerden – Wenn Abklärung durch den Arzt nötig ist

6.3.1   Beratungsgespräch

Herr Mahler, Mitte 70, Stammkunde mit Kundenkarte, betritt die Apotheke: »Guten Tag«.
PTA schaut den Kunden fragend an: »Bitte?«
Kunde: »Ich brauche mal wieder einer 100er Packung von meinen Magentabletten«.
PTA: »Einen kleinen Moment Herr Mahler, ich schaue mal nach, welche Tabletten Sie immer hatten.«

»Herrje, seit 3 Monaten kauft er die Magentabletten. Das ist die 4. Packung zu 100 Stück, d.h. er hat die Beschwerden permanent, sonst bräuchte er nicht so viele Tabletten. Die Qualität ist in Ordnung. Schichtgitterantacidum. Weiß der Arzt davon? Das sieht ja nach chronischen Beschwerden aus. Könnte Reflux oder Gastritis, evtl. sogar ein Magengeschwür sein. Er muss zum Arzt zur Abklärung. Werde ihm das vorsichtig sagen. Will ihn nicht verschrecken.«

PTA: »Herr Mahler, ich sehe, Sie haben diese Tabletten schon einige Male gekauft. Wie sind Ihre Erfahrungen damit, die große Besserung scheinen Sie damit nicht zu erreichen.«
Kunde: »Das stimmt, sie helfen immer nur kurzfristig. Ich nehme sie seit 3 Monaten, aber die Beschwerden hören nicht auf.«
PTA: »Welche Beschwerden haben Sie denn genau?«
Kunde: »Ich habe Sodbrennen und hier öfter ein Druckgefühl.«, dabei deutet Herr Mahler auf den Oberbauch. »Wenn ich aufstoße, dann ist es auch sauer.«

»Deutet auf Reflux hin. Ich werde noch Heiserkeit oder Husten abfragen. Ich sehe, er ist Diabetiker. Der Diabetes könnte evtl. auch Ursache der Beschwerden sein. Er hat die volle Palette: Metformin, Gliptin, Statin, ß-Blocker, ACE-Hemmer. Mein Ziel ist hier nicht die

A4-Methode mit Optimal-versorgung, sondern der Arztverweis.«

TA: »Haben Sie noch andere Beschwerden? Ich denke da an Heiserkeit oder Husten?«

Kunde: »Jetzt, wo Sie fragen: Ja. Meine Stimme ist etwas rau, aber es ist Herbst und da fängt man sich leicht etwas ein. Ich lutsche Salbeibonbons dagegen.«

PTA: »Es ist möglich, dass all Ihre Beschwerden eine Ursache haben. Das kann nur ein Arzt durch eine Untersuchung feststellen. Mit den Tabletten, die Sie seit Monaten kaufen, packen Sie das Übel nicht an der Wurzel. Was Sie machen, ist das Gleiche, wie wenn in Ihrem Auto eine Warnlampe aufleuchtet und Sie drehen das Birnchen heraus und ignorieren die Anzeige. Als verantwortungsbewusster Autofahrer machen Sie das nicht, sondern fahren in eine Autowerkstatt und lassen nachschauen. Das sollten Sie auch bei sich selbst tun. Bei Ihrem Körper ist etwas nicht in Ordnung und er sendet Ihnen Warnsignale. Lassen Sie Ihren Arzt nachschauen, was Ihnen die Beschwerden verursacht. Gehen Sie selbst auch mal zu einer Inspektion. Zumal der Arzt noch besser wirkende Medikamente verschreiben kann.«

»Hoffentlich konnte ich ihn überzeugen.«

Kunde, nachdenklich: »Eigentlich haben Sie Recht, mit meinem Auto würde ich sofort in die Werkstatt fahren. Soviel Aufmerksamkeit sollte ich mir auch wert sein. Und dass die raue Stimme von meinem Magen kommen könnte, auf diese Idee wäre ich nie gekommen. Ich werde mir einen Termin bei meinem Arzt holen. Bis dahin brauche ich aber nochmal die Tabletten.«

»Jetzt bin ich aber froh, dass er einsichtig ist. Werde ihn dafür loben. Am Schluss noch einen kostenlosen Tipp.«

PTA, bringt die verlangten Tabletten: »Herr Mahler, das ist eine sehr kluge Entscheidung von Ihnen zum Arzt zu gehen. Warten Sie nicht zu lange mit einem Termin. Nur zur Erinnerung: Halten Sie bitte einen Abstand von 1-2 h ein, bevor Sie andere Medikamente einnehmen. Spülen Sie die Kautabletten nicht mit säurehaltigen Getränken herunter. Wasser ist besser. Noch ein kleiner Tipp für Sie: Schlafen Sie nicht mit flachem Oberkörper, sondern stellen Sie das Kopfteil der Matratze etwas schräg. Und wenn Sie das nächste Mal kommen, berichten Sie mir bitte, was der Arzt gesagt hat.« Die PTA kassiert und verabschiedet den Kunden freundlich.

6.3.2 Fallanalyse

Fallzusammenfassung

- Markenkunde, Sodbrennen, Druckgefühl im Oberbauch seit 3 Monaten
- **Für wen:** Diabetiker, Mitte 70

- **Begleiterscheinungen:** Heiserkeit
- **Sonstige Medikamente:** Metformin, Gliptin, Statin, ß-Blocker, ACE-Hemmer
- **Empfehlung:** keine weitere Selbstmedikation, Arztverweis

Fazit

Was lief gut?
- Stammkunde wird beim Namen genannt
- PTA schaut in Kundendatenbank bei Stammkunden
- Ihr fällt auf, dass seit 3 Monaten Antazida gekauft werden
- Sie erfährt, dass keine ärztliche Abklärung der Beschwerden bisher erfolgt ist und verweist zum Arzt mit bildhafter Sprache, ohne Panik zu erzeugen
- PTA gibt geschickt Hinweise zur Dosierung und kostenlose Tipps
- Sie erbittet eine Information über Arztbesuch beim nächsten Mal

Was ist verbesserungsfähig?
- Hinweis auf flüssige Darreichungsform, Kautabletten sind für Gebissträger ungünstig

6.4 Erbrechen – Wenn der Urlaub übel beginnt

6.4.1 Beratungsgespräch

PTA, sieht Kundin, Anfang 30, lächelnd an: »Guten Tag, was kann ich für Sie tun?«
Kundin: »Ich möchte diese Kaugummis gegen Reiseübelkeit.«
PTA: »Sie meinen die Superpep-Kaugummis?«
Kundin: »Ja, genau die.«

»Sie weiß genau, was sie will. Werde trotzdem mit meinen W-Fragen starten, damit ich nähere Infos bekomme. Wie fange ich am besten an, damit sie nicht sofort abblockt? Sie ist im Prinzip eine Markenkundin.«

PTA: »Für wen benötigen Sie die Kaugummis, für einen Erwachsenen oder ein Kind?«
Kundin: »Sowohl als auch. Wir fahren in Urlaub mit dem Auto und meinem Sohn und mir wird es beim Autofahren regelmäßig schlecht.«

»Wenn es ihr regelmäßig schlecht wird, kennt sie Superpep wahrscheinlich. Wie alt ist der Sohn, darf der das Kaugummi schon nehmen? Das geht doch erst ab 6 Jahren. Wie lange dauert die Reise, reicht eine Packung?«

PTA: »Wie schön für Sie, dass der Urlaub beginnt. Darf ich fragen, wo es hingeht?«
Kundin: »Wir fahren nach Südfrankreich ans Meer, jetzt in den Schulferien lohnt sich der weite Weg, weil wir drei Wochen bleiben.«
PTA: »Ans Mittelmeer, da freuen sich bestimmt alle sehr darauf. Es ist eine recht lange Fahrt dorthin. Sie brauchen die Kaugummis also für sich und Ihren Sohn, der jetzt Schulferien hat?«
Kundin: »Nein, die Kaugummis will ich für mich und meinen kleinen Sohn. Der Große verträgt das Autofahren. Ich habe sie früher schon genommen.«

»Oh, sie hat zwei Söhne. Wie alt ist der kleine Sohn?«

PTA: »Wie alt ist denn Ihr kleiner Sohn? Ich frage deshalb, weil die Kaugummis erst für Kinder ab 6 Jahren sind.«
Kundin, überrascht: »Das wusste ich nicht, mein Sohn ist erst 5 Jahre alt. Was mache ich denn jetzt?«
PTA: »Seien Sie unbesorgt, ich zeige Ihnen, was es gibt. Für Ihren Sohn kann ich Ihnen einen Saft oder Zäpfchen anbieten. Was ist Ihnen lieber?«

»Jetzt wird es aber Zeit, dass ich ihr die Kaugummis bringe, sonst wird sie ungeduldig. Gut, dass ich mich vergewissert habe, wie alt das Kind ist.«

Kundin: »Bitte einen Saft.«

PTA, kommt mit den Arzneimitteln zurück: »Hier Ihre Kaugummis. Sie wissen ja, eine Stunde vor Fahrtbeginn das erste kauen und dann jeweils im Abstand von einer halben Stunde noch zwei weitere. Bei Bedarf können Sie noch mehr kauen, bis zu maximal 7 Stück. Damit Sie für die Rückreise auch gerüstet sind, habe ich Ihnen gleich 2 Packungen mitgebracht.«

Kundin, greift nach den beiden Packungen: »Ja natürlich, für die Rückreise brauche ich auch welche.«

PTA: »Für Ihren Sohn ist dieser Saft hier. Er schmeckt nach Kirschen. Die Dosierung geschieht nach Gewicht. Wie viel wiegt ihr Sohn?«

Kundin: »Ungefähr 20 Kilo.«

PTA: »Dann geben Sie ihm eine halbe Stunde vor der Fahrt 7,5 ml. Bei Bedarf können Sie das noch 2- bis maximal 3-mal wiederholen. Die Flasche reicht auch für die Rückreise. Denken Sie bitte daran, dass Sie auf keinen Fall Ihren Mann am Steuer ablösen dürfen, wenn Sie die Kaugummis gekaut haben. Sie machen müde.«

»Jetzt frage ich noch die Reiseapotheke ab, ob sie an alles gedacht hat.«

PTA: »Wie sieht es denn mit Ihrer Reiseapotheke aus? Gerade mit Kindern ist es wichtig, dass die Reiseapotheke gut bestückt ist und Sie den Urlaub genießen können – trotz kleiner Zwischenfälle. Ich denke da z.B. an die intensive südliche Sonne, Sonnenschutz, Sonnenbrand, kleine Verletzungen aber auch Fieber oder Durchfall.«

Kundin: »Stimmt, die Reiseapotheke muss ich noch kontrollieren. Ich habe sicher noch einige Sachen daheim.«

»Sie hat eine Reiseapotheke. Sie will erst kontrollieren, was sie evtl. benötigt. Ich kann also nicht groß in eine Beratung gehen. Gebe eine Checkliste mit und noch einige allgemeine Hinweise.«

PTA: »Ich gebe Ihnen gerne eine Checkliste für die Urlaubsapotheke mit. Damit können Sie leicht kontrollieren, ob Ihnen etwas fehlt. Denken Sie bitte daran, dass angebrochene flüssige Arzneimittel längstens eine Saison haltbar sind. Das Haltbarkeitsdatum gilt nur für verschlossene Flaschen. Bei Sonnenschutzmitteln rechnet man pro Einreiben mit 25-30 ml für einen Erwachsenen. Bei drei Wochen macht dies pro Erwachsenen ca. 500 ml bei einmal Eincremen pro Tag. Für empfindliche Kinderhaut gibt es eigens abgestimmte Sonnenschutzmittel.«

Kundin: »Ich hätte nicht gedacht, dass ich diese Menge Sonnenschutzmittel brauche. Was mir gerade einfällt: ein Gel gegen Sonnenbrand brauche ich auf jeden Fall. Das haben wir letztes Jahr verbraucht.«

PTA, bringt ein Antihistaminikum-Gel: »Damit lindern Sie die Beschwerden, die Haut brennt nicht mehr und wenn Sie es im Kühlschrank aufbewahren, kühlt es beim Auftragen noch angenehm. Zudem hilft es auch bei juckenden Insektenstichen. Ich habe Ihnen gleich die preisgünstige Familienpackung mitgebracht.«

»Gut, dass ich die Reiseapotheke angesprochen habe. Jetzt noch ein kostenloser Tipp und zum Schluss gebe ich ihr meine Visitenkarte mit, damit sie mich als Ansprechpartnerin hat, wenn sie die Reiseapotheke auffüllt.«

PTA: »Übrigens sind Geschichten zum Hören während der Autofahrt für Ihren kleinen Sohn besser als Bücher zum Anschauen. Wenn er aus dem Fenster schaut, wird es ihm nicht so leicht schlecht, wie wenn er in ein Buch schaut. Ich gebe Ihnen meine Visitenkarte mit. So können Sie leicht auf mich zurückkommen, wenn Sie Ihre Reiseapotheke auffüllen möchten.«
PTA kassiert und verabschiedet die Kundin freundlich.

6.4.2 Fallanalyse

Fallzusammenfassung
- Markenkunde, Reiseübelkeit
- **Für wen:** Mutter und 5-jähriges Kind
- Autofahrt nach Südfrankreich
- Superpep von früher bekannt
- **Sonstige Medikamente:** unbekannt
- **Empfehlung:** Kaugummi für die Mutter und Diphenhydramin Saft für das Kind

Fazit
Was lief gut?
- PTA nimmt die Freude für den Urlaub auf und benutzt sie als Türöffner für Fragen
- Sie verfällt nicht dem naheliegenden Fehler, den schulpflichtigen Sohn als zweite Person mit Kinetose anzusehen.
- Sie erfährt, dass der Sohn erst 5 Jahre ist und daher das Reisekaugummi nicht einnehmen sollte
- PTA bietet bedarfsgerechte Darreichungsformen und Mengen an, gibt Hinweise zu Dosierung und Maximaldosierung
- Sie denkt an Cross selling (Reiseapotheke), Bedarf für Antihistaminikum-Gel wird geweckt

- Argumente beim Gel für beide Motivationstypen (positiv, negativ) inkl. Zusatznutzen
- Mitgabe der Checkliste zur Überprüfung der Reiseapotheke
- Sie rechnet die Menge an benötigtem Sonnenschutzmittel aus
- PTA gibt kostenlose Tipps
- Sie gibt eigene Apothekenvisitenkarte mit

Was ist verbesserungsfähig?
- Es fehlten Fragen zu weiterer Medikation
- Hotel- oder Campingurlaub
- Anbieten einer homöopathischen Alternative (Cocculus D4)
- Chance zur Kundenbindung mit Kundenkarte wurde vertan

6.5 Durchfall – Wenn Angst den Darm in Aufruhr bringt

6.5.1 Beratungsgespräch

Kundin, Mitte Zwanzig, Studentin, betritt die leere Offizin: »Guten Tag«
Kundin (nach einer kurzen Wartezeit mit erhobener Stimme): »Hallo?«

»Wieso ist niemand vom HV in der Offizin? Hatten wir nicht vereinbart, dass immer eine Person vorne ist? Also werde ich jetzt gehen.«

PTA (kommt aus dem Back office): »Guten Tag, bitte sehr, was kann ich für Sie tun?«.
Kundin (unglücklich): »Bitte geben Sie mir etwas gegen Durchfall, morgen beginnt meine Diplomprüfung, ich bin total nervös und aufgeregt und jetzt habe ich seit gestern Abend diesen überaus unangenehmen Durchfall. Den kann ich mir morgen bei der Prüfung gar nicht leisten. Ich benötige etwas, was schnell und sicher wirkt.«

»Aha, eine Durchfallkundin. Die junge Frau scheint ja sehr unter Druck zu stehen. Ich werde sie erst mal etwas beruhigen und dann die Sachlage abklären. Was ich jetzt schon weiß, sie hat den Durchfall seit gestern Abend, also akut.«

PTA (mit Blickkontakt): »Das kann ich gut verstehen, dass Sie unglücklich über den Durchfall sind. Wir haben hier in der Apotheke ganz sicher das richtige Mittel für Sie. Wie häufig hatten Sie seit gestern schon Durchfall?«
Bei diesen Worten sucht sie den Blickkontakt zur Kundin.
Kundin: »Sicherlich schon 4- oder 5-mal. Der Darm ist bei Stress meine schwache Stelle. Ich reagiere dann oft mit Durchfall.«
PTA: »Sonst haben Sie keine Erklärung für Ihren Durchfall, z.B. etwas Ungewöhnliches gegessen oder eingenommen. Haben Sie Fieber oder noch andere Beschwerden, wie z.B. Krämpfe oder Erbrechen, ist Blut beim Stuhl beigemischt?«
Kundin: » Ich habe nichts anderes gegessen als sonst auch und andere Beschwerden habe ich nicht.«
TA:. »Ist der Durchfall sehr dünn?«
Kundin: »Ja, fast wie Wasser, ich fühle mich richtig schlapp.«

»Was brauche ich alles noch an Informationen? Von meinen Standardfragen weiß ich jetzt schon für wen, welche Beschwerden, seit wann. Die Beschwerden habe ich näher abgeklärt. Der Kreislauf scheint nicht mehr sehr stabil zu sein: Elektrolytersatz empfehlen. Nahrungsmittelallergie kann es nicht sein, da der Durchfall so plötzlich auftritt. Da sie kein Fieber hat und sonst keine anderen Beschwerden scheint die Aufregung als Ursache plausibel zu sein. Es gibt ja Menschen, die bei Stress so reagieren. Sie ist ein Fall für die Selbstmedikation Jetzt kläre ich noch ab, ob sie schon was unternommen hat und andere Medikamente einnimmt, die Durchfall verursachen können z.B. ein Antibiotikum.«

PTA: »Was haben Sie denn schon unternommen«
Kundin: »Ich habe nichts zu Hause, deshalb komme ich zu Ihnen.«
PTA: »Um Ihnen das optimale Mittel zu empfehlen ist es noch wichtig zu wissen, welche anderen Medikamente Sie noch einnehmen.«
Kundin: »Außer der Pille nichts.«

»Oh, Vorsicht Pille. Die Sicherheit ist nicht mehr gewährleistet. Werde ihr einen Hinweis geben.
Jetzt nur noch Urlaub hinterfragen, um sicher zu gehen, dass es kein Andenken von einer Fernreise ist. Sie braucht etwas schnell und sicher Wirkendes, wegen der Prüfung morgen.«

PTA: »Waren Sie in den letzten Monaten in Urlaub in asiatischen oder südlichen Ländern?«
Kundin: »Nein.«
PTA: »Einen kleinen Moment bitte, ich stelle Ihnen etwas Passendes zusammen.«
PTA (kommt zur Kundin mit 3 Packungen und legt erste Packung zur Kundin): »Als erstes empfehle ich Ihnen Loperamid. Es wirkt sehr schnell, der Durchfall quält Sie nicht mehr und Sie können beruhigt und sicher in Ihre Prüfung gehen. Nehmen Sie jetzt gleich 2 Kapseln und bei jedem weiteren Durchfall eine. Bitte nicht mehr als maximal 6 am Tag. Damit Ihr Kreislauf Sie nicht im Stich lässt und Sie sich körperlich und geistig leistungsfähig fühlen, empfehle ich Ihnen ein Mittel, das die durch den Durchfall verlo-

renen Mineralstoffe und die Flüssigkeit wieder auffüllt. In diesen Beuteln steckt all das, was Ihnen durch den Durchfall fehlt. Lösen Sie das Pulver in Wasser auf und trinken Sie nach jedem Durchfall 1-2 aufgelöste Beutel. Denken Sie daran Ihrem Körper die verlorene Flüssigkeit wieder zuzuführen. Ich empfehle Ihnen diesen Magen-Darm-Tee.«

»Ich habe ihr jetzt ein Empfehlungspaket für die Optimalversorgung gepackt und bei der Nutzenargumentation an positive und negative Motivationstypen gedacht.«

Kundin (entschlossen): »Ich nehme das alles mit, Hauptsache ich kann morgen in die Prüfung gehen.«
PTA: »Damit sind Sie gut versorgt. Haben sie noch Fragen zu den Arzneimitteln?«
Kundin: »Nein«
PTA: »Denken Sie bitte daran, dass wegen des Durchfalls die Sicherheit der Pille in diesem Zyklus nicht mehr gewährleistet ist und essen Sie in den nächsten Tagen fettarm und nicht zu scharf gewürzt.

»Das war der kostenlose Tipp, jetzt nur noch der Hinweis auf den Arzt und bei der Verabschiedung gute Wünsche mit auf den Weg geben.«

Sollte der Durchfall in den nächsten beiden Tagen nicht aufhören, gehen sie bitte zu Ihrem Arzt.«
Kundin: »Danke für die Beratung und die Hinweise.«
PTA, nach dem Kassieren: »Auf Wiedersehen und viel Erfolg bei Ihrer Prüfung.«

6.5.2 Fallanalyse

Fallzusammenfassung

- Indikationskundin, akuter Durchfall, stressbedingt
- **Für wen:** Kundin mit hohem Leidensdruck
- **Begleiterscheinungen:** keine
- **Sonstige Medikamente/Maßnahmen:** Pille
- **Empfehlung:** Loperamid, Elektrolytpräparat (Elotrans) und Magen-Darm-Tee; Ernährungstipp

Fazit

Was lief gut?
- PTA zeigt Empathie
- Sie klärt schnell die Standardfragen
- PTA empfiehlt eine Komplettversorgung

- Sie gibt kostenlose Tipps
- Sie weist auf die Sicherheitslücke bei der Empfängnisverhütung hin
- Nutzenargumente für negativen und positiven Motivationstyp
- Sie informiert über evtl. nötigen Arztbesuch
- Individuelle Verabschiedung

Was ist verbesserungsfähig?
- Leere Offizin
- Obsolete Hausmittel (Cola und Salzstangen) nicht angesprochen
- Info über zusätzliche Empfängnisverhütung
- Frage nach der Dauer der Prüfungszeit. Bei längerer Dauer: Empfehlung von Phytopharmaka zur Beruhigung (Baldrian, Hopfen, Melisse)

Das Beispiel ist angelehnt an eine Veröffentlichung der Autorin zum Beratungsfall des Monats in der Zeitschrift »Apotheke + Marketing« (Hartmann 2010).

6.6 Durchfall – Wenn das Antibiotikum die Darmflora schädigt

6.6.1 Beratungsgespräch

Kunde, Mitte 40, blass, betritt die Apotheke.
PTA: »Guten Tag, Sie wünschen bitte.«
Kunde:« Ich hätte gerne ein Packung Loperamid.«

> »Ein Markenkunde. Ich muss klären, ob er der Patient ist oder eine andere Person.«

PTA: »Ist das Medikament für Sie?«
Kunde: »Ja.«

> »Erst mal ein lobendes Wort zum verlangten Arzneimittel. Ich muss aber noch wissen, woher der Durchfall kommt. Vielleicht ist Loperamid nicht das optimale Mittel.«

PTA: »Loperamid ist ein Arzneimittel, das zuverlässig Durchfall stoppt. Da es Durchfälle gibt, bei denen es nicht angewandt werden soll, ist es wichtig, dass ich noch einige Informationen von Ihnen bekomme. Zunächst einmal, wie lange haben Sie schon Durchfall und welche Ursache kann er haben?«
Kunde: »Das Einzige, was mir als Ursache einfällt: ich nehme seit vorgestern früh ein Antibiotikum. Der Zahnarzt hat es mir für meinen Weisheitszahn verordnet. Ich glaube es heißt Clindamycin. Seitdem habe ich den Durchfall.«

> »Antibiotikum, Durchfall und Loperamid, klassische Kontraindikation. Jetzt muss ich ihn umpolen auf etwas anderes. Habe aber noch nicht alle Standardfragen gestellt. Vielleicht ist der Kreislauf schon labil.«

PTA: »Gut, dass Sie diesen Zusammenhang herstellen. Durchfall kommt bei diesem Antibiotikum sehr häufig vor. Und das ist genau der Fall, bei dem man Loperamid nicht nehmen darf. Wie oft haben Sie den Durchfall und welche anderen Beschwerden haben Sie noch?«
Kunde: »Ich habe 3- bis 4-mal am Tag Durchfall. Ansonsten ist mir leicht übel und ich fühle mich total schlapp. Und mein Zahn tut weh.«
PTA: »Welche Medikamente nehmen Sie noch ein?«
Kunde: »Außer Ibuprofen gegen Schmerzen nichts.«

> »Durchfall, 3. Tag. Übelkeit. Kreislauf im Keller. Zahnschmerzen. Werde Empfehlungspaket packen und A4 machen.«

PTA: »Einen kleinen Moment, ich stelle Ihnen was Passendes zusammen.«
PTA kommt mit 3 Packungen zurück: »Ich habe Ihnen etwas zusammengestellt, was Ihnen gut tun wird. Ich stelle es Ihnen vor und Sie entscheiden, was Sie davon möchten.«
Sie legt eine Packung nach der anderen vor den Kunden: » Wichtig für Sie sind diese Pulver mit Mineralien und Glukose. Beides geht Ihrem Körper verstärkt verloren und Sie fühlen sich deshalb ausgelaugt. Diese Stoffe bewirken, dass Ihr gesamter Kreislauf wieder auf die Beine kommt und Sie sich nicht mehr so schlapp fühlen. Weiterhin empfehle ich Ihnen diese Kapseln. Sie enthalten Hefe, die die Darmflora stärkt und in ihren Aufgaben unterstützt. Dadurch hört der Durchfall schneller auf. Zudem bedeutet ein gestärkter Darm starke Abwehrkräfte, auch gegen die Entzündung. Die Abheilung der Entzündung können Sie außerdem mit Kamillespülungen unterstützen. Dafür nehmen Sie diese Tropfen. Damit sind Sie rundum gut versorgt.«

»Pause machen, zählen:
21, 22, 23,..
Abschlussfrage.«

PTA: »Ist das was für Sie?«
Kunde: »Da ich schnell wieder fit werden muss, nehme ich alles. Wie muss ich das denn einnehmen?«
PTA: »Sie lösen einen Beutel in 200 ml Wasser auf und trinken nach jedem Durchfall 1 bis 2 Beutel. Bereiten Sie die Lösung jedes Mal frisch zu. Das machen Sie die nächsten 36 h. Von diesen Hefekapseln nehmen Sie jeden Tag 1 bis 2 mit lauwarmem Wasser. Sie nehmen sie während der Antibiotikumeinnahme und noch ein bis zwei Wochen danach. Von der Kamillelösung nehmen Sie 5 ml auf ein Glas Wasser und spülen um den Weisheitszahn. Das können Sie 2- bis 3-mal täglich machen. Diese Lösung enthält Alkohol. Haben Sie noch Fragen dazu?«
Kunde: »Schreiben Sie mir die Einnahme bitte auf die Packungen, sonst werfe ich das zu Hause durcheinander.«

»Jetzt noch ein kostenloser
Tipp.«

PTA: »Aber gerne. Übrigens ist es ganz wichtig, dass Sie das Antibiotikum so lange nehmen, wie es Ihr Arzt gesagt hat. Trotz des Durchfalls die Einnahme nicht unterbrechen und immer mit aufrechtem Oberkörper einnehmen und ein großes Glas Wasser nachtrinken, damit die Tabletten gleich im Magen landen. Achten Sie darauf, dass Sie ausreichend trinken. Wenn die Beutel mit den Pulvern zu Ende sind, können Sie z.B. Tee aus Brombeerblättern oder Anis-Fenchel-Kümmel-Tee trinken.«
Kunde: »Früher habe ich Cola und Salzstangen genommen. Macht man das noch?«
PTA: »Gut, dass Sie fragen. Heute weiß man, dass das nicht optimal ist. In Cola ist zu viel Zucker und es entzieht dem Körper eher mehr Flüssigkeit als es ihm zuführt. Und die wichtigen Mineralien, die der Körper braucht, sind nicht enthalten. Mit den Salzstangen machen Sie nichts falsch.«

»Cola und Salzstangen geistern immer noch in den Köpfen. Dabei ist Cola wirklich obsolet. Salzstangen werden ihm nicht schaden. Er hat ja keinen Bluthochdruck.«

PTA: »In der Regel hört der Durchfall nach kurzer Zeit auf. Sollte das nicht der Fall sein, informieren Sie bitte Ihren Arzt.«
Die PTA kassiert ab, und verabschiedet den Kunden mit Wünschen für eine gute Besserung.

6.6.2 Fallanalyse

Fallzusammenfassung

- Markenkunde Durchfall bei Antibiotikumeinnahme
- **Für wen:** Mann, Mitte 40
- **Begleiterscheinungen:** Übelkeit
- **Sonstige Medikamente:** Ibuprofen gegen Zahnschmerzen
- **Empfehlung:** Orale Rehydratationslösung mit 240 mosmol/l, Hefepräparat mit Saccharomyces cerevisiae, Kamillelösung, kostenloser Tipp

Fazit

Was lief gut?

- PTA stellt beim Markenkunden die Leitlinienfragen
- Sie begründet, weshalb sie fragt
- Sie lobt zunächst das verlangte Medikament
- Sie klärt, dass Loperamid kontraindiziert ist
- PTA empfiehlt eine Komplettversorgung
- Kurze, klare Argumentation
- RedLine A4-Methode inkl. A4-Abschlussfrage und der Pause davor
- PTA rät von Cola ab, Frage danach mit Lob quittiert
- Sie gibt Hinweise zur korrekten Antibiotikum-Einnahme
- Hinweis auf Alkoholgehalt der Kamillelösung
- Sie informiert über evtl. nötigen Arztbesuch, falls Beschwerden andauern

Was ist verbesserungsfähig?

- Empfehlung wegen Übelkeit
- Deutlicherer Hinweis beim Hefepräparat auf Temperaturempfindlichkeit
- Hinweise zur Ernährung

6.7   Durchfall – Wenn ein Kleinkind Durchfall hat

6.7.1   Beratungsgespräch

Frau Koch, Stammkundin, Mutter einer 3-jährigen Tochter, betritt früh-morgens die Apotheke.

PTA: »Guten Tag Frau Koch, was führt Sie heute zu uns?«

Frau Koch: »Meine Kleine, Sonja, hat seit gestern Durchfall und ich brauche etwas dagegen.«

»Achtung: Kleinkind mit Durchfall, Risikofall, werde zuerst meine W-Fragen stellen.«

PTA: »Sie meinen ihre Kleinste, die gerade in den Kindergarten geht? Wie oft hat sie Durchfall gehabt und wie sah er denn aus?«

Frau Koch: »Gestern hatte sie viermal Durchfall und er war ganz dünn, wie Wasser. Heute Morgen hatte sie auch noch Durchfall. Sie wird sich doch nicht einen gefährlichen Keim aufgefangen haben. Seit diesem EHEC-Keim denkt man bei jedem Durchfall an das Schlimmste. Ich bin total besorgt.«

»Ich will die Mutter beruhigen, damit sie nicht so aufgeregt ist. Werde sehen, wie ich das am geschicktesten machen kann.«

PTA: »Was haben Sie schon unternommen?«

Frau Koch: »Vom Urlaub hatten wir noch Loperamid in der Hausapotheke. Das wollte ich ihr geben, habe aber zum Glück den Beipackzettel durchgelesen. Sie ist noch zu klein dafür. Was soll ich jetzt machen?«

PTA: »Das haben Sie sehr gut gemacht, zuerst den Beipackzettel zu lesen. Das Loperamid ist erst etwas für Kinder ab 12 Jahren. Ich kann gut verstehen, dass sie beunruhigt sind und sich sorgen wegen des Durchfalls. Die meisten Durchfälle sind allerdings harmlos und erledigen sich selbst nach wenigen Tagen. Sie sagten, der Durchfall war dünn, war Blut oder Schleim dabei?«

Frau Koch: »Nein, nur er war sehr wässrig.«

PTA: »Hat Ihre Tochter noch andere Beschwerden und wenn ja, welche?«

Frau Koch: »Nein, sonst scheint ihr nichts zu fehlen, sie hat kein Fieber und klagt nicht. Sie ist nur sehr anhänglich und etwas müde.«

»Loperamid hatte sie vom Urlaub, ein Glück, hat sie es dem Kind nicht gegeben. Kann der Durchfall ein »Urlaubsandenken« sein?«

PTA: »Sie sagten, Sie hatten Loperamid vom Urlaub zu Hause. Wann war denn der Urlaub und wo waren Sie?«

Frau Koch: »Wir waren an der Nordsee und sind seit 3 Wochen wieder zurück.«

»Die Nordsee ist nicht der Ort, von wo man sich Durchfall als »Andenken« mitbringt. Das scheidet aus.«

PTA: »Wie geht es denn den übrigen Familienmitgliedern, hat noch jemand Durchfall?«

Frau Koch: »Bis jetzt nicht. Ich achte darauf, dass alle sich immer gut die Hände waschen und die Kleine hat eigene Handtücher.«

PTA: »Das ist eine sehr wichtige Maßnahme, die Sie durchführen. Das machen Sie richtig gut. Bleiben Sie dabei. Jetzt habe ich nur noch eine abschließende Frage: Nimmt Ihre Tochter zurzeit Medikamente, wegen anderer Beschwerden? Ich denke z.B. an Antibiotika?«

Frau Koch: »Nein, bis zum Durchfall war sie völlig gesund.«

»Jetzt habe ich alles Wichtige abgefragt. Entweder ist es ein harmloser infektiöser Durchfall – z.B. Noroviren, ETEC – oder die Kleine hat was Falsches gegessen. In dem Alter können zu viel zuckerfreie Bonbons mit Sorbitol oder zu viel Vitamin C zu Durchfall führen. Ich schicke sie auf jeden Fall zum Arzt. Das Kind ist noch zu klein für reine Selbstmedikation. Packe ein kleines Empfehlungspaket. Mache A4-Methode.«

PTA: » Frau Koch, einen kleinen Moment bitte, ich zeige Ihnen, was Ihre Tochter jetzt benötigt.

PTA kommt mit zwei Packungen zurück und legt eine Packung mit Pulver zur oralen Rehydratation zur Kundin: »Sie selbst können jetzt drei wichtige Dinge für Ihr Kind tun. Erstens: Mit diesen Beuteln (zeigt die ORS-Pulver) sorgen Sie dafür, dass Ihr Kind Flüssigkeit und Mineralstoffe bekommt, die es durch den Durchfall verliert. Und die ganz wichtig für den Körper sind. Der Flüssigkeitsverlust ist das Hauptthema bei Durchfall. Ihrer Tochter wird es bald besser gehen und sie ist nicht mehr so müde. Zweitens: Damit der Darm in seiner Tätigkeit unterstützt wird und sich schneller erholen kann, empfehle ich Ihnen diese Kapseln mit Hefezellen. Drittens: Sicherheitshalber machen Sie bei Ihrem Arzt gleich einen Termin aus, damit er sich Ihre Tochter anschaut. Das ist eine reine Vorsichtsmaßnahme, damit er einen ansteckenden Erreger ausschließen kann und Sie unbesorgt sein können. Da der Durchfall Ihrer Tochter ohne Fieber und Blut ist, deutet auch nichts auf einen gefährlichen Erreger hin. Es ist auch möglich, dass sie etwas Gegessen hat, was den Darm irritiert hat. Sie werden sehen, sie wird bald wieder fit herum springen.«

Frau Koch: »Wenn Sie meinen, dass das gut ist, dann nehme ich die beiden Sachen.«

»Sie braucht noch mehr Sicherheit. Ich werde sie bestärken, dass sie das richtige tut. Dann noch die Anwendung und ein kostenloser Tipp.«

PTA: »Ich würde diese beiden Dinge meinen Kindern bei Durchfall auch geben. Es ist das Wichtigste, was Sie machen können. Informieren Sie auch bitte den Kinderarzt darüber. Sie lösen dieses Pulver, das übrigens gut nach Erdbeere schmeckt, in 200 ml Wasser auf und geben Ihrer Tochter heute ca. 5 Beutel zu trinken. Das machen Sie bis morgen Mittag weiter. Die Lösung bitte immer frisch zubereiten. Sie ist dann ca. 1 h haltbar. Ab morgen Mittag kann Ihre Tochter wieder normal trinken. Ich empfehle Tees, wie z.B. Anis, Fenchel. Kümmel oder Kamille. Von den Kapseln geben Sie ihrer Tochter täglich eine. Sie können die Kapsel öffnen und den Inhalt in Flüssigkeit oder in Speisen einrühren. Wenn der Durchfall vorüber ist, geben Sie die Kapseln noch einige Tage weiter, das hilft der angegriffenen Darmflora schneller wieder zu funktionieren. Bewahren Sie die Kapseln bei Zimmertemperatur auf, zu hohe Temperaturen inaktivieren die Inhaltsstoffe. Unbedenklich können Sie Ihrer Tochter Karotten, Reisschleim, Kartoffeln und Bananen zu essen geben. Hier habe ich einen Informationszettel mit Verhaltenstipps bei Durchfall. Den gebe ich Ihnen mit. Haben Sie noch Fragen?«

Gut, dass wir diese Handzettel haben. Man kann so viel beachten. Das könnte sich Frau Koch alles gar nicht merken und ich würde sie zutexten.«

Frau Koch: »Ich werde ihr gleich diese Pulver geben und gehe mit ihr zum Kinderarzt. Ich hoffe der Durchfall ist schnell vorüber.«

PTA, nach dem Abkassieren: »Sie können sicher sein, das Wichtigste und Nötigste mit den drei Maßnahmen zu tun. Ihre Sonja wird bald wieder fröhlich und gesund sein.«

PTA verabschiedet die Kundin.

6.7.2 Fallanalyse

Fallzusammenfassung

- Indikationskundin, akuter Durchfall
- **Für wen:** 3-jähriges Kind
- **Begleiterscheinungen:** keine
- **Sonstige Medikamente:** keine
- **Empfehlung:** Elektrolytpräparat (Elotrans), Hefepräparat mit Saccharomyces cerevisiae; Arztverweis, Ernährungstipp

Fazit

Was lief gut?
- PTA klärt schnell die Standardfragen
- Sie lobt die Mutter, dass Sie kein Loperamid gegeben hat
- Sie zeigt Verständnis für die Besorgnis der Mutter und beruhigt sie
- PTA empfiehlt eine Komplettversorgung
- Der Arztverweis geschieht ohne Ängste zu schüren
- Sie gibt kostenlose Tipps und Handzettel mit Informationen
- Positive Verabschiedung

Was ist verbesserungsfähig?
- Obsolete Hausmittel (Kindercola und Salzstangen) nicht angesprochen
- Hinweis auf Apfelpektine (geriebene Äpfel) wäre möglich gewesen

Das Beispiel ist angelehnt an eine Veröffentlichung der Autorin zum Beratungsfall des Monats in der Zeitschrift »Apotheke + Marketing« (Hartmann 2011).

6.8 Obstipation – Wenn falsche Vorstellungen zu Missbrauch führen

6.8.1 Beratungsgespräch

Eine **Kundin**, Ende vierzig, keine Stammkundin, betritt die Apotheke.

PTA, Blickkontakt, lächelnd: »Guten Tag, was kann ich für Sie tun?«

Kundin: »Ich möchte eine große Packung Dulcolax.«

»Das hört sich nach regelmäßigem Gebrauch an. Wenn ich sofort frage, für wen, sagt sie bestimmt für die Nachbarin. Zum Glück sind die neuen Erkenntnisse ja so, dass ich nicht sofort abraten muss. Werde sie informieren über den neuesten Stand. Sie ist eine Markenkundin, ich hole zuerst die Packung und sage etwas Positives dazu, dann ist sie entspannt und sieht, dass ich nicht gleich abrate. So komme ich besser ins Gespräch mit ihr. Mein Ziel ist zu einer Information und Beratung zu gelangen, die die Kundin nicht abblockt.«

PTA, holt die verlangte Packung: »Das ist ein lang bewährtes Mittel bei Verstopfung und es gibt neue beruhigende Nachrichten darüber und generell über Abführmittel. Darf ich Sie darüber informieren?«

Kundin: »Ich kenne mich aus, aber was gibt es denn Neues?«

PTA: »Gerade in den letzten Jahren, sind neue Erkenntnisse über Abführmittel gewonnen worden. Was viele Menschen nicht wissen, ist die Tatsache, dass ein Stuhlgang nur alle drei Tage völlig normal ist und keiner Behandlung bedarf. Auch eine Selbstvergiftung durch seltenen Stuhlgang ist nicht möglich. Und was mit Abführmitteln auch nicht möglich ist, ist abzunehmen. Das Abführmittel wirkt in unteren Darmabschnitten, die Auswertung der Nahrung geschieht aber in oberen Darmabschnitten, hinter dem Magen. Darf ich fragen, wie oft Sie die Dragees nehmen?«

Kundin: »Ich nehme jeden Tag ein Dragee. Ich fühle mich nicht wohl, wenn ich nicht täglich zur Toilette muss. Ich habe auch schon versucht mehr Ballaststoffe zu essen, das hat aber nichts gebracht.«

PTA: »Auch das weiß man inzwischen, dass mehr Ballaststoffe nicht jedem helfen.«

Kundin: »Endlich jemand, der mir glaubt, dass diese Ballaststoffe bei mir nicht wirken.«

»Das scheint ja der richtige Weg zu sein bei dieser Kundin. Sachliche Information, keine Angstkeule schwingen, auf gleicher Augenhöhe.«

PTA: »Waren Sie mit Ihren Beschwerden schon einmal bei einem Arzt?«
Kundin: »Ja, das ist aber schon eine ganze Weile her. Die ganzen Untersuchungen haben nichts gebracht. Er konnte mir auch nicht helfen und hat dann irgendwas von einer Funktionsstörung gesagt. Seitdem nehme ich Abführmittel.«

PTA: »Da es genügt, zweimal pro Woche Stuhlgang zu haben, reicht es im Prinzip aus, wenn Sie Ihre Dragees zweimal pro Woche einnehmen. Dann kann man das Mittel jahrelang nehmen, ohne dass der Körper sich daran gewöhnt oder Schaden nimmt. Wichtig ist, nur so viel von den Dragees zu nehmen, dass ein normaler Stuhlgang entsteht und kein dünnflüssiger Durchfall. Der kann auf Dauer dem Körper schaden und verhindert auch die volle Wirkung anderer Arzneimittel.«
Kundin: »Ich kann mir das gar nicht vorstellen, nur zweimal in der Woche Stuhlgang. Da fühle ich mich dick und unwohl.«
PTA: »Überlegen Sie sich, ob es nicht eine Möglichkeit für Sie ist, die Dragees langsam zu reduzieren und auszutesten wie es Ihnen damit geht. Sie geben dem Darm so auch Zeit sich nach dem Abführmittel wieder zu füllen. Es gibt unterstützende Möglichkeiten den Dulcolax-Gebrauch langsam auf zweimal die Woche zu reduzieren und den Darm zu aktivieren. Wenn Sie möchten informiere ich Sie gerne darüber.«

»Hole mir auf jeden Fall das Okay für die weitere Beratung ein. Werde als Ziel nicht das völlige Weglassen des Laxans, sondern die vertretbare Dosierung für eine langfristige Medikation nennen. Glaube, das ist für heute realistisch.«

Kundin: »Was schlagen Sie denn vor?«
PTA: »Ich empfehle Ihnen diese Probiotika Kapseln (Mutaflor). Sie kennen Probiotika sicher von den probiotischen Joghurts. Es sind lebende Kulturen, die einen günstigen Effekt auf die Darmflora haben. Zu diesen hier gibt es Studien, die die Wirksamkeit bei Verstopfung belegen. Machen Sie damit eine 6 Wochen Kur und ihr Stuhlgang wird regelmäßiger. Sie können die Dulcolax-Dragees dann parallel langsam reduzieren, bis Sie bei zweimal in der Woche angelangt sind. Wenn 6 Wochen nicht ausreichen, können Sie die Kur wiederholen.«

Kundin: »Wie nehme ich diese Kapseln?«

PTA: »Die ersten vier Tage nehmen Sie eine Kapsel zum Frühstück, danach nehmen Sie 2 bis maximal 4 Kapseln pro Tag, jeweils mit einem Glas Wasser. Das langsame Erhöhen der Dosis verringert Blähungen, die zu Beginn auftreten können. Ist das was für Sie?«

Kundin: »Nachdem ich in der Vergangenheit schon vieles ausprobiert habe, werde ich das testen. Mich beruhigt der Gedanke, dass ich mir mit dem Abführmittel nicht schade, wenn ich es nur zweimal die Woche nehme. Das war mir bisher nicht klar. Ich hoffe, diese Kapseln verhelfen mir dazu.«

»Jetzt noch ein kostenloser Tipp, bestimmt hat sie schon vieles gehört. Spreche den gastrokolischen Reflex an.«

PTA: »Das ist ein kluger Entschluss. Ich möchte Ihnen noch einen Tipp geben, den es lohnt zu testen. Trinken Sie morgens vor dem Frühstück nüchtern ein Glas lauwarmes Wasser und achten Sie bewusst auf Signale des Körpers während und nach dem Frühstück. Wenn sich Ihr Darm melden sollte, nehmen Sie sich Zeit und unterdrücken den Stuhldrang nicht. Und da wir Frauen dazu neigen zu wenig zu trinken, achten Sie darauf täglich ca. 1,5 Liter Flüssigkeit dem Körper zuzuführen.«

Kundin: »Das mit der Flüssigkeit weiß ich, aber ich vergesse immer wieder darauf zu achten. Jetzt werde ich es aktivieren. Und morgens das Glas Wasser probiere ich aus.«

PTA: »Auf Wiedersehen und viel Erfolg beim Reduzieren des Dulcolax. Wenn Sie dabei weitere Unterstützung benötigen, können Sie jederzeit gerne auf mich zurückgreifen.«

Kundin: »Vielen Dank, auf Wiedersehen.«

6.8.2 Fallanalyse

Fallzusammenfassung
- Markenkundin, Dauergebrauch Laxans
- **Für wen:** Frau, Ende vierzig
- **Begleiterscheinungen:** keine
- **Sonstige Medikamente:** unbekannt
- **Empfehlung:** Laxans, Probiotikum, Tipps: Anregung des gastrokolischen Reflexes, ausreichend trinken

Fazit

Was lief gut?
- PTA holt sofort das gewünschte Mittel und sagt Positives dazu. Dadurch erreicht sie bei der Kundin einen Überraschungseffekt.
- Sie macht die Kundin neugierig auf neue Erkenntnisse und findet so den Einstieg in eine Beratung, die sehr oft sofort abgeblockt wird
- Sie klärt über Mythen und Irrtümer auf

- Sie rät nicht mit erhobenem Zeigefinger vom Laxans ab, erzeugt keine Ängste und verhindert dadurch, dass die Kundin innerlich »dicht« macht.
- PTA fragt nach Arztabklärung
- PTA bleibt in ihren Vorschlägen realistisch (Reduzierung der Einnahme) und ist in vielen Formulierungen sehr vorsichtig (»Darf ich…«)
- Sie macht einen unterstützenden Vorschlag, um eine Reduzierung zu ermöglichen
- Sie gibt kostenlose Tipps
- Positive Verabschiedung mit dem Angebot weiterer Unterstützung, wenn nötig

Was ist verbesserungsfähig?
- Verbesserungen sind nur bei offenen Kundinnen möglich, die auch signalisieren, dass sie Zeit haben und beim Thema bleiben möchten:
  - Abklärung der Medikation der Kundin
  - Liegen Grunderkrankungen vor
  - Weitere Symptome der Obstipation
  - Macrogol-Präparat als Alternative zu Probiotikum (falls dies der Kundin noch nicht bekannt ist)

6.9 Obstipation – Wenn Ortsveränderung zu Verstopfung führt

6.9.1 Beratungsgespräch

Frau Keim, Stammkundin mit Kundenkarte, Mitte 70, betritt die Apotheke.

PTA: »Guten Tag Frau Keim, was führt Sie heute zu uns in die Apotheke?«

Kundin: »Ich fahre demnächst in ein Hotel nach Abano in Urlaub und habe in den ersten Tagen immer Probleme mit dem Stuhlgang. Geben Sie mir eine Packung mit Abführmitteln. Meine letzte hat zwei Jahre gehalten und jetzt ist sie leer.«

PTA: »Das kommt häufiger vor, dass der Darm im Urlaub etwas aus dem Gleichgewicht gerät und es ein paar Tage braucht, bis er wie zu Hause funktioniert. Ich sehe, dass Sie normalerweise so etwas nicht benötigen.«

»Die Kundendatenbank zeigt im letzten Jahr keinen Kauf von Abführmitteln an. Sie scheint sie wirklich nur im Urlaub zu benötigen. Ansonsten ist sie für ihr Alter sehr rüstig. Nur Verapamil und L-Thyroxin als Verordnung, der Rest reine Selbstmedikation. Vitamine, Magnesium, Körperpflege.«

Kundin, mit lauterer Stimme: »Was haben Sie gesagt. Ich habe Sie nicht verstanden.«

»Ach, ich hatte vergessen: Frau Keim ist schwerhörig. Werde lauter reden«

PTA wiederholt mit erhobener Stimme ihre letzten Sätze

Kundin: »Nein, damit habe ich keinerlei Probleme. Mein Darm arbeitet pünktlich wie ein Uhrwerk.«

PTA: »Dann reicht Ihnen ja eine kleine Packung. Was ist Ihnen denn lieber: Dragees oder Tropfen?«

Kundin: »Ich bevorzuge Dragees. Ich hatte eine kleine grüne Dose. Ich glaube, da waren 10 Stück drin.«

»Bei dieser Indikation erübrigen sich viele Fragen. Ich werde die Anwendung und den Urlaub ansprechen.«

PTA, bringt Packung mit Bisacodyl-haltigen Dragees: »Frau Keim, die Dragees sind jetzt nicht mehr in einer Dose, sondern einzeln eingesiegelt. Ich denke, das waren Ihre Dragees, die Sie hatten. Nehmen Sie am besten abends vor dem Schlafen ein oder zwei Dragees mit einem Glas Wasser. Sie werden die Wirkung morgens spüren. Bitte nicht mit Milch oder Mitteln gegen Sodbrennen einnehmen.«

Kundin, nimmt die Packung in die Hand: »Ja, so grün war die Packung. Die haben mir gut geholfen und meistens brauche ich nach 3 Tagen nichts mehr.«

PTA: »Dann können Sie Ihren Urlaub unbeschwert genießen. Haben Sie schon Ihre Reiseapotheke kontrolliert und auch an einen guten Sonnenschutz gedacht? Die Sonne in Italien ist doch stärker als hier und die Strahlung intensiv, selbst im Schatten.«

Kundin: »Gut, dass Sie mich daran erinnern. Ich brauche ein Sonnenschutzmittel fürs Gesicht. Die Haut auf meiner Nase ist sehr empfindlich. Sonnenbäder nehme ich gar nicht mehr.«

»Ich werde ihr ein Gesichtspflegeprodukt mit LSF 50 der Firma empfehlen, die sie sonst auch immer kauft. Zu Bekanntem hat diese Kundengruppe oft mehr Vertrauen als zu etwas völlig Neuem.«

PTA zeigt Sonnenschutzpräparate: »Ich würde Ihnen für das Gesicht diese Creme mit sehr hohem Lichtschutzfaktor empfehlen. Sie schützt sie sicher vor schädlichen Sonnenstrahlen und hat den Vorteil, dass sie Ihrer Haut viel Feuchtigkeit spendet. Diese Kosmetikfirma kennen Sie von Ihrer Körperpflege her.«

Nur Sonnencreme für das Gesicht reicht nicht aus. Werde eine Sonnenmilch für den Körper empfehlen, von der gleichen Firma

Für den Rest des Körpers könnten Sie diese Sonnenmilch nehmen, die lässt sich leicht verteilen. Wie sieht es mit Ihrer Reiseapotheke aus?«

Kundin: »Die beiden Dinge nehme ich noch mit. Meine Reiseapotheke muss ich noch kontrollieren. Ich komme dann wieder auf Sie zu.«

PTA: »Ich gebe Ihnen hier ein Liste mit, da steht das Wichtigste, was eine Reiseapotheke enthalten sollte, drin. Wenn Sie zu Hause nachgeschaut haben, können wir gemeinsam die Liste durchgehen. Kommen Sie einfach noch mal vorbei. Und denken Sie daran im warmen italienischen Klima genug zu trinken. 1,5 Liter am Tag können es schon sein.«

PTA kassiert, packt alles ein: »Ich gebe Ihnen für die Reise diese kleine Tube Zahnpasta mit, die entlastet ihr Gepäck. Auf Wiedersehen Frau Keim, bis bald und alles Gute.«

Kundin: »Auf Wiedersehen und speichern Sie alles auf meinen Namen.«

6.9.2 Fallanalyse

Fallzusammenfassung

- Stammkundin, Markenkundin, die den Namen des Arzneimittels nicht weiß, Laxans

- **Für wen:** Frau, Mitte siebzig
- **Begleiterscheinungen:** keine
- **Sonstige Medikamente:** Dauermedikation von Verapamil und L-Thyroxin
- **Empfehlung:** Laxans, Cross selling: Sonnenschutzmittel, Tipps: Handzettel für Reiseapotheke, ausreichende Flüssigkeitszufuhr

Fazit:

Was lief gut?
- Stammkundin wird mit Name begrüßt
- Kontrolle der Medikation in der Kundendatenbank ermöglicht den Ausschluss von Interaktionen zwischen dem Laxans und der Dauermedikation
- Da vorübergehende Obstipation durch Ortswechsel: Abgabe mit Hinweisen zur Einnahme ohne große Belehrung zu Laxanziengebrauch
- PTA greift die Information des Urlaubs auf, um Reiseapotheke und Sonnenschutz anzusprechen und kann dadurch das Bedürfnis nach Sonnenschutz befriedigen
- Sie empfiehlt eine der Kundin vertraute Firma und spricht damit das Sicherheitsbedürfnis älterer Menschen an
- Sie gibt eine Checkliste für die Reiseapotheke mit und bietet gemeinsame Kontrolle an
- Gibt passendes Give away (Zahnpasta) mit Kommentar, positive Verabschiedung

Was ist verbesserungsfähig?
- Termin für Kontrolle der Reiseapotheke vereinbaren
- Keine Konjunktive bei der Empfehlung der Sonnenschutzmittel
- Bei Stammkunden automatisch alles in die Kundendatenbank speichern und dies kommunizieren
- Möglicher Hinweis in der Kundendatenbank: Lauter reden!

6.10 Völlegefühl – Wenn das Essen schwer im Magen liegt

6.10.1 Beratungsgespräch

Geschäftsmann, Anfang 50, übergewichtig, eilig, kommt mit Aktenkoffer in der Hand in die Apotheke: »Guten Tag.«
PTA, füllt Regal in der Sichtwahl auf. Unterbricht ihre Arbeit nicht.

»Hoffentlich kommt jemand von hinten zum Bedienen, ich bin gerade beschäftigt.«

Kunde, räuspert sich vernehmlich, mit erhobener Stimme: »Möchten Sie mich nicht bedienen?«
PTA dreht sich um, verlegen: »Entschuldigung, was kann ich für Sie tun?«
Kunde, leicht verärgert: »Ich habe in letzter Zeit nach den Mahlzeiten das Gefühl, die Speisen liegen mir viele Stunden im Magen, ein unangenehmes Völlegefühl. Ich benötige etwas Wirksames dagegen.«

»Der Kunde drückt sich sehr gewählt aus. Ich muss aufpassen, dass ich ihn nach dem verpatzten Einstieg nicht weiter verärgere. Eher keine saloppen Formulierungen verwenden.«

PTA: »Damit ich Ihnen das Optimale geben kann, benötige ich noch einige Informationen von Ihnen. Haben Sie außer dem Völlegefühl noch weitere Beschwerden?«
Kunde: »Nein, ansonsten geht es mir gut.«
PTA: »Seit wann haben Sie dieses Völlegefühl nach dem Essen?«
Kunde: »Seit etwa zwei Wochen, besonders abends«
PTA: »Essen Sie abends Ihre Hauptmahlzeit?«
Kunde: »Das lässt sich in der Vorweihnachtszeit mit den vielen geschäftlichen Feiern nicht umgehen.«
PTA: »Verstehe ich Sie richtig, dass Sie zurzeit abends üppig essen, evtl. auch ziemlich fetthaltig und dass Ihre Essensgewohnheiten, als Sie die Beschwerden noch nicht hatten, anders war?«
Kunde: »Ja, so ist es.«
PTA: »Haben Sie schon etwas dagegen unternommen?«
Kunde: »Ja.«

»Puh, der Kunde ist zäh, kürzere Antworten gehen ja kaum. Ach ja, ich muss mehr W-Fragen stellen, dann muss er erzählen.«

PTA: »Und was bitte?«
Kunde: »Ich habe es mit einem Verdauungsdigestif versucht, allerdings mit wenig Erfolg.«

»Was weiß ich bis jetzt: Er ist
der Patient, Völlegefühl, seit
2 Wochen, außer Verdau-
ungsschnaps noch nichts
gemacht, Weihnachtsfeiern
mit üppigem Essen abends.«

PTA: »Darf ich fragen, welche Medikamente Sie überhaupt einnehmen und hat sich in letzter Zeit dabei etwas geändert?«

Kunde: »Bei meinen Medikamenten hat sich in letzter Zeit nichts geändert, ich nehme lediglich ein Medikament gegen Bluthochdruck und eins gegen hohen Cholesterinspiegel. Meine Werte sind exzellent, mir geht es gut.«

»Es scheint keine Grunder-
krankung vorzuliegen, die
die Motilität des Magens
beeinflusst, keine Gallenerkrankung, keine neue Me-
dikation. Scheint gut einge-
stellt zu sein.«

PTA: »Dieses üppige abendliche Essen scheint Ihr Verdauungsorgan zu überfordern. Was nicht verwundert, da der Magen, um Fettes zu verdauen, schon mal bis zu 8 h benötigt. Ich werde Ihnen etwas Passendes zusammenstellen um die Verdauung zu unterstützen.«

»Mir fallen viele Dinge ein,
die ich empfehlen könnte.
Auf jeden Fall was für Galle,
Bauchspeicheldrüse, Peristaltik. Nux vomica scheint mir
das genau passende Mittel
für ihn. Soll ich das versuchen? Glaube nicht, dass er
auf Homöopathie steht.«

PTA, kommt mit drei Packungen zurück: »Ich habe Ihnen für 3 Ansatzpunkte für eine bessere Verdauung etwas mitgebracht Mit diesen Artischocken-Kapseln regen Sie die Produktion von Gallensaft an, der die Fette für die Verdauung vorbereitet. Erst nach der Reaktion mit Gallensaft können die Enzyme aus der Bauchspeicheldrüse Fette verdauen. Zusätzlich haben Artischocken eine leberschützende Funktion. Diese hoch dosierten Verdauungsenzyme unterstützen die Verdauung der gesamten Mahlzeit, was bei einem üppigen Weihnachtsessen Erleichterung bringt. Ein dritter Angriffspunkt ist die Motorik von Magen und Darm. Dazu empfehle ich Ihnen diese Iberogast-Tropfen. Sie beschleunigen den Transport der Nahrung, das Essen liegt nicht so lange im Magen, quält Sie nicht und zudem beruhigen Sie den Magen. Mit diesen Mitteln sind Sie für abendliche ausgiebige Mahlzeiten bestens gerüstet, können Sie mit den Geschäftspartnern unbeschwert genießen und der Magen wird Sie nicht mehr quälen.«

»Jetzt die Pause und dann
die Abschlussfrage.«

Kunde, in die Pause hinein: »Ich nehme die Artischocken-Kapseln und diese Tropfen.«

PTA, legt das Enzympräparat zur Seite: »Von den Artischocken-Kapseln nehmen Sie eine zu Beginn der Mahlzeit. Nehmen Sie vom Iberogast 20 Tropfen vor oder zu der Mahlzeit. Sie werden die abendlichen Mahlzeiten besser vertragen und können am nächsten Tag voll Ihren geschäftlichen Aufgaben widmen. Haben Sie noch Fragen dazu?«

Kunde: »Nein.«

»Da er nach dem Essen einen Verdauungsschnaps trinkt, brauche ich keinen Hinweis auf den Alkoholgehalt in den Tropfen. Jetzt noch ein kostenloser Tipp. Gebe nur einen Tipp, sonst dauert es ihm evtl. zu lange. Gewicht anzusprechen erspare ich mir.«

PTA: »Was Sie selbst noch tun können, um die Verdauung zu erleichtern ist gutes Kauen. Je besser die Bissen zerkleinert um, umso rascher und leichter werden sie verdaut.«

Kunde zahlt und wird sachlich verabschiedet.

6.10.2 Fallanalyse

Fallzusammenfassung

- Indikationskunde, Völlegefühl nach üppigen abendlichen Mahlzeiten
- **Für wen:** Geschäftsmann, Mitte fünfzig, übergewichtig
- **Begleiterscheinungen:** keine
- **Sonstige Medikamente:** Antihypertonikum, Cholesterinsenker
- **Empfehlung:** Artischocke Präparat, Verdauungsenzyme, Iberogast, Tipp: Jeden Bissen gut zerkleinern

Fazit

Was lief gut?
- PTA lässt sich von kurz angebundenem Kunden nicht von Fragen abhalten
- Sie geht auf die sprachliche Ebene des Patienten
- Sie registriert, dass Sie mit geschlossenen Fragen nicht weit kommt und wechselt zu offenen Fragen
- Angebot einer Optimalversorgung mit Empfehlungspaket
- Gute Argumentation für positive und negative Motivation
- Sie will die A4-Abschussfrage stellen, Kunde trifft in der Pause davor seine Entscheidung
- Sie erläutert die Anwendung erst nach der Entscheidung des Kunden

- Sie erspart sich den Hinweis auf Alkoholgehalt in den Tropfen, nachdem sie sicher weiß, dass dies keine relevante Information für ihn ist (er trinkt Verdauungsschnaps)
- Nicht offener Kunde wird sehr höflich auf der Sachebene angesprochen

Was ist verbesserungsfähig?
- Einstieg:
  - Kunde hat immer Priorität vor anderen Tätigkeiten
  - Ablauf, wenn Tätigkeit nicht sofort beendet wird, sondern noch einige Sekunden benötigt: Blickkontakt
  Begrüßung
  Erläuterung, dass man sofort voll für ihn da sei
- Absprache im Team, wer bedient mit Priorität 1 (immer vorne), mit Priorität 2 (kommt auf Klingelzeichen), mit Priorität 3 (arbeitet im Back office, Labor, kommt nicht nach vorne)
- Sie steckt den Kunden innerlich in eine Schublade (will keine Homöopathie), ohne zu überprüfen, ob dies richtig ist

6.11   Verdauung – Wenn Blähungen quälen

6.11.1   Beratungsgespräch

Frau Siebel, Mitte siebzig, langjährige Stammkundin mit Kundenkarte, betritt die Apotheke.

Frau Moser, PTA: »Guten Tag Frau Siebel, schön Sie zu sehen. Wie geht es Ihnen?«

Kundin: »Ach Frau Moser, heute brauche ich mal Ihre Hilfe. Mich quälen seit Wochen diese Blähungen. Mein Bauch fühlt sich so dick und gespannt an und es rumort in den Därmen. Ich habe auch verstärkte Winde. Das ist total unangenehm und peinlich. Was kann ich denn dagegen tun?«

PTA geht näher zur Kundin: »Das kann ich gut verstehen, dass Ihnen das unangenehm ist und Sie quält. Ich bin sicher, wir beide finden was, damit es Ihnen besser geht,« PTA legt ihre Hand besänftigend auf den Arm der Kundin.

Kundin schaut PTA vertrauensvoll an: »Das hoffe ich, deshalb komme ich ja zu Ihnen. Sie haben mir schon öfter geholfen.«

»Ich schaue mal in der Kundendatei nach, ob sich in ihrer Medikation was verändert hat: ACE-Hemmer, Diuretikum, Weißdorn, Vitamine und ab und zu ein Schmerzmittel. In den letzten Monaten hat sich daran nichts geändert. Keine Medikamente, die die Ursache sein könnten, auch kein Antibiotikum.«

PTA: »Lassen Sie uns jetzt zuerst mal die Gründe aufspüren, die für Ihre Beschwerden verantwortlich sein können. Ich brauche von Ihnen erst mal ein paar Informationen.«

PKA, mit einem Rezept in der Hand, tritt von der Seite an die PTA heran und steht wartend da.

»Was will Marion (PKA) denn von mir?«

PTA schaut PKA fragend an.

PKA, hält ihr das Rezept hin: »Hat die Lieferung dieses Arzneimittels bis morgen Zeit? Der Großhandel hatte es nicht, ich musste umbuchen.«

PTA, wendet sich der PKA zu, wirft einen Blick auf das Rezept: »Ja, der Kunde will erst morgen kommen.«

Sie wendet sich wieder der Kundin zu: »Entschuldigung Frau Siebel, meine Kollegin hatte eine wichtige Frage. Wann genau haben Sie denn die Blähungen?«

Kundin: »Das kann ich gar nicht genau sagen. Eigentlich immer mal wieder, den ganzen Tag über.«

PTA: »Und sind es nur Blähungen und Winde, oder gibt es noch andere Beschwerden?«

Kundin: »Oft muss ich ganz schnell zur Toilette, weil der Stuhlgang explosionsartig kommt.«

PTA: »Waren Sie denn schon beim Arzt und haben ihm davon erzählt.«

Kundin: »Nein, das ist ja eigentlich keine Krankheit. Ich dachte, ich komme erst mal zu Ihnen.«

»Da kann ja vieles in Frage kommen, Ernährung, Enzyme, Galle, Störung der Darmflora.«

PTA. »Frau Siebel, haben Sie irgendetwas in den letzten Wochen in Ihrer Ernährung geändert? Essen Sie etwas, was Sie vorher nicht gegessen haben?«

Kundin: »Eigentlich esse ich wie immer. Das Einzige, was mir einfällt: Ich hatte etwas Probleme mit dem Stuhlgang, obwohl ich das sonst nie habe. Und da habe ich mir diesen Joghurt aus dem Fernsehen gekauft, der da helfen soll. Aber der kann das doch nicht bewirken.«

PTA: »Wenn Sie ganz sicher sind, dass Sie sonst nichts geändert haben, könnten wir hier eine Ursache haben. Manche Enzyme arbeiten im Alter nicht mehr so stark wie in jungen Jahren. Möglicherweise überfordern Sie mit dem Joghurt das Enzym, das Milchzucker abbaut. Wie vertragen Sie denn Milch?«

Kundin: »Milch trinke ich so gut wie gar nicht. Von warmer Milch schüttelt es mich, da wird es mir richtig schlecht. Schon als junge Frau habe ich keine Milch getrunken. Meine Getränke sind Tees und mit Freundinnen mal ein Gläschen Wein.«

»Vielleicht ist es eine Laktose-Unverträglichkeit. Sie kommt immer häufiger vor. Ich werde Frau Siebel etwas zusammenstellen: Entschäumer, Probiotikum, Tee, den trinkt sie ja. Meinen Anschlusssatz habe ich parat. Laktase empfehle ich erst mal nicht, Sie soll es erst austesten. Sollte es eine andere Ursache sein, hat sie das Produkt vergeblich gekauft.«

PTA: »Da scheinen wir ja eine mögliche Ursache schon entdeckt zu haben. Ich stelle Ihnen jetzt etwas Passendes zusammen, das Ihnen helfen wird.«

PTA, kommt mit drei Packungen zurück: Als Wichtigstes brauchen Sie dieses Arzneimittel mit einem Entschäumer. Er lässt die Blähungen wie Seifenblasen zerplatzen. Den Joghurt lassen Sie ab sofort weg. Gute probiotische Keime, wie im Joghurt, die die Darmtätigkeit ins Gleichgewicht bringen und unterstützen, habe ich Ihnen hier mitgebracht. Mit den Mutaflor-Kapseln wird Ihre Verdauung wieder bestens funktionieren und der Körper hat keine Probleme mit Milchzucker. Und da Sie eine Teetrinkerin sind, können Sie sich und dem Darm etwas Gutes tun, wenn Sie regelmäßig diesen Anis-Fenchel-Kümmel Tee trinken.«

»Pause machen, damit Sie überlegen kann und dann fragen.«

PTA, nach Pause: »Ist das was für Sie?«

Kundin schaut PTA erwartungsvoll und fragend an: »Und Sie glauben, das hilft mir?«

PTA: »Frau Siebel, ich bin mir sicher, mit diesen zum Teil altbewährten Arzneimitteln geht es Ihnen schnell besser und Sie fühlen sich wieder sicher.«

Kundin: »Also gut, wenn Sie meinen, nehme ich die drei Sachen mit.«

PTA: »Von diesen hochdosierten Kapseln (Imogas) nehmen Sie 3- bis 4-mal am Tag eine. Maximal 8 Stück. Vom Mutaflor nehmen Sie die ersten 4 Tage 1 Kapsel zum Frühstück, danach 2. Das ganze machen Sie als 6-Wochen-Kur. Und den Tee trinken Sie nach Belieben. Ich schreibe Ihnen die Dosierung auf die Packungen. Haben Sie noch Fragen?«

Kundin: »Gut, dass Sie mir aufschreiben, wie ich alles nehmen soll. Das merke ich mir nicht mehr so schnell. Und den Joghurt soll ich nicht mehr essen?«

»Jetzt noch der kostenlose Tipp, rate wegen des evtl. Laktasemangels von Produkten mit Laktose ab. Sollte das die Ursache sein, müsste sie sehr schnell Besserung verspüren.«

PTA: »Ja, lassen Sie den erst mal weg und achten Sie bitte in der nächsten Zeit darauf, dass Sie Produkte mit Milchzucker, also Laktose, aus Ihrem Speisezettel radikal entfernen. Milchzucker ist in allem, was Milch enthält, z.B. in Frischkäse, Kaffeesahne aber auch sonst in vielen Produkten. Käse, der älter als drei-vier Monate ist, können Sie essen. So erkennen Sie in kurzer Zeit, ob Laktose die Ursache war. Es gibt inzwischen in den Lebensmittelabteilungen eine Menge Laktose-freie Produkte. Wenn Laktose enthalten ist, so steht das auf der Packung. Kommen Sie doch einfach nächste Woche bei mir vorbei und sagen, wie es Ihnen geht.«

»Wenn die Blähungen unvermindert bestehen bleiben, werde ich Sie zum Arzt schicken.«

PTA kassiert, gibt die Kundenzeitung mit und verabschiedet Frau Siebel freundlich mit Händedruck.

Frau Siebel: »Dann bis nächste Woche und danke für die Beratung.«

6.11.2 Fallanalyse

Fallzusammenfassung

- Indikationskundin, Blähungen
- **Für wen**: Stammkundin, Mitte siebzig

- **Begleiterscheinungen:** Flatulenz (Winde), starker plötzlicher Stuhl-drang
- **Sonstige Medikamente:** ACE-Hemmer, Diuretikum, Weißdorn, Vitamine
- **Empfehlung:** Imogas, Mutaflor, Anis-Fenchel-Kümmel-Tee, Tipp: Laktose-frei ernähren, Blähungen beobachten

Fazit

Was lief gut?

- PTA begrüßt Stammkundin mit Namen
- Gute Beziehungsebene, zu Kundin, die ihr vertraut
- Stellt durch Berührung der Kundin Nähe her
- Angebot einer Optimalversorgung durch ein Empfehlungspaket mit der RedLine A4-Methode
- PTA vermittelt Sicherheit, stärkt dadurch die Adhärenz
- Sie gibt Dosierung schriftlich mit
- Gibt nur eine einzige Verhaltensanweisung, die leichter einzuhalten ist als viele unterschiedliche Tipps
- Verabschiedung mit Händedruck

Was ist verbesserungsfähig?

- Unterbrechung des Kundengesprächs durch die PKA. Besserer Ablauf:
  - PKA tritt neben PTA
  - PKA sucht Blickkontakt zur Kundin
  - Sie entschuldigt sich für die Störung
  - Sie erbittet von der Kundin die Erlaubnis, das Gespräch unterbrechen zu dürfen
  - Danach stellt sie ihre Frage an die PTA
  - Sie bedankt sich bei der Kundin

6.12　Hämorrhoiden – Wenn's am After juckt und brennt

6.12.1　Beratungsgespräch

Kundin, Mitte dreißig, unbekannt, betritt Samstagmorgen die Apotheke.
PTA, Blickkontakt, lächelnd: »Guten Tag, was kann ich für Sie tun?«
Kundin: »Geben Sie mir etwas gegen Juckreiz.«
PTA: »Ist das Mittel für Sie?«
Kundin: »Ja.«
PTA: »Da es unterschiedliche Ursachen für Juckreiz gibt, benötige ich noch Informationen, damit ich Ihnen das optimale Mittel geben kann. Wo befindet sich denn die juckende Stelle?«
Kundin, beugt sich etwas vor und senkt die Stimme: »Am After.«

»Juckender After, das kann ja vieles sein. Und der Kundin scheint es peinlich zu sein. Muss sehr vorsichtig nachfragen, damit es ihr nicht noch peinlicher wird. Gehe erst mal ans Ende des HV-Tisches, damit wir leiser reden können. Stelle mich im Winkel von 90 Grad neben Sie.«

PTA, neben der Kundin, mit verminderter Lautstärke: »Beschwerden in diesem Bereich können vielfältige Ursachen haben. Ich benötige noch einige Informationen von Ihnen. Welche Begleiterscheinungen gibt es noch zu dem Jucken? Ich denke da an Schmerzen, Bluten, Brennen, Nässen oder ein Fremdkörpergefühl im After?«
Kundin: »Seit kurzem habe ich dieses Jucken, beim Stuhlgang schmerzt es auch und zweimal hatte ich auch ein klein wenig Blut am Toilettenpapier.«

»Das hört sich sehr nach akuten Hämorrhoiden an. Werde zunächst mal Schwangerschaft und Arzt abfragen.«

PTA: »Die Beschwerden, die Sie schildern, treten gerne nach einer Schwangerschaft und bei Berufen mit sitzender Tätigkeit auf. Trifft davon etwas auf Sie zu?«
Kundin: »Ja, ich sitze den ganzen Tag am Computer. Ich weiß, ich sollte mich zum Ausgleich mehr bewegen, aber dieses Regenwetter in den letzten Wochen, lockt mich nicht raus.«
PTA: »Waren Sie mit Ihren Beschwerden schon beim Arzt?«
Kundin: »Nein, ich wollte erst mal was in der Apotheke holen.«
PTA: »Wo spüren Sie denn die Schmerzen, äußerlich oder innerlich.«
Kundin: »Das kann ich nicht genau unterscheiden, auf jeden Fall äußerlich, beim Stuhlgang vielleicht auch innerlich.«

PTA: »Ist der Stuhlgang sehr fest, so dass Sie stark Pressen müssen?«
Kundin: »Ja, in letzter Zeit schon.«

»Symptome: Jucken,
Schmerzen beim Stuhlgang,
äußerlich und z.T. innerlich,
Blut, sitzende Tätigkeit, wenig Bewegung, harter Stuhl.
Packe ein Empfehlungspa-
ket fürs Wochenende: Lidocain Salbe Eichenrinde Sitzbäder, Lactulose. Verweise
zum Arzt.«

PTA: »Viele Ihrer Beschwerden deuten auf vielleicht ganz harmlose Hämorrhoiden hin, unter denen viele Menschen leiden. Da es aber in dem
Bereich noch einige andere Ursachen geben kann, die ähnliche Beschwerden hervorrufen, ist es absolut wichtig, dass Sie in der kommenden Woche
einen Arzt aufsuchen und die Ursache abklären lassen. Ich stelle Ihnen
etwas zusammen, was Ihre Beschwerden bis dahin lindert. Zur Heilung
muss die Ursache bekannt sein und dafür ist ein Arzt nötig.«

PTA, kommt mit drei Packungen zurück: »Ich zeige Ihnen, was Sie alles
machen können und Sie entscheiden, was Sie davon anwenden möchten.
Als erstes empfehle ich Ihnen diese Salbe. Sie hat eine lokale betäubende
Wirkung, lindert das Jucken und den Schmerz und Sie fühlen sich wieder
besser. Mit diesen Eichenrinde-Sitzbädern ist Ihre Haut in der Lage eine
besondere Schutzbarriere zu bilden. Sie können so den Juckreiz von einer
zweiten Seite her in die Zange nehmen und ausschalten. Und damit Sie
beim Stuhlgang nicht so fest pressen müssen, sondern einen weichen Stuhl
haben, der Ihnen den Toilettengang erleichtert, empfehle ich Ihnen dieses
Abführmittel mit Macrogol-Pulver. Der Körper gewöhnt sich nicht daran
und es entzieht dem Körper keine Mineralien. Damit sind Sie bestens
versorgt.«

»Pause machen, zählen
1, 2, 3, 4, 5.«

PTA: »Ist das was für Sie?«
Kundin: »Ich nehme diese Salbe und die Beutel zum Abführen. Das finde
ich gut, dass das Abführmittel ungefährlich ist. Mit den Sitzbädern, das
bekomme ich nicht hin. Ich bin ja den ganzen Tag unterwegs.«

PTA, legt die Sitzbäder zur Seite, deutet auf die Salbe: »In der Salbenpa-
ckung ist ein Aussatz, den schrauben Sie auf die Tube und führen ihn in
den After ein. Dann drücken Sie auf die Tube und können so die Salbe
genau da platzieren, wo es schmerzt und juckt. Sie lassen die Tube zusammengedrückt und entfernen Sie. Natürlich können sie die Salbe auch äußerlich anwenden. Verwenden Sie sie morgens und abends und nach dem
Stuhlgang. Für längstens drei Tage, also bis zum Arztbesuch. Lösen Sie von
dem Abführmittel 2- bis 3-mal täglich einen Beutel in 1/8 Liter Wasser auf
und trinken die Lösung. Nach 10-12 h haben Sie einen weichen Stuhlgang.
Sie können nach Belieben die Beutelanzahl auch reduzieren. Haben Sie
noch Fragen dazu?«

»Jetzt noch den kostenlosen Tipp und die Verabschiedung. Unseren Handzettel über Hämorrhoiden gebe ich noch nicht mit, da die Diagnose noch nicht feststeht.«

Kundin: »Die Salbe soll ich nur drei Tage anwenden? Dann muss ich ja schnell einen Termin beim Arzt machen. Kann ich das Abführmittel länger anwenden?«

PTA: »Ich rate Ihnen sehr zu einem kurzfristiger Arztbesuch. Vereinbaren Sie gleich am Montag einen Termin. Das ist der schnellste Weg zur Besserung. Ich sehe keinen Grund dafür das Abführmittel nach drei Tagen abzusetzen. Sprechen Sie es beim Arzt an. Sie selbst können auch noch etwas dazu beitragen, Ihren Stuhlgang positiv zu beeinflussen. Erhöhen Sie wieder Ihren Bewegungsanteil, trotz des schlechten Wetters und versuchen Sie mehr Ballaststoffe zu essen. Dazu gehören z.B. Knäckebrot, Vollkornbrot, Gemüse, Müsli. Denken Sie daran etwa 1,5 Liter zu trinken.«

PTA kassiert, verabschiedet die Kundin freundlich: »Und sagen Sie mir doch beim nächsten Mal, wie es Ihnen ergangen ist.«

6.12.2 Fallanalyse

Fallzusammenfassung?

- Indikationskundin, wahrscheinlich Hämorrhoiden
- **Für wen:** Frau, Mitte dreißig
- **Begleiterscheinungen:** Jucken, Schmerzen, Blut
- **Sonstige Medikamente:** unbekannt
- **Empfehlung:** Arztbesuch, zur Überbrückung: anästhesierende Lidocain-haltige Salbe, Eichenrinde-Sitzbad, Macrogol-Laxans, Tipps: Bewegung, Ernährung

Fazit

Was lief gut?

- PTA nimmt wahr, das der Kundin die Beschwerden peinlich sind und reagiert entsprechend mit diskreter, in der Lautstärke reduzierter Beratung
- Sie stellt die nötigen Leitlinienfragen, trotz des »peinlichen« Themas
- Sie stellt ein Empfehlungspaket zur Optimalversorgung zusammen
- PTA macht klar, dass ein Arztbesuch zur Abklärung der Ursache notwendig ist
- Sie argumentiert mit positiver und negativer Motivation, spricht bildhaft.
- Sie erläutert die Anwendung erst nach der Entscheidung der Kundin, was sie möchte und verhindert dadurch unnötige Informationen
- PTA erbittet am Ende des Gesprächs ein Feedback

Was ist verbesserungsfähig?

- Frage nach Medikamenten und evtl. Erkrankungen fehlt
- Allgemeine Information: falls beim Abführmittel Durchfall eintritt (Überdosierung), ist die Pille möglicherweise nicht mehr sicher
- Handzettel mit Verhaltensempfehlungen zu Hämorrhoiden mitgeben, auch wenn die Diagnose noch nicht bestätigt ist, viele Hinweise sind hilfreich, auch bei anderen Ursachen als bei Hämorrhoiden
- Anlage in Kundendatenbank anbieten

Literaturverzeichnis

ABDA (2008) Leitlinien zur Qualitätssicherung der Bundesvereinigung Deutscher Apothe-
kerverbände; http://www.abda.de/leitlinien.html

AkdAe (Arzneimittelkommission der Deutschen Ärzteschaft) (2010) Handlungsleitlinie
Empfehlungen zur Therapie bei Funktioneller Dyspepsie und Reizdarmsyndrom; http://
www.akdae.de/Arzneimitteltherapie/TE/Handlungsleitlinien/Reizdarmsyndrom.pdf

Aktories, Förstermann, Hofmann, Starke (2005) Allgemeine und spezielle Pharmakologie
und Toxikologie, 9. Aufl. Elsevier GmbH, Urban und Fischer Verlag, S 558

Allen SJ, Martinez EG, Gregorio GV, Dans LF (2010) Probiotics for treating acute infectious
diarrhoea. Cochrane Database of Systematic Reviews, Issue 11. Art. No.: CD003048.
DOI: 10.1002/14651858.CD003048.pub3, The Cochrane Collaboration. Published by
John Wiley & Sons, Ltd.
Oder auf Deutsch
http://www.aerztezeitung.de/medizin/krankheiten/magen_darm/article/628850/
probiotika-verkuerzen-krankheitsdauer-akutem-durchfall.html

Andersen DK et al (1989) Current diagnosis and management of Zollinger-Ellison syndrome. In: Ann Surg. Band 210, S. 685-703, PMID 2686566

Bauer J (2005) Warum ich fühle, was Du fühlst, Hoffmann und Campe, Heidelberg, S 23

Beise U, Heimes S, Schwarz W (2009) Gesundheits- und Krankheitslehre, Springer Verlag,
Heidelberg, S 85

Bhatt DL et al.(2010) Clopidogrel with or without Omeprazole in Coronary Artery Disease,
N Engl J Med 363:1909-1917

Bischoff A (2010) Management der Interaktionen von Clopidogrel und PPI, MMW – Fortschritte der Medizin 10 (41):53; http://www.springermedizin.de/management-der-
interaktion-von-clopidogrel-und-ppi/290968.html

Bischoff A (2011) Hämorrhoiden und Co. MMW – Fortschritte der Medizin153 (7): 14-18;
http://www.springermedizin.de/von-der-stuhlberatung-bis-zur-haemorrhoiden-
behandlung/343918.html

Blanz B (2004) Schulbezogene Ängste und Schulverweigerung, Der Hausarzt 8:55-60

Braun R, Schulz M (2010) Selbstbehandlung, Beratung in der Apotheke, 9. Ergänzungsliefe-
rung, Govi Verlag, Frankfurt,M-05, D-10, H-05

Bründl G (2008) Den trägen Darm ankurbeln, Pharm. Ztg.13; http://pharmazeutische-
zeitung.de/index.php?id=5409

Bundesinstitut für Risikobewertung Nr 033/2007 vom 13. Dez. 2005; http://www.bfr.bund.
de/cm/216/keine_alzheimer_gefahr_durch_aluminium_aus_bedarfsgegenstaenden.
pdf

Bundeszentrale für gesundheitliche Aufklärung BZgA (2011) Ansteckungsrisiken mindern
– Empfehlungen zur Hygiene; http://www.kindergesundheit-info.de/fuer-eltern/
wenndaskindkrankist/fieber-co-haeufige-krankheitssymptome-im-kindesalter/anste-
ckungsrisiken-mindern-empfehlungen-zur-hygiene/

Fankhänel S (2009) Ausreichende Lipase-Dosis entscheidet über Therapieerfolg,
Ärzte Zeitung; http://www.aerztezeitung.de/extras/extras_specials/ernaeh-
rung-wp/article/550765/ausreichende-lipase-dosis-entscheidet-therapieerfolg.
html?sh=10&h=1318305210

Frey O, Wollenberg E (2010) Protonenpumpenhemmer und Calciumresorption?, MMP 1:25

Füeßl H.S. (2010) Gastrointestinale Leitsymptome rasch und sicher abklären, MMW-Fortschr. Med. 42:12-15; http://www.springermedizin.de/so-klaeren-sie-rasch-und-sicher-
ab/296148.html

Geisler L (2006) Innere Medizin, 19. Aufl, W. Kohlhammer, Stuttgart

Gemeinsamer Bundesausschuss (2010) Stellungnahme des Gemeinsamen Bundesausschusses zu Antidiarrhoika auf bakterieller Basis bei Kindern; http://www.g-ba.de/
downloads/40-268-1147/2010-01-12-AMR3_SN-Antidiarrhoika_TrG.pdf

Gerlach U, Wagner H, Wirth W (2006) Innere Medizin für Pflegeberufe, 6. Aufl, Georg
Thieme Verlag

Gräfe K A (2010) Irrtümer rund um die Verdauung. Pharm. Ztg. 18:48-50

Gräfin Wolffskeel von Reichenberg A (2005) Die 12 Salze des Lebens, R. Mankau Verlag, S
181-269

Greck M, Andresen V, Layer P (2010) Reizdarmsyndrom, Therapieoptionen bei Obstipation
und Diarrhoe. MMW-Fortschritte der Medizin 11 (44): 73-77

Gröber U (2008) Protonenpumpenhemmer und Vitamin B12, DAZ 36:65-67

Guglielmetti S, Mora D, Gschwender M, Popp K, Randomised clinical trial: Bifidobacterium bifidum MIMBb75 significantly alleviates irritable bowel syndrome and improves quality of life – a double-blind, placebo-controlled study, Aliment Pharmacol Ther 2011,33:1123-1132; http://onlinelibrary.wiley.com/doi/10.1111/j.1365-2036-.2011.04633.x/abstract; http://www.aerztezeitung.de/medizin/krankheiten/magen_darm/default.aspx?sid=650223 Abstract auf Deutsch

Hartmann L (2010) Was alles auf den Magen schlagen kann. a+m 8:18-20

Hartmann L (2010) Durchfall kann viele Ursachen haben. a+m 7:22-24

Hartmann L (2011) Sinnvolle Maßnahmen bei Durchfall. a+m, 9:17-21

Hämorrhoiden im Internet: http://www.kolo-proktologie.de/Krankheiten/Hamorrhoiden/hamorrhoiden.html

Häusel H-G (2000) ThinK Limbic, Haufe Verlag, Planegg, S 69-72

Häusel H-G (2007) Brain Script, Haufe Verlag, Planegg, S 29-30

Herold A, Brühl W (2003) Das Hämorroidalleiden. MMP 10: 350-356

Janiak P, Fried M (2007) Differentialdiagnose Nausea und Erbrechen. Der Gastroenterologe 3: 201-211

Joos AK, Herold A (2010) Hämorrhoidalleiden. Gastroenterologe 4:326-335

Klein S (2011) Komplexe Prozesse, mäßig verstanden. Pharm.Ztg. 23:34

Krammer H-J (2010) Hämorrhoidalleiden Ein Update für die Apothekenpraxis. Pharm. Ztg. 21:22-23

Krammer H-J (2011) Die Wirksamkeit von Probiotika zur Reizdarmbehandlung. Coloproctology 33:132-133

Kraft K (2010) Diarrhö. MMW – Fortschritte der Medizin 5 (21):14-15; http://www.springer-medizin.de/diarrhoe/250118.html

Kraft K (2010) Hämorrhoidalleiden, MMW-Fortschr. Med. 45:26; Kooperation Phytopharmaka, http://www.koop-phyto.org/arzneipflanzenlexikon/johanniskraut.php

Layer P et al (2011) S3-Leitlinie Reizdarmsyndrom: Definition, Pathophysiologie, Diagnostik und Therapie. Gemeinsame Leitlinie der Deutschen Gesellschaft für Verdauungs- und Stoffwechselkrankheiten (DGVS) und der Deutschen Gesellschaft für Neurogastroenterologie und Motilität (DGNM). Z Gastroenterol 49: 237-293; http://www.dgvs.de/media/Leitlinie_Reizdarm_2011.pdf; angemeldete Leitlinie 021-016 Pathophysiologie, Diagnostik und Behandlung des Reizdarmsyndroms

Lehmann M, Stallmach A (2010) Blut auf dem Stuhl, MMP 10:385-390

Leitlinie 081-007 der Deutschen Gesellschaft für Koloproktologie, Hämorrhoidalleiden; http://www.awmf.org/leitlinien/detail/ll/081-007.html

Leitlinie 081-007p Patienteninformation der Deutschen Gesellschaft für Koloproktologie zu Hämorrhoidalleiden; http://www.awmf.org/uploads/tx_szleitlinien/081-007p.pdf

Leitlinie 021-001, Leitlinie der Deutschen Gesellschaft für Verdauungs- und Stoffwechselkrankheiten (DGVS) Helicobacter pylori und duodenale Ulkuskrankheit; http://www.awmf.org/leitlinien/detail/ll/021-001.html

Leitlinie 021-013, Leitlinie der Deutschen Gesellschaft für Verdauungs- und Stoffwechselerkrankungen, Gastroösophageale Refluxkrankheit; http://www.awmf.org/leitlinien/detail/ll/021-013.html

Leitlinie 021-16, Pathophysiologie, Diagnostik und Behandlung des Reizdarmsyndroms; http://www.dgvs.de/media/Leitlinie_Reizdarm_2011.pdf

Leitlinie 053-013 Patienteninformation der Deutschen Gesellschaft für Allgemeinmedizin und Familienmedizin zum Thema Husten; http://www.awmf.org/uploads/tx_szleitlinien/053-013_S3_Husten_Patienten_09-2008_12-2011.pdf

Leitlinie 068-003, Leitlinie der Gesellschaft für Pädiatrische Gastroenterologie und Ernährung; http://www.awmf.org/leitlinien/detail/ll/068-003.html

Liptay S (2008), Monatsschr Kinderheilkd 156:1076-1083; http://www.springermedizin.de/probiotika-bei-kindern-und-jugendlichen-mit-darmerkrankung/99868.html

Löscher T, Hoelscher M (2002) Reiseassoziierte Lebensmittelinfektionen, Bundesgesundheitsbl – Gesundheitsforsch -Gesundheitsschutz 45:556-564; http://www.springermedizin.de/spmblob/38236/pdfPrintArticle/3332217/reiseassoziierte-lebensmittelinfektionen.pdf DOI 10.1007/s00103-002-0427-y

McCartney M (2011) Waterlogged? BMJ 343:d4280 ; doi: 10.1136/bmj.d4280; http://www.bmj.com/content/343/bmj.d4280

Meißner T, Gezielt fragen, differenziert behandeln, Ärzte Zeitung 26.08.2010

Menche N, Klare T (Hrsg), (2005) Innere Medizin, Urban & Fischer, München,Jena

Monographien der Kommission E; http://buecher.heilpflanzen-welt.de/BGA-Kommission-E-Monographien/

Müller-Lissner S (2009) Obstipation-Pathophysiologie, Diagnose und Therapie, Dtsch. Arztebl Int 106(25):424-431

Müller-Lissner S (2010) Chronische Obstipation: Fakten und Mythen, Der Hausarzt 10:47-49

Müller-Lissner S, Kamm MA, Scarpignato C, Wald A (2005) Myths and misconceptions about chronic constipation. Amer J Gastroenterol 100: 232-242 Medline

Mutschler E et al (2005) Arzneimittelwirkungen kompakt, Wissenschaftliche Verlagsgesellschaft mbH, Stuttgart, 309

N.N. (2010) Clopidogrel plus PPI: Wechselbad der Studien, Cardio News; 13(10):9; http://www.springermedizin.de/clopidogrel-plus-ppi-wechselbad-der-studien/294858.html

N.N. (2010) Freispruch für den Sprudel: kein Refluxverursacher, Ärzte Zeitung online 16.04.2010 http://www.aerztezeitung.de/medizin/krankheiten/magen_darm/reflux_sodbrennen/article/598839/freispruch-sprudel-kein-refluxverursacher.html

N.N. (2011) Karottensuppe nach Moro könnte auch EHEC lahmlegen, Ärzte Zeitung 08.06.2011 http://www.aerztezeitung.de/medizin/krankheiten/magen_darm/default.aspx?sid=658294

N.N.(1997) Calciumcarbonat- kein Säure Rebound, DAZ online, 35; http://www.deutsche-apotheker-zeitung.de/daz-ausgabe/artikel/articlesingle/1997/35/2217.html

N.N. (2008) Bei Durchfall haben sich Probiotika in klinischen Studien bewährt, Ärzte Zeitung 20.6.2008; http://www.aerztezeitung.de/medizin/fachbereiche/sonstige_fachbereiche/ernaehrung/article/498580/durchfall-probiotika-klinischen-studien-bewaehrt.html?sh=1&h=537114680

Nößler D (2011) EHEC: Pathogenese, Klinik, Therapie, Ärzte Zeitung online 25.05; http://www.springermedizin.de/ehec-pathogenese-klinik-therapie/438106.html

Pasternak B, Hviid A (2010) Use of Proton-Pump Inhibitors in Early Pregnancy and the Risk of Birth Defects. N Engl J Med 363:2114-2123

PZ (2011) OTC-Spezial – Beratungswissen-Magen-Darm-Trakt, Supplement 2/11:6-7

Radke M (2010) Probiotika in der Kindergastroenterologie, Monatsschr Kinderheilkd 158:570–582; http://www.springermedizin.de/probiotika-in-der-kindergastroenterologie/265630.html

Ramsauer B (2010) PPI können Refluxbeschwerden verursachen, Gastro-News 4 (2):24-25; http://www.springermedizin.de/ppi-koennen-refluxbeschwerden-verursachen/307552.html

Robert Koch Institut (2011-1) Epidemiologisches Bulletin Nr. 2:14; http://www.rki.de/cln_178/nn_2030884/DE/Content/Infekt/EpidBull/Archiv/2011/02__11,templateId=raw,property=publicationFile.pdf/02_11.pdf

Robert Koch Institut (2011-2), Erkrankungszahlen und Todesfälle nach Bundesländern aufgeschlüsselt http://www.rki.de/cln_116/nn_2030884/DE/Content/Infekt/EpidBull/Archiv/2011/22__11,templateId=raw,property=publicationFile.pdf/22_11.pdf

Rome III Kriterien http://www.romecriteria.org/assets/pdf/19_RomeIII_apA_885-898.pdf

S1-Leitlinie EHEC/Hus vom 1.Juni 2011 der DEGAM; http://www.ebm-netzwerk.de/service/mitgliederbereich/degam/degam33/degam-alogrithmus-ehec-01-05-2011.pdf

Schersch S (2011) Bundesärztekammer, Placeboeffekt stärker nutzen, Pharm. Ztg.10:6; http://www.pharmazeutische-zeitung.de/index.php?id=37128&type=0

Siegmund W et al (2003) Arzneimittelinteraktionen, MMP 3:83-91

Speth A (2010) Häufiges Spucken oft Hinweis auf Milchallergie, Ärzte Zeitung online 14.10.2010; http://www.springermedizin.de/haeufiges-spucken--hinweis-auf-milchallergie/286012.html

Spornitz UM (2010) Anatomie und Physiologie. 6. Auflage, Springer Verlag, Heidelberg

Stiefelhagen P (2004) Nicht immer ist der Magen Schuld Der Hausarzt 10:52-56

Stock I (2011) Rotavirus Infektionen, MMP 1:4-13

Stüber E, Herzig K-H, Fölsch U R (1998) Akute Diarrhoe, Der Internist 39:754-765; http://www.springermedizin.de/spmblob/82716/pdfPrintArticle/3332217/akute-diarrhoe.pdf

Tack I et al (2011) Response to „Waterlogged?" feature by Margaret McCartney; http://
   www.bmj.com/content/343/bmj.d4280/reply#bmj_el_266714
Thews P, Mutschler E, Vaupel P, Schaible HG (2007) Anatomie Physiologie Pathophysiologie
   des Menschen, 6. Aufl, Wissenschaftliche Verlagsgesellschaft, Stuttgart
Vogelmann R (2011) Entzündlich oder nicht entzündlich? Infektiöse Diarrhoe CME 8 (3):
   50-58; http://www.springermedizin.de/infektioese-diarrhoe/355968.html
Wagner B (2004) Wenn der Magen mitfühlt, Der Hausarzt 5:8- 9
Weinke T, Liebold I, Güthoff W (2010) Reisediarrhö, lästig aber meist harmlos,
   Gastro-News 6 (3):28-31; http://www.springermedizin.de/spmblob/253490/
   pdfPrintArticle/3332217/laestig-aber-meist-harmlos.pdf
Weitschies W (2001) Eine Reise durch den Verdauungstrakt, Pharm.Ztg. 14:10-16
WHO ORS (2011) http://libdoc.who.int/hq/2006/WHO_FCH_CAH_06.1.pdf (Abgerufen
   12.04. 2011)
WHO SAGE (2009) Candidate rotavirus vaccine recommendations for consideration by the
WHO Strategic Advisory Group of Experts (SAGE) on Immunization (2009) http://www.
   who.int/immunization/sage/2_Candidate_rota_recs_17_3_2009.pdf
Wiesenauer M (2009) Die Top-Five für Magen und Darm, DAZ, 47:65-66
Wiesenauer M (2005) Homöopathie Quickfinder, Gräfe und Unzer Verlag, München: 56-67
Wittig J, Rudolph R (2010) Durchfall. Wann Selbstmedikation möglich ist. Pharm.
   Ztg.18:34-41
Wolf E (2011) Urlaubslust statt Durchfallfrust, Pharm. Ztg. 25:24-26 http://pharmazeuti-
   sche-zeitung.de/index.php?id=38314&no_cache=1&sword_list[0]=jelinek
Zilles K, Tillmann B (2010) Anatomie, Springer Verlag, Heidelberg, Kap.10
Zopf Y et al (2009) Dtsch Arztebl Int 106(21): 359 69

Weiterführende Literatur

Caspary W.F; Mössner J; Stein J (2005) Therapie gastroenterologischer Krankheiten, Sprin-
   ger Medizin Verlag Heidelberg
DCCV e.V. (Hrsg) (2006) Chronisch entzündliche Darmerkrankungen, 2. Auflage, Hirzel
   Verlag, Stuttgart
Elmadfa I, Aign W, Muskat E (2009) Die große GU Nährwert-Kalorien-Tabelle 2008/2009,
   Gräfe und Unzer Verlag
Geffroy E K (1998) Das einzige was stört ist der Kunde, 11. Auflage, verlag moderne indus-
   trie, Landsberg
Gröber U (2007) Arzneimittel und Mikronährstoffe. Medikationsorientierte Supplementie-
   rung, Wissenschaftliche Verlagsgesellschaft, Stuttgart
Harris T (2004) Ich bin o.k. Du bist o.k., 39. Auflage, Rowohlt Verlag, Reinbek
Häusel H-G (2009) Emotional Boosting, Haufe Verlag, Planegg
Lundin S C, Paul H, Christensen J (2003) Fish!, 3. Auflage, Wilhelm Goldmann Verlag,
   München
Rückle H (2003) Körpersprache im Verkauf, Redline Wirtschaft bei verlag moderne
   industrie, Landsberg
Schulz von Thun F (1988) Miteinander reden: Störungen und Klarungen, 213.-224.
   Tausend, Rowohlt Verlag, Reinbek
Schulz von Thun F (1998) Miteinander reden 2, 305.-324. Tausend, Rowohlt Verlag,
   Reinbek
Watzlawick P, Beavin J-H, Jackson D D (2000) Menschliche Kommunikation. Formen,
   Störungen, Paradoxien. Huber, Bern
Weisbach C-R (1992) Professionelle Gesprächsführung, Verlag C. H. Beck, München
Westphal R (1998) Nein! Einwände kreativ nutzen, Metropolitan Verlag, Düsseldorf
Wiesenauer M, Homöopathie für Apotheker und Ärzte, Loseblattsammlung, Deutscher
   Apotheker Verlag, Stuttgart
Wiesenauer M (2011) PhytoPraxis, 4. Aufl. Springer Verlag, Heidelberg
Zemke R, Anderson K (1996) Umwerfender Service, 3. Auflage, Campus Verlag, Frankfurt

Weiterführende Links

Bundesforschungsinstitut für Ernährung und Lebensmittel
  http://www.mri.bund.de/de/max-rubner-institut.html
Bundesinstitut für Arzneimittel und Medizinprodukte (BfArM)
  http://www.bfarm.de/DE/Arzneimittel/arzneimittel-node.html
Bundesinstitut für Risikobewertung
  http://www.bfr.bund.de/de/start.html
Das Gesundheitsnetzwerk (G-Netz)
  http://www.g-netz.de/Gesundheit_A-Z/Index_T-Z/verdauungsstoerungen/verdau-
  ungsbeschwerden.shtml
Deutsches Ernährungsberatungs- und –informationsnetz (DEBInet)
  www.ernaehrung.de
Deutsche Gesellschaft für Ernährung e.V.
  http://www.dge.de/
Deutsche Gesellschaft für Ernährungsmedizin
  http://www.dgem.de/
Deutsche Gesellschaft für Neurogastroenterologie und Motilität e.V.
  http://www.neurogastro.de/
Deutsche Gesellschaft zur Bekämpfung der Krankheiten von Magen, Darm, Leber und
  Stoffwechsel sowie von Störungen der Ernährung (GASTRO-LIGA) e.V.
  http://www.gastro-liga.de/index.php?id=49
Deutsche Gesellschaft für Verdauungs- und Stoffwechselkrankheiten e.V.
  http://www.dgvs.de/index.php
Deutsches Grünes Kreuz, Gesundheitsthemen inkl. Ernährung
  http://dgk.de/gesundheit.html
Deutsche Morbus Crohn / Colitis ulcerosa Vereinigung (DCCV) e.V., Selbsthilfeverband für
  Menschen mit einer chronisch entzündlichen Darmerkrankung (CED)
  http://www.dccv.de/
Gesellschaft für Pädiatrische Gastroenterologie und Ernährung
  http://www.gpge.de/
Informationsseite des Pharmakovigilanz- und Beratungszentrums für Embryonaltoxikologie
  http://www.embryotox.de/
Gesundheitsinformationen rund um das Thema Verdauung vom Institut für Qualität und
  Wirtschaftlichkeit im Gesundheitswesen (IQWiG)
  http://www.gesundheitsinformation.de/verdauung
Kompetenznetz Darmerkrankungen
  http://www.kompetenznetz-ced.de/
Leitliniendatenbank
  http://awmf.net/
Monographie BGA/BfArM (Kommission E)
  http://www.buecher.heilpflanzen-welt.de/BGA-Kommission-E-Monographien/
Patienteninformation der Bundesärztekammer und der Kassenärztlichen Bundesvereinigung
  http://www.patienten-information.de/
Publikationen des End- und Dickdarmzentrums Mannheim
  http://www.magendarm-zentrum.de/publikationen.htm
Robert Koch Institut
  http://rki.de/
Rome Foundation
  www.romecriteria.org
Rote Liste mit Arzneimittelinformationen und Fachinformationsservice
  http://www.rote-liste.de/
Therapieoptionen bei chronischer Obstipation
  http://www.magendarm-zentrum.de/pub/Therapieoptionen%20bei%20chroni-
  scher%20Obstipation.pdf

Stichwortverzeichnis

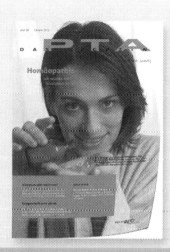
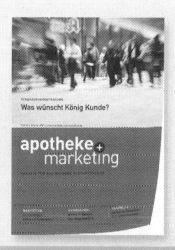
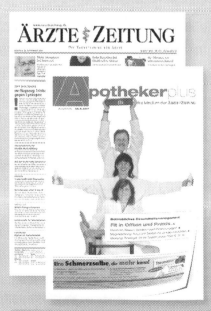
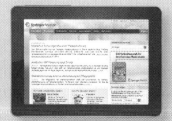

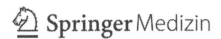
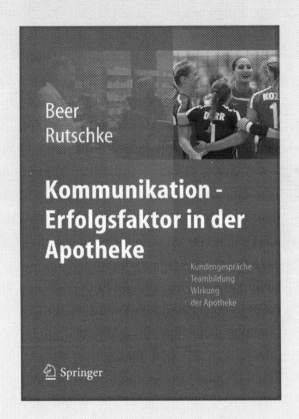

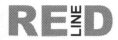

RedLine-Agentur für Training und Coaching im Gesundheitsmarkt

Was 1996 als Idee begann, ist heute zu einem Team aus **40 Apothekerinnen** angewachsen, die alle eins zum Ziel haben:

Die Apotheke auf ihrem Weg in die Zukunft zu begleiten und zu stärken.

RedLine bietet dazu Apotheken, Pharmaindustrie, Großhandel und anderen kompetenten Partnern des Gesundheitsmarkts

- ▶ **Trainings** – zur Optimierung der Beratungs- und Verkaufskompetenz
- ▶ **Seminare** – zu zahlreichen fachlichen und persönlichen und Themen
- ▶ **Workshops** – interaktiv und geprägt durch nachhaltige Akzeptanz
- ▶ **Vorträge & Inhouse-Fachschulungen** – zu pharmazeutischen Themen
- ▶ **Einzel- und Teamcoachings** – als individuelle Begleitung in herausfordernden Situationen an.

Machen Sie sich stark – RedLine unterstützt Sie dabei!

Weitere Informationen zu den Leistungen und zum Unternehmen finden Sie auf

www.redline-seminare.com

Glockengiesserwall 26
20095 Hamburg
Fon: 040/ 30 10 41 04

Printing: Ten Brink, Meppel, The Netherlands
Binding: Stürtz, Würzburg, Germany

Printed in the United States
By Bookmasters